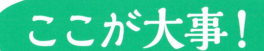

# 下肢変形性関節症の
# 外来診療

編

内尾　祐司

南江堂

● 執筆者一覧 ●●●

## ■ 編　集

内尾　祐司　　　島根大学整形外科　教授

## ■ 執　筆 （執筆順）

内尾　祐司　　　島根大学整形外科　教授
村木　重之　　　東京大学 22 世紀医療センター／むらき整形外科クリニック　院長
津村　　弘　　　大分大学整形外科　教授
松本　　和　　　岐阜大学整形外科　准教授
秋山　治彦　　　岐阜大学整形外科　教授
三木　健司　　　大阪行岡医療大学　特別教授／早石病院疼痛医療センター　センター長
稲葉　　裕　　　横浜市立大学整形外科　教授
池　　裕之　　　横浜市立大学整形外科
三谷　　茂　　　川崎医科大学骨・関節整形外科学　教授
園畑　素樹　　　佐賀大学整形外科　准教授
馬渡　正明　　　佐賀大学整形外科　教授
馬庭　壮吉　　　島根大学リハビリテーション科　教授
高平　尚伸　　　北里大学整形外科　教授
大森　　豪　　　新潟医療福祉大学健康科学部健康スポーツ学科　教授
千田　益生　　　岡山大学病院総合リハビリテーション部　教授
出家　正隆　　　愛知医科大学整形外科　教授
岡本　卓也　　　愛知医科大学病院リハビリテーション部
佐々木　静　　　弘前大学整形外科
石橋　恭之　　　弘前大学整形外科　教授
金粕　浩一　　　富山県済生会高岡病院整形外科　部長・副院長
池内　昌彦　　　高知大学整形外科　教授
森田　成紀　　　奈良県立医科大学整形外科
田中　康仁　　　奈良県立医科大学整形外科　教授
三井　寛之　　　聖マリアンナ医科大学整形外科学講座
仁木　久照　　　聖マリアンナ医科大学整形外科学講座　教授
関　　広幸　　　国際福祉医療大学三田病院整形外科
須田　康文　　　国際福祉医療大学塩谷病院　病院長
高尾　昌人　　　重城病院 CARIFAS 足の外科センター　所長

# 序　文

　超高齢社会が顕現化した日本において，高齢者を悩ます運動器疾患の重要性はますます高まっています．なかでも加齢を基盤とする変形性関節症（OA）は，高齢者の運動器疼痛や機能障害を生じる主たる疾患であり，日常生活動作（ADL）を障害し，生活の質（QOL）を大きく低下させてしまいます．そのような OA に果敢に立ち向かい，多くの人を苦悩から救おうとする人たちの切実な願いと叡智が本書にはちりばめられています．

　40億年前，太古の海から生まれた生物は，3億6千万年前，重力に抗して地上に這い上がり，陸上動物に進化しました．そして，長い進化の過程で 6,500 万年前，霊長類が分かれ，二足直立歩行を得たホモ・エレクトス *Homo erectus* は世界に拡大していきます．ネアンデルタール人は絶滅したものの，100 万年前に分岐したホモ・サピエンス *Homo sapiens* は生き残ります．社会・経済・歴史・技術・文化・新規性をもった "賢い人" という名のホモ・サピエンスは，生き残るだけでなく，文明社会を築き地球を支配するまでに至ります．そして，疾病の克服や公衆衛生の発達によって，今やかつてないほどの長寿をも手にしています．

　しかし，陸上で重力に抗して生きる人間にとって，長寿は運動器を使用する時間を長くすることでもあります．長時間の下肢関節への負荷は，OA を招く危険性を高めます．そして，OA が発症すれば，人間は疼痛に悩まされる，ホモ・パティエンス *Homo patiens*（苦悩する人）ともなるのです．本来寿ぐべきはずの長寿なのに，いまなおホモ・サピエンスは OA の呪縛から逃れることはできません．下肢の OA は，個人的には慢性疼痛を伴い，ADL 障害をもたらすばかりか，筋力低下が進み，関節拘縮や破局的思考やうつ状態など，様々な廃用症候群をもたらし，要介護状態への悪循環を形成します．一方，OA による医療費および経済損失は甚大であり，社会にも大きな負荷を与えています．

　今後，日本は超高齢化の進行とともに，年少人口や生産人口が半減する人口減少社会が到来します．このため，高齢者への健康・福祉対策だけでなく元気な高齢者が日本社会を支えるシステムの構築も考えていかねばなりません．この観点から OA をどう克服していくかは，超高齢・人口減少社会日本の喫緊の課題のひとつであるといえます．このようななか，外来診療において下肢 OA の病態・診断・治療の要点を認識し，適切な診断と的確な治療を行うことは，運動器の専門家としての整形外科医の使命であると考えます．

　本書は，日本における下肢 OA に関する基礎・臨床研究分野で随一の専門家の方々にご執筆いただき構成したものです．OA の定義や疫学，病因などの総論，股関節，膝関節および足関節における OA の診断や専門医への紹介のタイミングと保存療法および手術療法などを，わかりやすくご執筆いただきました．本書は下肢の OA の外来診療の現在を総覧したガイドブックです．健康長寿延伸のために，どうか本書を診療室の机上に置かれ，診療の参考の一助になれば編集者として望外の喜びであります．

　編集者として，ご多忙のなか，精力的に執筆作業をこなし貴重な原稿をお寄せいただいたすべての執筆者の皆様に厚く御礼申し上げます．

　また，膨大な実務作業を忍耐強くかつ緻密にこなしていただいた南江堂の諸氏に改めて御礼申し上げます．

2019 年 1 月

内尾　祐司

# 目 次

## 第1章　変形性関節症とは

1. 定義 ……………………………………………………… 内尾祐司 …… 2
2. 疫学 ……………………………………………………… 村木重之 …… 5
3. 病因 ……………………………………………………… 津村　弘 …… 9
4. 診断 ………………………………………………… 松本　和, 秋山治彦 …… 14
5. 治療 ……………………………………………………… 三木健司 …… 21

## 第2章　変形性股関節症の外来診療

1. 診断と専門医への紹介のタイミング ………………… 稲葉　裕, 池　裕之 …… 30
2. 保存療法 …………………………………………………………………… 38
   1）自然経過 ……………………………………………… 稲葉　裕, 池　裕之 …… 38
   2）生活指導 ……………………………………………………… 三谷　茂 …… 41
   3）運動療法・物理療法 ………………………………………… 三谷　茂 …… 45
   4）薬物療法（内服・外用薬・注射薬）…………………… 園畑素樹, 馬渡正明 …… 54
   5）装具療法 ……………………………………………………… 馬庭壯吉 …… 65
3. 手術療法 ………………………………………………………… 高平尚伸 …… 71
   1）手術適応と治療法 …………………………………………………………… 71
   2）後療法・リハビリテーション ……………………………………………… 78
   3）術後留意点・合併症, 再手術 ……………………………………………… 81

## 第3章　変形性膝関節症の外来診療

1. 診断と専門医への紹介のタイミング ………………………… 大森　豪 …… 94
2. 保存療法 …………………………………………………………………… 98
   1）自然経過 ……………………………………………………… 大森　豪 …… 98
   2）生活指導 ……………………………………………………… 大森　豪 …… 100
   3）運動療法・物理療法 ………………………………………… 千田益生 …… 104
   4）薬物療法（内服・外用薬・注射薬）………………………… 内尾祐司 …… 122
   5）装具療法 …………………………………………… 出家正隆, 岡本卓也 …… 135
3. 手術療法 …………………………………………………………………… 145
   1）手術適応と治療法 ………………………………… 佐々木　静, 石橋恭之 …… 145
   2）後療法・リハビリテーション ……………………………… 金粕浩一 …… 160
   3）術後留意点・合併症, 再手術 ……………………………… 池内昌彦 …… 167

## 第4章　変形性足関節症の外来診療

1. 診断と専門医への紹介のタイミング ……………………………**森田成紀，田中康仁** ……174
2. 保存療法 ……………………………………………………………………………………178
　　1）自然経過 ………………………………………………………**森田成紀，田中康仁** ……178
　　2）生活指導 ………………………………………………………**森田成紀，田中康仁** ……180
　　3）運動療法・物理療法 …………………………………………**三井寛之，仁木久照** ……182
　　4）薬物療法（内服・外用薬・注射薬）………………………**三井寛之，仁木久照** ……186
　　5）装具療法 ………………………………………………………**関　広幸，須田康文** ……193
3. 手術療法 …………………………………………………………………**高尾昌人** ……199
　　1）手術適応と治療法 …………………………………………………………………………199
　　2）後療法・リハビリテーション ……………………………………………………………205
　　3）術後留意点・合併症，再手術 ……………………………………………………………207


## 付　録

診療ガイドラインにおける各種治療法の推奨 …………………………**内尾祐司** ……209


索引 …………………………………………………………………………………………213

# 第1章
# 変形性関節症とは

第1章　変形性関節症とは

# 1　定義

## ここが大事！

■ 変形性関節症（OA）の定義が確立されたのは20世紀後半になってからである．

## 最新のトピック

■ 早期OAを定義し，早期発見・治療，予防につなげようとしている．

## ガイドラインでの位置づけ

■ ガイドラインではOA定義に基づく臨床研究の統計解析によって推奨する治療法を決定している．

　変形性関節症（osteoarthritis：OA）は，日本において，運動器疼痛を伴う変性疾患であるとともに廃用症候群を招来するロコモティブシンドロームの代表疾患でもある．生物考古学的には本症は恐竜に認められ，旧人から現代人にいたるまで存在しており[1]，寿命が延伸した超高齢社会・日本では不可避な疾患であるといえる．

## A OA疾患概念の確立の歴史 [2, 3]

　OAは有史以来存在していたものの，OAの疾患概念は比較的新しいものである．紀元前，Hippocrates（460〜370BC）は体液病理学を提唱し，関節の粘稠性Rheumaから関節痛は粘液と胆汁が関節に固着して生ずるとした．Claudius Galenus（129〜199BC）はHippocrates学派を含め古代ギリシャ人に深く受け入れられていた四体液説を押し進め独自の精気論に基づく医学を完成させた．彼は関節液は関節の潤滑油とし，rheumatismusという言葉を最初に用いたという．しかし，彼の医学はキリスト教と深く結びつき，神聖不可侵なものとして約1500年にわたって西洋における医学の発展を妨げた．中世の終わりにAndreas Vesalius（1516〜1564）が人体解剖学書を表し，Havers管の発見者であるClipton Havers（1657〜1702）は滑膜が関節の腫脹やこわばりに関係するといっても，18世紀William Hunter（1718〜1783）が出るまで，OAや関節リウマチ（RA）は痛風関連疾患としてしばらく認識されていた．William Hunterは英国に医学校をはじめて開設し，解剖に関しては墓荒らしまでして関節の研究をした人でもある[4]．彼の「ヒポクラテスから現在にいたるまで，軟骨損傷は厄介な疾患であって，いったん壊れると，決して修復されない．」という定理は250年たった今でも覆す新知見は出ていない．その後，18世紀，William Heberden（1710〜1801）やSir Benjamin C. Brodie（1783〜1862）が痛風やRAとは関連しない非炎症性の軟骨びらんを指摘するものの，19世紀，細胞病理学を確立したRudolf Virchow（1821〜1902）でさえ，OAとRAを混同していたという[2]．19世紀後半になって，

2

Alfred B. Garrod（1819〜1907）によって RA が区別され，Gilbert A. Bannatyne（1867〜1960）によってその病理が発表された．そして Wilhelm C. Röntgen（1845〜1923）が X 線を発見してようやく関節内部が生きたまま画像として捉えることができるようになった．その後，Garrod および Albert Hoffa & Gustav A. Wollenberg らによって 20 世紀初頭になってやっと OA と RA の明確な区別がなされ，20 世紀後半となって，その定義が確立されるのである[2,3].

## B OA 定義の確立

　20 世紀半ばまでは滑膜が一次的に障害される RA とは異なって，OA は関節軟骨や軟骨下骨が一次的に障害される病変という認識に過ぎなかった．1957 年，Kellgren & Lawrence によって，OA の X 線学的分類が提唱されると[5]，1961 年世界保健機構（WHO）はこれを疫学的研究の標準とすることとしたものの，彼らの定義は X 線像で判断するものであり，必ずしもこの分類に該当しないものがあることが指摘されていた．

　1986 年 American College of Rheumatology Diagnostic and Therapeutic Criteria Committee の OA に関する分科会が OA の定義を「関節軟骨の欠損を生じ，関節周辺の骨組織に変化を招来した結果，関節症状や徴候をもたらした種々の疾患群」と最初に定義した[6]．これでは骨棘の存在が OA の鑑別に最も重要とされ膝痛を持つ OA 患者で骨棘が存在する場合，感度は 83％，特異度は 93％と報告されていた．しかし，軟骨損傷・変性ではなく骨棘の存在を重要視していることには批判があった[7]．

　1986 年，より臨床に即した定義として，National Institute of Arthritis, Diabetes, Digestive and Kidney Diseases, National Institute on Aging, American Academy of Orthopaedic Surgeons（AAOS），National Arthritis Advisory Board，および Arthritis Foundation が支援する OA の病因・病態に関する作業部会が次のようにまとめた[8]．「OA は臨床的に関節に疼痛，圧痛，可動域制限，軋轢音，関節水症，全身症状を伴わない局所の炎症などの特徴を持つ．病理的には荷重負荷のかかる部位での軟骨の不整や欠損，軟骨下骨組織の骨硬化，軟骨下骨嚢腫，骨棘，骨幹端の血流増加，滑膜の炎症を呈する．組織学的には初期に軟骨の分節化，軟骨細胞の集簇，軟骨の亀裂，結晶の沈着，再構築，tidemark への血管進入などがある．骨棘形成などの修復像を示し，進行すると軟骨の消失と骨硬化，軟骨下骨組織の局所的骨壊死を呈する．生体力学的には軟骨の張力，圧迫力，剪断力特性と水分の透過性が変化し含水量が増加し腫脹する．この軟骨の変化は軟骨下骨組織の剛性の増加と同期する．生化学的にはプロテオグリカン濃度が減少し，プロテオグリカン複合体やコラーゲン原線維の大きさや構造が変化して，基質の生合成と分解が亢進する特徴がある．」というものである．

　1994 年 AAOS, National Institute of Arthritis, Musculoskeletal and Skin Diseases, National Institute of Aging, Arthritis Foundation および Orthopaedic Research and Education Foundation などの支援を受けた "New Horizons in Osteoarthritis" 作業部会は OA を次のように定義し，単一の疾患単位ではないことを強調している[9]．すなわち，「OA は重複した種々の疾患群であり，その病因は様々であるものの，生物学的，形態学的，臨床的に同様の転帰を招来する疾患である．これは関節軟骨だけでなく，軟骨下骨組織や靱帯，関節包，滑膜，関節周囲筋を含

第 1 章　変形性関節症とは

めた関節全体に影響を及ぼし，最終的には関節軟骨の変性を生じて，細線維化や亀裂，びらんや関節軟骨の全層欠損を生じる．OA は関節軟骨細胞と細胞外基質や軟骨下骨組織の分解と合成の均衡を障害する力学的かつ生物学的病因の結果生じる．遺伝や成長，代謝，外傷などの多くの因子によって生じるものの，OA は関節構成体のすべての組織が発症に関与する．すなわち，OA では細胞や基質への形態学的，生化学的，分子的，生体力学的変化が軟骨軟化や細線維化，潰瘍，欠損，軟骨下骨組織の骨硬化や象牙化，骨棘，骨嚢腫を招来させる．臨床的には OA は関節痛，圧痛，可動域制限，軋轢音や関節水腫，全身症状を伴わない局所の炎症を呈する．」としている．これらの定義は各学会が作成するガイドラインの基礎となっている．また，疼痛のみで X 線学的には関節裂隙の狭小化のない症例を早期 OA と定義して，現在，早期診断・治療，予防につなげる研究がなされつつある．

## 文献

1) Jurmain RD, Kilgore L. Skeletal evidence of osteoarthritis: a palaeopathological perspective. Ann Rheum Dis 1995; **54**: 443-450
2) 井上　一（監修），尾崎敏文，西田圭一郎（編）．変形性関節症の診かたと治療，医学書院，第 2 版，2012
3) Dequeker J, Luyten FP. The history of osteoarthritis-osteoarthrosis. Ann Rheum Dis 2008; **67**: 5-10
4) Hunter W. Of the structure and disease of articulating cartilages. 1743. Clin Orthop Relat Res 1995; **317**: 3-6
5) Kellgrean JH, Lawrence JS. Osteoarthritis and disk degeneration in an urban population. Ann Rheum Dis 1958; **17**: 388-397
6) Altman R et al. An approach to developing criteria for the clinical diagnosis and classification of osteoarthritis: a status report of the American Rheumatism Association Diagnostic Subcommittee on Osteoarthritis. J Rheumatol 1983; **10**: 180-183
7) Menkes CJ. Radiographic criteria for classification of osteoarthritis. J Rheumatol Suppl 1991; **27**: 13-15
8) Bradt KD et al. Workshop on etiopathogenesis of osteoarhtritis. J Rheumatol 1986; **13**: 1126-1160
9) Keuttner K, Goldberg VM. Osteoarthrtic Disorders. Rosemont: American Academy of Orthopaedic Surgeons, p.xxi-v

# 2 疫学

## ここが大事！

- 下肢 OA の有病率や痛みとの関連は，各部位によって違う．
- 膝 OA や足 OA は体重との関連が指摘されているが，股 OA と体重との関連は明らかではない．

## 最新のトピック

- 近年のコホート調査によると，X 線上の OA の有病率は，膝関節 62％，股関節 16％，足関節 4％と，部位により大きな違いがみられる．
- また，膝 OA や足 OA は年齢と有意な相関を示すのに対し，股 OA は年齢との関連はなく，その etiology にも違いがあることが推察される．
- 痛みとの関連に関しても，膝関節と股関節では大きく異なり，膝 OA では，重症度に従い，膝痛の有症率は高くなるが，股 OA では，Kellgren-Lawrence（K-L）分類 Grade 2 以下の場合は，股関節痛の有症率は極めて低く，Grade 3 以上で急激に高くなる．
- 更に，肥満との関連も，膝 OA，足 OA では有意な関連を認めるが，股 OA では有意な関連がない．
- このように，下肢 OA でも，各部位によってその特徴は異なる．

## ガイドラインでの位置づけ

- 膝 OA，股 OA については，各ガイドラインにて触れられているが，疫学指標については，違いがみられる．
- 日本整形外科学会の「変形性股関節症診療ガイドライン 2016（改訂第 2 版）」では，日本での疫学的な確定データはほとんどないとしながらも，その有病率は 1〜4％とされている．これは，その後に報告された ROAD スタディの重症 OA の有病率 2.1％に近い値である．
- 一方，EULAR ガイドラインでは，その有病率は 11％とされており，日本の有病率と大きな違いがみられ，人種間差があることがわかる．
- また，膝に関しては，日本整形外科学会のガイドラインでは OARSI ガイドラインを引用している．その OARSI ガイドラインにおいて，膝 OA の有病率は，24％にのぼると記載されているが，各報告において大きな違いがみられるとされており，読影方法や人種間の違いがその要因であろうとされている．また，有症の股 OA もしくは膝 OA のいずれかを持つ対象者は，65 歳以上では 40％にのぼるとされている．

第1章　変形性関節症とは

## A　変形性関節症の有病率

　変形性関節症（OA）は高齢者の日常生活動作（activity of daily living：ADL），生活の質（quality of life：QOL）を低下させ，健康寿命を短縮させている最も重大な疾患のひとつであり，ロコモティブシンドロームの主要疾患である．日本においては，関節症は要介護の原因疾患の第4位であり（平成27年度厚生労働省国民生活基礎調査），OAの予防法・治療法の開発が，高齢者の健康寿命の延伸のみならず，全国民の健康向上に大きく寄与することを如実に示している．下肢では，股OA，膝OA，足OAがあげられる．2005年に，われわれは主に運動器をターゲットとした「コホート研究ROADスタディ」[1]を立ち上げた．本スタディでは，痛み・生活歴・ADL・QOL・認知機能・既往歴・職業歴などを含めた400項目を超えるアンケート調査，整形外科医による臨床情報，腰椎，股関節，膝関節X線撮影，様々な運動機能検査，更には採血，採尿などのベースライン調査を行っている．

　ベースライン調査の対象者3,040例のX線写真をKellgren-Lawrence（K-L）分類に従って読影したところ，K-L Grade 2以上を膝OAとした場合の有病率は，61.9%（男性47.0%，女性70.2%）と非常に高く，女性のほうが有意に高いことがわかった[2]．また，K-L Grade 3以上の重症膝OAの有病率も，20.6%（男性13.5%，女性24.6%）と非常に高く，膝OAが重大な社会問題であることが改めて明らかとなった．年代別にみると，80歳以上では男性約50%，女性約80%が膝OAを持っていることがわかった（図1）．一方，股OAは，膝OAと比較すると，その有病率は低く，15.7%（男性18.2%，女性14.5%）であった[3]．また，K-L Grade 3以上の重症股OAの有病率は，2.1%（男性1.3%，女性2.5%）である．また，年代との関連はほとんどみられず，膝OAとはetiologyがかなり異なることが示唆された（図2）．ただし，痛みとの関連は膝OAよりも強いことがわかっており[3]，股OAも重大な社会問題である．

　足OAについては，その有病率は少ないことは知られているものの，日本での報告はほとんどない．海外では，2017年に米国のJohnston Countyコホート研究より，有病率が報告されている[4]．それによると，K-L Grade 2以上の足OAの有病率は，右3.9%，左3.3%，K-L Grade 3以上の重症OAの有病率は，右0.6%，左0.2%と極めて低い．多変量解析の結果，70歳以上のオッズ比は70歳未満の2.01（95%CI 1.11〜3.48）であり，年齢との関連は有意であった．

## B　痛みやQOLへの影響

　OAと痛みとの関連についても，各関節で違いがみられる．図3にOAの重症度別の痛みの割合を示す[2]．膝では，重症度が上がるにつれて，痛みの割合が増していることがわかる．一方，股関節では，K-L Grade 2以下の対象者では痛みを訴える方がほとんどいないのに対し，Grade 3以上になると痛みを訴える方の割合が急激に増えていることがわかる[3]．Grade 2で主に骨棘のみ，Grade 3以上で関節裂隙狭小化が起こることを考えると，股関節の場合は，骨棘のみでは痛みが出にくいが，関節裂隙狭小化は痛みと強い関連を有することが推察される．また，QOLへの影響に関しても，膝OAでは有意な負の関連を認めており[5]，OAは特に高齢者にとって非常に大きな問題である．一方，足OAに関しては，前述したJohnston Countyコホートより，足

2. 疫学

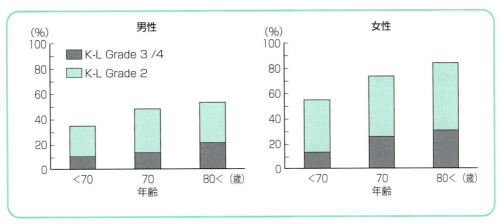

**図1 変形性膝関節症の年代別有病率**
(Muraki S et al. Osteoarthritis Cartilage 2009; 17: 1137-1143 [2]) を参考に作成)

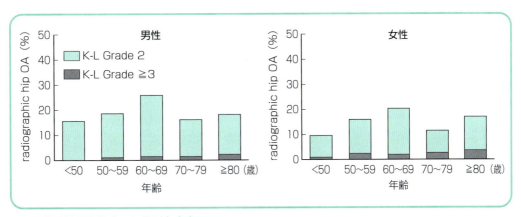

**図2 変形性股関節症の年代別有病率**
(Iidaka T et al. Osteoarthritis Cartilage 2016; 24: 117-123 [3]) を参考に作成)

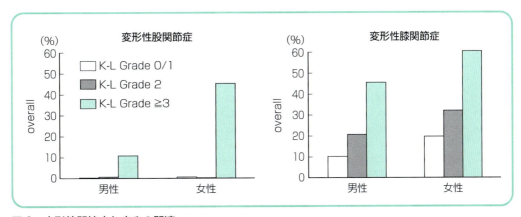

**図3 変形性関節症と痛みの関連**
(Muraki S et al. Osteoarthritis Cartilage 2009; 17: 1137-1143 [2], Iidaka T et al. Osteoarthritis Cartilage 2016; 24: 117-123 [3]) を参考に作成)

第1章　変形性関節症とは

OA のある対象者はない対象者と比べて足関節に関する愁訴が約3倍であったとの報告がなされており[4]，有病率が比較的低いとはいえ，大きな問題であることに変わりはないと思われる．

## C 変形性関節症とメタボリックシンドロームとの関連

OA がロコモティブシンドロームの重要な因子であることはいうまでもないが，メタボリックシンドロームとの関連も指摘されている．そもそも，OA の危険因子としては，年齢，体重，外傷歴などがあげられ，そのなかでも体重は非常に大きな影響を与えていることがわかっているが，各関節によってその影響は違うといわれている．メタボリックシンドロームの重要な因子である肥満について，ベースライン調査をもとに，OA との関連を検討したところ，横断調査の結果ながら，BMI 1 kg/m$^2$ あたりのオッズ比は膝 OA では 1.2 程度と有意な関連を認めた[3]．更に，膝痛との関連では，やはり 1.2 程度のオッズ比であった[3]．また，追跡調査の結果でも，BMI は 5 kg/m$^2$ あたり膝 OA のリスクが 2.4 倍になることが明らかになった[6]．また，Johnston County コホートによると，足 OA と BMI は有意な関連を認めている．一方，股 OA や股関節痛と BMI には有意な関連がみられず[4]，日本人においては膝関節と股関節では，肥満との関連が異なることが明らかになった．手指 OA と BMI には有意な関連がみられており[7]，手指には体重がかからないことを考えると，肥満の関節への影響には単に負荷が増えるということだけではないことが示唆される．また，メタボリックシンドロームの要素である，肥満，高血圧，高脂血症，耐糖能異常の合併数が増えるほど，膝 OA の有病率が高くなることがわかっており[8]，肥満は関節への荷重が増えるというだけでなく，メタボリックなメカニズムにおいても OA と関連していることが示唆されている．そのメカニズムについては今後の研究を待たなくてはならないが，過剰な内因性エストロゲンやレプチン，アディポネクチン，動脈硬化などが OA に関与しているのではないかと推察されている．

### 文献
1) Yoshimura N et al. Cohort Profile: Research on Osteoarthritis/osteoporosis Against Disability (ROAD) Study. Int J Epidemiol 2010; **39**: 988-995
2) Muraki S et al. Prevalence of radiographic knee osteoarthritis and its association with knee pain in the elderly of Japanese population-based cohorts: the ROAD study. Osteoarthritis Cartilage 2009; **17**: 1137-1143
3) Iidaka T et al. Prevalence of radiographic hip osteoarthritis and its association with hip pain in Japanese men and women: The ROAD study. Osteoarthritis Cartilage 2016; **24**: 117-123
4) Lateef S et al. A Cross-sectional Analysis of Radiographic Ankle Osteoarthritis Frequency and Associated Factors: The Johnston County Osteoarthritis Project. J Rheumatol 2017; **44**: 499-504
5) Muraki S et al. Association of Radiographic and Symptomatic Knee Osteoarthritis with Health-related Quality of Life in a Population-Based Cohort Study in Japan: The ROAD Study Osteoarthritis Cartilage 2010; **18**: 1227-1234
6) Muraki S et al. Incidence and Risk Factors for Radiographic Knee Osteoarthritis and Knee Pain in Japanese Men and Women: a Longitudinal Population-Based Cohort Study. Arthritis Rheum 2012; **64**: 1447-1456
7) Kodama R et al. Prevalence of hand osteoarthritis and its relationship to hand pain and grip strength in Japan: The third survey of the ROAD Study. Modern Rheum 2016; **26**: 767-773
8) Yoshimura N et al. Accumulation of metabolic risk factors such as overweight, hypertension, dyslipidaemia, and impaired glucose tolerance raises the risk of occurrence and progression of knee osteoarthritis: a 3-year follow-up of the ROAD study. Osteoarthritis Cartilage 2012; **20**: 1217-1226

# 3 病因

## ここが大事！

■ 病因として，外傷や先天的な代謝異常のほか，寛骨臼形成不全や内反膝などの形態的異常，肥満や筋力低下が起点となり，炎症性変化も伴って進行する．

## 最新のトピック

■ 変形性関節症の病因を考えるうえで，Multi-Scale というキーワードが注目されている[1]．これは macro な要因から，細胞内の変化まで，だんだん micro なものへと段階的に理解しようとする考え方である．たとえば，下肢アライメントの変化により関節面にかかる荷重の変化や，外傷後に生じる不安定性による関節面にかかる荷重の変化から，関節軟骨に荷重がかかった際の軟骨内（特に細胞外マトリックス）の変化，更には軟骨細胞などにかかる荷重の変化により細胞がどのように応答するのか，更に細胞が分泌したサイトカインなどが軟骨に与える変化により軟骨の力学的性質が変化するというように，バイオメカニクス的な側面から，バイオロジー的な側面まで連続的に理解しようとするものである．各領域の研究の進歩により，次第に解析可能となってきているが，補間する一部のストーリーはいまだ推測に過ぎない部分も多い．

## ガイドラインでの位置づけ

■ 日本整形外科学会の変形性膝関節症のガイドライン[2,3] においては，病因に関する記述はないが，基本的な管理の一環として，減量や下肢筋力強化があげられており，逆にいえば，肥満や下肢筋力低下が発症・進行の要因と考えられる．

■ また，「変形性股関節症診療ガイドライン 2016（改訂第 2 版）」[4] では，重量物作業の職業（Grade B），寛骨臼形成不全（Grade B），発育性股関節形成不全（脱臼）の既往（Grade C）と記載されている．

## A 主な病因

　変形性関節症は，一次性と二次性に分類される．二次性は明確な先行する原因があり発症するものである．いずれの関節でも，関節内骨折や脱臼などの外傷後，感染性関節炎や関節リウマチの治療後などに発生することがある．また，膝関節では，半月損傷，前十字靱帯損傷，離断性骨軟骨炎，特発性大腿骨内側顆骨壊死などが特有な原因として存在する．股関節では，寛骨臼形成不全，大腿骨頭壊死，Perthes 病，femoro-acetabular impingement（FAI）などが特有の原因としてあげられる．また，アルカプトン尿症や Wilson 病などの代謝異常や血友病のように関節内血症を繰り返す病態も原因となりうる．

第1章 変形性関節症とは

　日本において多くの患者が存在する病態は，一次性の膝 OA と，寛骨臼形成不全に伴う二次性の股 OA である．一次性の膝 OA は，加齢と関連があることは明らかであるが，通常，膝関節の内反変形や外反変形などの下肢アライメント異常を基盤として発症する．したがって，下肢アライメント異常は寛骨臼形成不全と同様に，関節に影響を与えている病因と考えられる．

## B バイオメカニクス

　膝 OA に罹患した関節面を観察すると，ひとつの関節内でありながら，軟骨の摩耗や消失が認められる部分とそうでない部分が共存している（図 1）．これは，関節面全体に変化が及ぶ関節リウマチなどの炎症性疾患と異なる病態であることを示している．関節に局所的な影響を与える因子として力学環境の不均一性がある．関節軟骨の耐久性を超える荷重の存在が，変形性関節症の病因のひとつであり，肥満や下肢アライメント異常や寛骨臼形成不全に共通する因子である．

　典型的な膝 OA では，一次性に分類されるものの下肢のアライメント異常，特に内反膝（O脚）に基づくものが多い．図 2 に歩行解析の図を示す．右下肢に体重がのった瞬間を捉えているが，図 2a は被検者の下肢と床反力のベクトルを，図 2b に膝関節に生じる内反モーメントを示している．膝関節の内反があるため，床反力は膝関節の内側を通過し，荷重がかかっている間，内反モーメントが生じているのがわかる．つまり，床反力は荷重線と一致しているので，荷重線と膝関節中心とのズレが，膝関節の内反モーメントを増大させる．このため，外側大腿関節面に比べて，内側大腿脛骨関節面に大きな接触圧が生じる．これにより，内側の軟骨の摩耗が進行する．体重が多ければ，その絶対値が増加し，より力学的負荷は増える．通常歩行時，D'Lima らの報告[5]によれば，体重の 2.5 倍程度の力がかかっているため，体重の増減分は，その 2.5 倍で影響を与えることになる．

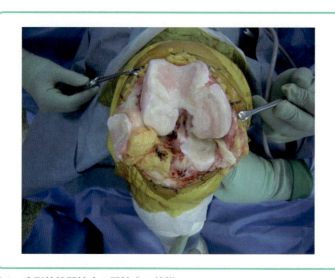

**図 1　変形性膝関節症の関節内の状態**
　この症例では内側大腿脛骨関節面と膝蓋大腿関節面の軟骨はほぼ消失しているが，外側大腿関節面の軟骨は残存している．

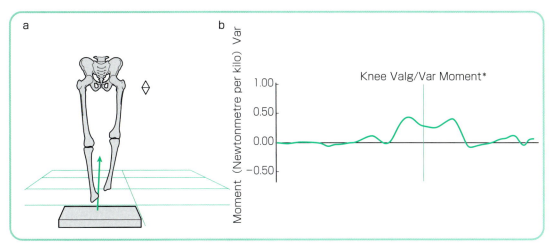

**図2　変形性膝関節症患者の歩行解析結果**
a：床から伸びている矢印は，床反力を示している．右膝関節から離れていることがわかる．
b：膝関節に発生する内反モーメントを示す．荷重している間，内反モーメントが生じている．縦線は，aの瞬間と一致している．

　下肢筋力低下が，膝OAのリスク因子であるとの報告も多い．大腿四頭筋と股関節外転筋に注目した疫学研究や筋力訓練の介入研究がみられる．Slemendaら[6]は，342人の高齢者を対象とした31ヵ月間の検討で，膝OAの有病率と体重1kgあたりの膝伸展筋力は強い負の相関があったと報告し，Takagiら[7]は松代膝検診の結果として，大腿四頭筋力の低下はX線学的膝OAの発生のリスク因子であったが，進行のリスク因子ではなかったと報告している．Ikedaら[8]は症状のない30歳代と60歳代の下肢筋断面積の検討から，ハムストリングスに対する大腿四頭筋の比が低下するほど，X線学的膝OAの発生率が上昇すると報告している．大腿四頭筋力の作用ベクトルは，内反膝の場合，荷重線より膝関節に近いため，荷重ベクトルとの合力は，より膝関節に近づくため，内反モーメントを減じる効果があり，膝関節の安定性に寄与すると考えられる．

## C バイオロジー

　前述したように，膝OAの発症に力学的な要因が大きく関与しているとしても，病態の完成にはバイオロジーの要因が重要である（図3）．たとえば，軟骨の破壊，関節液貯留，骨棘の形成，軟骨下骨の硬化，疼痛など，生体の反応なくしては存在しない．

　軟骨は細胞成分を含むものの大部分は細胞外基質から成る．更に細胞外基質の大部分は含有される水分であるが，水を貯えるための仕組みとして，コラーゲンやプロテオグリカンなどの網目状の構造が知られている．変形性関節症では，この構造が破壊されていくが，これに関与しているものとして，蛋白分解酵素である各種のMMP（matrix metalloproteinase）とプロテオグリカンの分解酵素であるADAMTS-4,-5（a disintegrin and metalloproteinase with thrombospondin motifs -4, -5）がある．特にADAMTSは軟骨破壊の初期段階で関与していると考えられている．MMPは活性中心に金属イオンを持ち，多くの種類が知られているが，MMP-3や

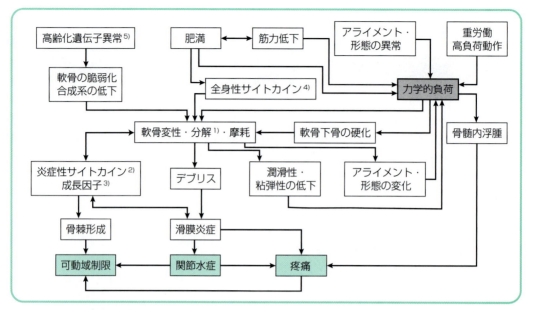

**図3 変形性関節症の病態**
最上位にリスク因子，最下部に臨床症状を記載した．図中の各添え字に対応する代表的な関連分子や遺伝子は次のとおり．
[1]: MMP，ADAMTS，[2]: IL-1，IL-6，TNF-αなど，[3]: bFGFなど，[4]: レプチン，アディポネクチンなど，[5]: GDF5，DVWAなど

MMP-13が重要である．MMPを阻害するものとしてTIMP (tissue inhibitor of metalloproteinases) がある．

また，変形性関節症の病態のなかで，炎症の果たす役割も大きい．Shimuraら[9]は，膝OA患者をX線学的に初期群 (Kellgren-Lawrence (K-L) 分類2) と進行群 (K-L 3以上) に分け，血中のIL-6を測定し，初期群では疼痛とIL-6との相関が高く，進行群では疼痛と下肢アライメント異常との相関が高いことを報告している．関係しているとされる炎症性サイトカインとして，IL-1，IL-6，TNF-αなどがあげられている．これらは，滑膜炎を惹起し疼痛を増強して軟骨破壊を進行させる．最近注目されているサイトカインとして，脂肪細胞がつくるアディポサイトカインがある．レプチンやアディポネクチンなどが知られ，肥満のある患者での疼痛や炎症に関与していると考えられている[10]．したがって，肥満は体重を介した力学的な影響だけでなく，サイトカインを介して症状を悪化させている．

最近の研究の成果として，変形性関節症に関連する遺伝子としてはGDF5 (growth differentiation factor 5) やDVWA (double von Willebrand A domain) などが報告されている．また，動物実験ではあるが，オートファジーを抑制するmTOR (mammalian target of rapamycin) が強く発現している場合（オートファジーが抑制されている場合）に変形性関節症は悪化することや，オートファジーと関連するAtg5やLc3は，高齢になると発現が低下するため，年齢と関連する軟骨変性との関連が検討されている[11]．その他，microRNAの研究も盛んに行われている．

## 文献

1) Varady NH et al. Review Osteoarthritis year in review 2015: mechanics. Osteoarthritis Cartilage 2016; **24**: 27-35

2) 日本整形外科学会変形性膝関節症診療ガイドライン策定委員会. 変形性膝関節症の管理に関する OARSI 勧告 OARSI によるエビデンスに基づくエキスパートコンセンサスガイドライン（日本整形外科学会変形性膝関節症診療ガイドライン策定委員会による適合化終了版）
http://www.joa.or.jp/member/committee/guideline/pdf/OARSI_guidelines_rev.pdf（2018 年 11 月閲覧）

3) 津村　弘. 変形性膝関節症の管理に関する OARSI 勧告—OARSI によるエビデンスに基づくエキスパートコンセンサスガイドライン（日本整形外科学会変形性膝関節症診療ガイドライン策定委員会による適合化終了版）. 日内会誌 2017; **106**: 75-83

4) 日本整形外科学会, 日本股関節学会（監修）. 変形性股関節症診療ガイドライン 2016（改訂第 2 版）, 南江堂, 2016

5) D'Lima DD et al. 'Lab'-in-a-Knee In Vivo Knee Forces, Kinematics, and Contact Analysis. Clin Orthop Relat Res 2011; **469**: 2953-2970

6) Slemenda C et al. Reduced quadriceps strength relative to body weight: a risk factor for knee osteoarthritis in women? Arthritis Rheum 1998; **41**: 1951-1959

7) Takagi S et al. Quadriceps muscle weakness is related to increased risk of radiographic knee OA but not its progression in both women and men: the Matsudai Knee Osteoarthritis Survey. Knee Surg Sports Traumatol Arthrosc 2017 Apr 26. doi: 10.1007/s00167-017-4551-5

8) Ikeda S et al. Age-related quadriceps-dominant muscle atrophy and incident radiographic knee osteoarthritis. J Orthop Sci 2005; **10**: 121-126

9) Shimura Y et al. The factors associated with pain severity in patients with knee osteoarthritis vary according to the radiographic disease severity: a cross-sectional study. Osteoarthritis Cartilage 2013; **21**: 1179-1184

10) Richter M et al. The role of adipocytokines in the pathogenesis of knee joint osteoarthritis. International Orthopaedics 2015; **39**: 1211-1217

11) Blaney Davidson EN et al. Review Osteoarthritis year in review 2016: biology. Osteoarthritis Cartilage 2017; **25**: 175-180

第1章　変形性関節症とは

# 4　診断

## ここが大事！

- ■ 変形性関節症（OA）は日常生活の質の低下や動作障害を引き起こすため正確な診断と適切な治療が必要不可欠な疾患である．

## 最新のトピック

- ■ 現在，早期OAをいかに発見し，その進行を予防するかが重要であると考えられている．
- ■ MRIは非侵襲的に早期の病態を捉えることが可能であり，軟骨損傷や摩耗，骨棘形成，半月板損傷，逸脱，骨髄病変（bone marrow lesions：BML），軟骨下骨陥凹（subchondral bone attrition：SBA），骨嚢胞（subchondral bone cyst），滑膜炎の描出が可能である．特にBMLは疼痛との関連も指摘されており，今後更なる発達と汎用性の高まりが期待される．

## A 変形性関節症の症状

　変形性関節症（osteoarthritis：OA）は，生活の質（quality of life：QOL）の低下や日常生活動作（activity of daily living：ADL）障害を引き起こす．その発症はほとんどの場合に緩やかであり，初期症状は疼痛やこわばりである．下肢関節の場合，疼痛は荷重によって悪化し安静によって軽快するが，重症化した場合は安静時にも疼痛を感じることがある．安静時から動作を開始した際にこわばりを感じることがあるが，動作開始後改善することが多い．また，OAが進行するにつれ，関節運動は制限され，可動域制限や圧痛，軋轢音が出現する．

　OAではしばしば関節腫脹を伴うことがある．これまでOAは非炎症性の軟骨疾患と考えられてきたが，近年炎症が病態において重要な意義を持つことが広く認識されてきた．OAで炎症が生じる場所は滑膜であるが，特に膝関節においてはこの滑膜病変が疼痛と関連することが報告されている[1]．

## B 身体所見

　OAはあらゆる関節に起こりうるが，特に膝，腰椎，手における頻度は高い．特徴的な症状は疼痛であるが，すべてのOAに疼痛を伴うわけではない．身体所見としては外観上の変形，腫脹，圧痛を認め，病態が進行すると可動域制限を認める場合がある．

## C 画像検査

OAの画像診断として最も一般的なものは単純X線検査である．また，最近では関節軟骨や滑膜，骨髄の病変を描出可能な磁気共鳴撮像法（magnetic resonance imaging：MRI）の有用性が注目されている．以下に各項目について述べる．

### 1) 単純X線検査

X線検査では関節裂隙の狭小化を確認でき，軟骨が変性菲薄化していることが推察できる．また，軟骨下骨の硬化像，骨棘形成，骨嚢包などOA変化に伴う骨変化を確認することができる．特に股関節では単純X線検査がOA診断には不可欠であり，米国リウマチ学会は股関節痛を訴える患者で，X線画像における大腿骨頭や臼蓋の骨棘形成，関節裂隙の狭小化，赤血球沈降速度（erythrocyte sedimentation rate：ESR）＜20 mm/時の3つのうち2つ以上満たすと感度89％，特異度91％で股OAを診断可能としている．

単純X線によるOAの重症度分類として国際的に最も使用されているのはKellgren-Lawrence（K-L）分類（図1）である[2]．K-L分類は5段階に分類され，Grade 0：Normal，Grade 1：Doubtful，Grade 2：Minimal，Grade 3：Moderate，Grade 4：SevereでGrade 2以上がOAとされる．本分類は骨棘を重視した定義であるが，各関節によって特徴的な所見が異なる．たとえば膝OAのGrade 2では骨棘形成と関節裂隙の狭小化疑いであるのに対し，股OAでは骨棘形成と明らかな関節裂隙の狭小化となっているなど注意が必要である．また，骨棘形成がないが明らかな関節裂隙の狭小化を呈する症例の分類はどうするかなど問題点も指摘されている．

### 2) MRI検査

前述のように単純X線によりOAと診断されるのはK-L分類でGrade 2以上であるが，実際にはOAと診断されるまでには様々な病態が存在することが明らかとなってきた．MRIは非侵

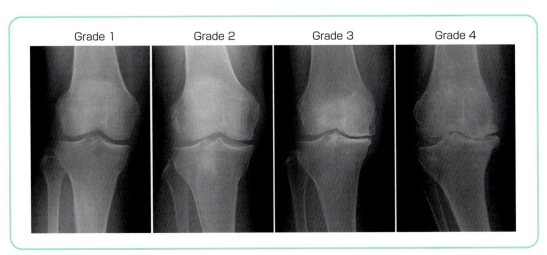

図1　Kellgren-Lawrence分類

襲的に早期の病態を捉えることが可能なことから，近年盛んに行われている．MRI を用いた評価法の確立も進み，特に膝関節において，Whole Organ Magnetic Resonance Imaging Score（WORMS），Boston Leeds Osteoarthritis Knee Score（BLOKS）がある[3,4]．WORMS では OA 進行度は大腿骨，脛骨関節面を内側外側で前方・中央・後方の 6 つの区画に割けた 12 箇所と，膝蓋骨内外側の 2 箇所の合計 14 箇所で評価し，それぞれの部位において所見をスコアリングし 322 点満点で評価する．点数が高いほど重症度が高いと判定される．

MRI を用いた膝 OA 所見には，軟骨損傷や摩耗，骨棘形成といった代表的な所見のみならず，半月板損傷，半月板逸脱，骨髄病変（bone marrow lesions：BML），軟骨下骨陥凹（subchondral bone attrition：SBA），骨嚢胞（subchondral bone cyst），滑膜炎の描出が可能である．近年，軟骨病変や骨棘に加え初期 OA の病態との関連が重要視されているのが半月板病変である．特に半月板逸脱が膝 OA の進行リスクであることが明らかになっている[5]．また，BML は骨髄内が T1 強調像で低信号，T2 強調像で高信号を呈する病変である．その病態は，微小骨折，浮腫，出血，線維化など様々な病理的所見が認められる．BML は疼痛発生との関連も指摘されている．

近年，MRI を用いた初期 OA 変化の解析により単純 X 線ではわかり得なかった病態が明らかとなってきており，今後更なる精度の向上と汎用性の高まりが期待される．

### 3）超音波検査

超音波画像を使用し，関節軟骨や関節周囲の炎症を評価する試みがされている．その理由として，非侵襲であること，簡便にリアルタイムでの評価が可能であること，短時間で安価であることがあげられる．日常診療で一般的に使用される B モード超音波画像では，関節軟骨は低輝度の領域として認識される．特に大腿骨内側顆部は荷重部であり，関節軟骨の菲薄化が生じやすい部位であるため評価対象となることが多い．最近では三次元評価の試みもなされており，今後の発展が期待される．

## D OA 診断のアルゴリズムと鑑別診断

OA の多くは加齢に伴い緩徐に進行する．OA と鑑別すべき疾患には急速に進行するものや，全身状態の悪化を招くものもあり注意が必要である．代表的な疾患に，関節リウマチ（RA），骨壊死，感染性関節炎，結核性関節炎，痛風，偽痛風，強直性脊椎炎などがあげられる．OA 診断のアルゴリズムを図 2 に示し，以下に OA と鑑別が必要な代表的疾患について記載する．

### 1）関節リウマチ（rheumatoid arthritis：RA）
#### ①病因・病態

通常は多関節炎を呈することが多いが，発症初期には単関節炎のみであることもまれではない．有病率は約 0.5～1％とされ，好発年齢は 20～40 歳代の女性であるが，高齢者でも発症することがある．RA は何らかの免疫異常により，滑膜やマクロファージが産生する腫瘍壊死因子（tumor necrosis factor：TNF）やインターロイキン-6（interleukin-6）などの炎症性サイトカインにより滑膜炎が持続する．また，滑膜が産生するマトリックスメタロプロテイナーゼ（MMPs）

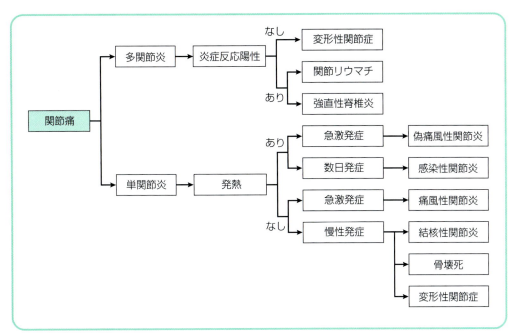

図2 変形性関節症の診断アルゴリズム

が軟骨破壊を引き起こす．
②症状
　発症は緩徐で慢性の経過をたどるが，急速に関節破壊を生じることもあるため注意が必要である．症状は朝のこわばり，関節腫脹，自発痛や圧痛などの関節症状がみられる．関節破壊が進行すると，関節不安定性や可動域制限をきたし，骨性強直を引き起こすこともある．発症は左右対称に生じることが多く，近位指節間（proximal interphalangeal：PIP）関節，手関節，足趾関節，膝関節に多い．特徴的な変形として，手指のスワンネック変形，ボタン穴変形，膝関節では内外側ともに関節裂隙の狭小化や外反変形をきたすことがある．その他，関節外症状である貧血，リウマトイド結節，間質性肺炎，骨粗鬆症を合併することがある．
③検査所見
　血液検査にてC反応性蛋白（C reactive protein：CRP）の上昇，赤沈値の亢進，リウマトイド因子（rheumatoid factor：RF）陽性，抗環状シトルリン化ペプチド抗体（anti-cyclic citrullinated peptide antibody：anti-CCP，ACPA）が認められる．
　単純X線では，初期には関節周囲の骨萎縮をきたし，病態末期には脱臼や骨性強直をきたす．OAと異なり骨棘形成が乏しい．造影MRIは滑膜炎の描出に優れ，早期診断に有用である．また，関節エコー検査は盛んに行われており，パワードプラによる血流評価は早期診断に有用である．
④診断と鑑別
　RAとOAの鑑別が困難なことがあるため，臨床症状と検査所見から総合的に判断する必要がある．近年ではACR/EULAR分類基準[6]が広く使用されている．また，確定診断にいたら

第1章　変形性関節症とは

なかった場合も含め，慎重に経過を観察することが重要である．

## 2）骨壊死（osteonecrosis）

### ①病因・病態

骨内の血流障害が原因のひとつと考えられている．血流障害の原因として，ステロイド治療，アルコール多飲，外傷，化学療法，放射線治療などが報告されている．

### ②症状

一般的には骨壊死のみで症状を認めることはまれであるが，壊死により骨強度が低下し圧潰をきたした場合に急激な疼痛が出現する．膝関節の場合は関節水腫が高率に認められる．

### ③検査所見

単純X線では壊死後数ヵ月で骨透亮像を認める．病態が進行すると関節面の圧潰を認めるようになる．MRIは早期診断に極めて有用で，特にT1強調画像で早期より低信号領域として認められる．

### ④診断と鑑別

OAと比較して，好発年齢がやや若年であり，壊死部の圧潰が起こると急激な疼痛として自覚する．上述のように，単純X線，MRI，アルコール歴やステロイド治療歴などの問診にて診断可能である．

## 3）感染性関節炎

### ①病因・病態

病原菌が血行性，浸潤性に関節内へ侵入することにより発症する．感染性関節炎の場合，起炎菌の多くは黄色ブドウ球菌である．細菌によって関節炎が惹起され，細菌や白血球由来の蛋白分解酵素により進行性に関節破壊が生じる．

### ②症状

発赤，疼痛，腫脹，局所熱感といった局所の急性炎症所見と発熱，全身倦怠感，食欲不振といった全身症状が認められる．

### ③検査所見

関節穿刺により混濁した関節液が認められる．起炎菌を同定するためにグラム染色，細菌培養を行う．また，血液検査で白血球増加（好中球優位），CRP上昇，ESRの亢進が認められる．単純X線では病態初期には明らかな異常を認めることはまれであるが，進行すると関節破壊像が認められる．

### ④診断と鑑別

OAと比較して，臨床症状が急速に出現し，局所の所見に加え，全身症状である倦怠感や発熱を認めれば診断は比較的容易である．

## 4）結核性関節炎

### ①病因・病態

通常は肺の結核病巣から二次的に血行性感染により発生すると考えられている．骨型と滑膜

型があり，肺結核の少なくなった現在は非常に減少した．

②症状

化膿性関節炎とは異なり，発症は緩徐であることが多く，発赤や熱感が少ないことが特徴である．症状が進行すると，筋萎縮や関節変形が進行する．

③検査所見

血液検査では，CRP の上昇と赤沈の亢進が認められる．単純 X 線検査では早期から骨萎縮をきたし，進行するに従い関節裂隙狭小化，骨破壊をきたす．関節液を採取し細菌検査行うことで診断可能で，結核菌培養，PCR 法，抗原特異的インターフェロン γ 遊離検査（TSPOT 検査，QuantiFERON 検査）を行う．

④診断と鑑別

結核性関節炎を疑った場合には，結核の既往，結核菌への曝露，検体検査を行い診断を確定する．

## 5）痛風・偽痛風

### ①病因・病態

急性に発症する単関節炎で，痛風性関節炎は尿酸塩が組織に結晶として沈着し，偽痛風性関節炎はピロリン酸カルシウムによって誘発される関節炎である．

### ②症状

痛風性関節炎は第 1 MTP 関節に好発するが，足関節や膝関節にも起こりやすい．痛風結節を認めることがある．

偽痛風性関節炎は全身症状として発熱を認めることがあり，膝関節に好発するが，足関節，手関節，股関節に生じることがある．

### ③検査所見

両関節炎ともに血液検査において CRP の上昇，白血球の増多，赤沈亢進がみられる．痛風性関節炎の場合は高尿酸血症が認められることが多い．また，関節穿刺にて尿酸ナトリウム結晶が認められれば痛風性関節炎，ピロリン酸カルシウム結晶が認められれば偽痛風性関節炎と診断可能である．

### ④診断と鑑別

OA と比較して痛風性関節炎は青壮年期に好発するが，偽痛風性関節炎は高齢者に好発するため鑑別に注意する．

## 6）強直性脊椎炎

### ①病因・病態

発症機序は不明であるが，10 歳代後半から 20 歳代に好発する．脊椎と大関節の付着部炎が主体である．

### ②症状

仙腸関節炎が初発症状のことが多い．症状は上行性に進行することが多く，脊椎の後弯変形が起こる．股関節は初期より症状が出現し，変形がみられることがある．

### ③検査所見

血液検査にて HLA-B27 の陽性，CRP 上昇，赤沈亢進を認める．X 線検査では，仙腸関節の骨硬化像や関節裂隙の狭小化を認める．

### ④診断と鑑別

好発年齢が OA と比較して若年であり，HLA-B27 が陽性であれば鑑別可能である．

## 文献

1) Torres L et al. The relationship between specific tissue lesions and pain severity in persons with knee osteoarthritis. Osteoarthritis Cartilage 2006; **14**: 1033-1040

2) Kellgren JH et al. Radiological assessment of rheumatoid arthritis. Ann Rheum Dis 1957; **16**: 485-493

3) Felson DT et al. Comparison of BLOKS and WORMS scoring systems part II. Longitudinal assessment of knee MRIs for osteoarthritis and suggested approach based on their performance: data from the Osteoarthritis Initiative. Osteoarthritis Cartilage 2010; **18**: 1402-1407

4) Hunter DJ et al. The reliability of a new scoring system for knee osteoarthritis MRI and the validity of bone marrow lesion assessment: BLOKS (Boston Leeds Osteoarthritis Knee Score). Ann Rheum Dis 2008; **67**: 206-211

5) Hunter DJ et al. The association of meniscal pathologic changes with cartilage loss in symptomatic knee osteoarthritis. Arthritis Rheum 2006; **54**: 795-801

6) Aletaha D et al. 2010 rheumatoid arthritis classification criteria: an American College of Rheumatology/European League Against Rheumatism collaborative initiative. Ann Rheum Dis 2010; **69**: 1580-1588

# 5 治療

## ここが大事！

■ 痛みの機序は様々であるが，非器質的疼痛とされる機能性疼痛・中枢機能障害性疼痛・心理社会的な痛みなど器質的な原因によらない「痛み」も存在する．

■ 画像所見・主訴に惑わされないよう，しっかり鑑別診断することが重要である．

## 最新のトピック

■ 積極的保存療法（ポジティブ保存療法）（exercise-induced hypoalgesia：EIH）という考え方があり，運動療法を行うことで，動物実験でもヒトでも「痛み」が改善する[1,2]．

■ 慢性腰痛でも，安静は効果がなく，むしろ運動することで痛みが減ることが知られている[3]．

■ 高齢者の慢性疼痛における薬物治療は運動療法と並行して行うことが重要とされている[4]．

■ また，動物実験では自発運動は機械的アロディニアと熱痛覚過敏を緩和し，鎮痛レベルは強制運動と比較して高値を示す[5]とされており，患者が自発的に運動療法をすることが重要と思われる．

## ガイドラインでの位置づけ

■ OARSI ガイドラインでは「有酸素運動，筋力訓練，アセトアミノフェン，教育，COX-2阻害薬，オピオイド，自己管理，水中運動，NSAIDs＋PPI，NSAIDs＋ミソプロストール，電話」などが推奨度，エビデンスレベルともに高いとされており，勧められている[6]．薬物療法は患者にとっては受け身の療法であるが，運動療法や自己管理はまさしく能動的な療法であり，後述するソクラテス問答法などを利用して，患者が自ら解決策として減量や運動療法に取り組むことが重要である．

■ 「OA の至適な管理には，非薬物療法と薬物療法の併用が必要である．すべての膝 OA 患者に対して治療の目的と生活様式の変更，運動療法，生活動作の適正化，減量，および損傷した関節への負担を軽減する方法に関する情報を提供し，教育を行う．最初は医療従事者により提供される受動的な治療ではなく，自己管理と患者主体の治療に重点を置き，その後，非薬物療法の積極的な遵守を奨励する」とされている[7]．これを実現するためには，医師のみではなく，メディカルスタッフが一丸となり行う集学的診療がその助けになる．医療現場では，診断や手術など医師しかできないことが多い．10分間という短い時間で可能なコミュニケーションスキルを使った医療面接ののち，同様にコミュニケーションスキルが高いメディカルスタッフにも引き継ぐことができれば，医師の生産性も向上し，患者の満足度も上がる．ソクラテス式問答法や認知行動療法などを駆使することで，患者が自ら決定した解決法を毎週確実に履行することで，ADL 向上や痛みの軽減に向かっていくことが満足度向上の鍵になる．

第1章　変形性関節症とは

## A mechanism based medicine

　変形性関節症の痛みの原因については諸説あるが，関節症変化が少ないときは炎症所見が痛みの原因となり，関節症変化が進行すると機械的な刺激が痛みの原因となるのではないかと考えられている．しかし，変形性膝関節の痛みや QOL が X 線所見と関連なく，特に女性の場合は画像所見よりも痛みに対する考え方や痛みに対する破局化思考と関連があるとされている．近年，日本でも多種の鎮痛薬が上市され痛みの機序に合わせた治療方法，mechanism based medicine が行われるようになり，痛みが発現している機序を治療の前に鑑別診断する必要性がいわれるようになってきている．

## B 非特異的な痛みに対する全人的治療法—機能性疼痛症候群を含めた痛みの分類について

　通常，器質的な「痛み」は侵害受容性疼痛と神経障害性疼痛に分類され，それ以外の器質的疼痛でないものはすべてが心理社会的疼痛と分類されがちであるが，器質的疼痛でないもののなかに機能性疼痛症候群，中枢機能障害性疼痛，心理社会的疼痛が存在すると考えられている（図1）．機能性疼痛症候群は，King's College London の Simon Wessely が提唱した機能性身体症候群（FSS）という概念に含まれる．FSS は諸検査で器質的あるいは特異的な病理所見を明らかにできないもしくは器質的な所見と相関しない持続的な身体愁訴を特徴とする症候群で，それを苦痛と感じて日常生活に支障をきたすものである．愁訴としては「様々な部位の痛み」「種々の機能障害」「倦怠や疲労などを訴えるもの」が多く，代表例として過敏性腸症候群（IBS），慢性疲労症候群，線維筋痛症，低髄液圧症候群，間質性膀胱炎，慢性骨盤痛，などがあると考えられている．非特異的な腰痛，種々の関節痛，身体部痛も同様な病態のものもある．FSS の病態ははっきりとは解明されていないものが多いが，過敏性腸症候群は，器質的疾患を伴わず，腹痛・腹部不快感と便通異常（下痢，便秘）を主体とし，それらの消化器症状が長期間持続もしくは悪化・改善を繰り返す機能性疾患として有名である．IBS の便通異常や腹部症状は，ストレスをはじめとする種々の病因によって引き起こされ，脳腸相関により副腎皮質刺激ホルモン放出ホルモンなどによって惹起された腸管運動や腸管内圧の変化が中枢に影響を与える．IBS は病態の研究が進み，5-HT$_3$ 受容体を阻害するラモセトロン塩酸塩の投与で，消化管運動亢進に伴う便通異常を改善するとともに，大腸痛覚伝達を抑制する．この新薬の上市にて医師の理解が進み身体科での診療がなされるようになった．FSS の病態に深くかかわる因子としては，不安や痛み，睡眠，食欲や呼吸など身体機能を司る脳内の神経伝達物質であるセロトニンとの関与が示唆されている．中枢機能障害性疼痛（central dysfunctional pain）として機能性疼痛症候群はそのなかで痛みを主訴とするものであり，線維筋痛症はその代表例である．線維筋痛症や過敏性腸障害患者に認められるような高度の愁訴はなくとも，変形性関節症においても画像所見との相違や人工関節手術を行ったのにもかかわらず，愁訴が改善されないなど，「痛み」が関節所見と一致しないことは多々ある．そういった場合に機能性疼痛・中枢機能障害性疼痛と考えることにより治療を医師・患者ともに行いやすくなる．医学的に説明困難な身体症状（medically unexplained symptoms）といった説明がされることもあり，米国ではそれらを扱う行動科学・行

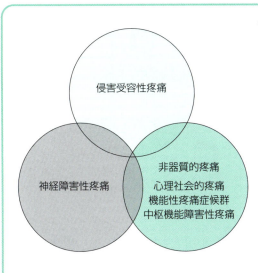

**図 1 痛みの機序による分類：器質的疼痛と非器質的疼痛**
　痛みの機序による分類は，侵害受容性疼痛，神経障害性疼痛，非器質的疼痛に分類する方法が一般的である．非器質的疼痛の定義は様々であるが，そのなかに機能性疼痛症候群（FPS）が存在するという考え方がある（Mayer EA et al. Functinal Pain Syndrome, IASP Press）．中枢機能障害性疼痛（central dysfunctional pain）と呼ばれることもある．ただ，ほとんどの痛みは，これらが複雑に絡み合った混合性疼痛であると考えられる．痛みに含まれるこれらの構成要素のバランスを考えることは，痛みの治療法の選択や薬物選択の大きな助けになる．
　（三木健司，行岡正雄．機能性疼痛症候群と線維筋痛症．運動器慢性痛診療の手引き，日本整形外科学会運動器疼痛対策委員会（編），南江堂，p.135-142，2013 を参考に作成）

動医学という分野が医学部で必修となっている．「痛み」の原因が器質的にはまったく存在しないことがあることを理解する必要がある．

## C コミュニケーションスキルと認知行動療法

　認知行動療法は，患者と治療者の間で小さな目標を立て，それを着実に行うものである．膝 OA であれば，薬物を服用したあとに痛みが減ったところで運動療法に「自主的」に取り組むなどが重要である．動物実験でも証明されているように[5]，「自発的」というところが最も重要である．認知行動療法を始める前に最も重要なことは患者とのコミュニケーションがうまく取れていることである．堀越勝博士のコミュニケーションスキル関連書籍など[8〜10] が参考になる．堀越勝博士によると「コミュニケーションは誰もがやっていることですし，できることでもあります．……ただ，援助のプロフェッショナルとして認知行動療法を行うのであれば，そのための土台となるコミュニケーションの基本的技術を身につけておく必要があります．……コミュニケーションのスキルは「型」を覚えることから始めるのが重要です．「型」という基本をしっかり身につけていれば，実践での応用も利くようになります」とのことである．コミュニケーションにおいて重要な「ABC」があり，A：Assessment　質問（情報収集・査定），B：Be with the patient ラポール形成　共感・まとめ・確認（一緒の側に立つ），C：臨床的な質問　ソクラテス

**図2 コミュニケーション・スキル（適切・不適切な対応の例）**
　ラポールづくりには,「そうなんです」を引き出すことが大事.「でも」の場合には心が閉じている OFF の関係となってしまう.
（リウマチ財団ニュース, 137 号, 2016 を参考に作成）

式問答（一緒に分析, 目標設定）とされている. 図2 に, 患者の発言に対して, 適切な「ぶつからない関係」(ON), 不適切な「ぶつかってしまう関係」(OFF)をあげる. 最初は, 患者の気持ちに共感する関係をつくり出し, 患者と治療者が「ぶつからない関係をつくる」必要がある. そのために, 患者の話をきちんと聞いて, かつ相手の気持ちに逆らわずに（治療者の意見を押しつけたり, 患者を批判的に問い詰めたり, 誤りを指摘したりしない）共感することが重要である. このように, A：Assessment　質問, B：Be with the patient ラポール形成　共感・まとめ・確認をきちんと行い, 仮に患者が「そうなんです」,「はい」などと, 患者の心が開いて受け入れ準備 OK（ON）となっている状態であることを確認する. つまり医療者と患者の間で共感（支持）の関係を確認することが重要である. 目標は単なる支持ではなく, 患者の行動変容が重要である. そのための協力・協同関係の構築が重要である. 認知行動療法は, 問題解決のために様々な援助の方法があるが, すべて指示してしまうのではなく, 患者自身の自発的な行動を促すことが重要である. 患者自身が自分で解決方法を見つけ出すことができるようにすることが認知行動療法の目標である. ソクラテス式問答とは, 答えを与えるのではなく, 患者自身が答えを見つけ出すことができるように行う. ソクラテスは弟子たちに答えを与えるのではなく, 質問を繰り返しながら対話を行うことで, 弟子たちが真理に到達するのを助けたとされている. 治療者は患者に対して回答をすぐに与えるのではなく, 患者が自分で見つけるようにすることで, 患者が他人から押しつけられた答えは素直に受け入れることができなくとも, 自分で見つけ出した答えならば, その答えを受け入れてそれを行うことができるようになる. 図3 のよう

**図3 ソクラテス式問答の質問例**
問題，感情，認知，身体，行動がより明らかになるような質問がよい．
（リウマチ財団ニュース，137号，2016を参考に作成）

に，ソクラテス式問答を利用して「本人が気づいていないパターン化された考え方」を見つけて，その解決法を患者自身で見つけるように進ませる．ただし，要所・要所でサポーティブに受け止めて質問することも重要である．

臨床的質問（ソクラテス式問答）の一例をあげる[11]．

患者：「膝が曲がってきて，だんだん階段も昇れなくなるし，困っているんです．痛み止めを飲んでもだんだん効かなくなるし，病院に行ってもすぐに手術と言われて困っているんです．」

治療者：「どんどん悪くなって心配になっているのですね．」（サポーティブな反応）

患者：「そうなんです．」

治療者：「薬もきっちり飲んでいるのですね．」（サポーティブな反応）

患者：「そうなんです．家族も助けてくれないから．」

治療者：「ところで，あなたの言う「家族も助けてくれないから」とは，どんなことを言うのか，具体的に教えていただけますか？」（ディレクティブな対応）

以上のように問いかけることで，「家族も助けてくれない」という考え方をしている患者に対して，具体的に「家族も助けてくれない」とはどういったものか表現してもらうことで，自分の考え方の癖に気づいてもらうことを目標とする．

運動療法では，家族とともに運動することや，家族が患者のモニタリングを行うことが重要である．家族が患者に代わって家事を行い，患者本人が運動療法に取り組む環境を整えることが重要である．薬物療法とともに運動療法も，患者本人が家族の協力を得て「自発的に」運動療法に取り組む決意を持たせることが治療者の務めである．電子カルテではなく，患者の目を

第1章　変形性関節症とは

見て話すことや患者の話に語尾を下げて，聞き返すなどコミュニケーションスキルを高めることで患者に行動変容が起こる.

## D 薬物療法と運動療法の組み合わせ

われわれが行っている薬物療法と運動療法の組み合わせを紹介する[11].

NSAIDs 治療を3ヵ月以上経過しても十分な鎮痛が得られていない膝 OA 患者で，前述したソクラテス式問答法で「自ら運動療法を治療法として選択した」患者30症例（男性4症例，女性26症例）（神経障害性疼痛患者はあらかじめ除外）を対象とし，膝 OA は侵害受容性疼痛であることから，薬物療法として，弱オピオイドであるトラマドール製剤もしくはブプレノルフィン貼付剤を投与した．薬物療法が開始され，また，悪心などの副作用が消失したことを確認したうえで，患者の運動能力に合わせた運動療法メニューを開始した．筋力トレーニングである大腿四頭筋訓練を両側とも10秒，5回，朝夕，有酸素運動である早歩きインターバルトレーニングを行う．評価方法は変形性膝関節症患者機能評価尺度（Japanese Knee Osteoarthritis Measure：JKOM）で評価した．このスコアは，日本人を対象に WOMAC，SF-36 との比較において信頼性が確認されており，痛み，ADL の制限，社会生活および健康度の制限の項目から構成されていることが証明されている．25の質問からなり，"膝の痛みやこわばり" 8問，"日常生活の状態" 10問，"ふだんの活動など" 5問，"健康状態" 2問の計25問を0～4点で評価し，点数が低いほど QOL が高いことを示す尺度である．薬物療法と運動療法の組み合わせは良好な成績を示している（図4）．また，これらのオピオイド薬物治療はほとんどの症例で3ヵ月で終了し，その後はアセトアミノフェンの頓用にて運動療法を継続している．Kellgren-Lawrence（K-L）分類3，4の症例でも手術の必要なく，経過観察が可能となる症例もある．しかし，注意が必要なことは，ソクラテス式問答法で患者本人が自ら運動療法を選択し，認知行動療法的手法でサポートした患者のみであり，自発的に運動することで，動物実験で証明されたように，より治療成績がよくなっているものと考えている．

実際問題，体重を減少させることや運動して筋力強化や可動域訓練を容易にできない人が膝OA になっている現実からも，一言医師が指導したからといって患者がすぐに運動するようにはならない．そこで，コミュニケーションスキルを利用し，患者とソクラテス式問答法を行い，患者が自ら運動療法に取り組むような気持ちにさせる必要がある．また，その継続のためには，認知行動療法的手法を使用して，患者を「支える」医療が有用となる．

集学的な診療は日本ではあまり導入されていないが，2017年から厚生労働省慢性疼痛診療体制構築モデル事業も開始され，「認定 NPO いたみ医学研究情報センター」（http://www.pain-medres.info/）により，「集学的医療」を行うための医療者研修会などが行われている．医師だけではなく，メディカルスタッフにも協力を求め，患者の治療成績を向上させることが重要である．

*26*

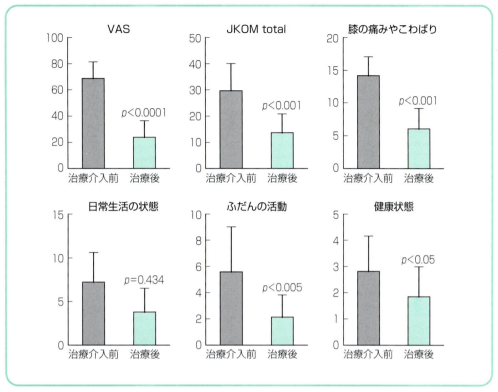

**図4 変形性膝関節症に対するオピオイド薬物療法と運動療法の組み合わせ**
変形性膝関節症患者機能評価尺度（Japanese Knee Osteoarthritis Measure：JKOM）で評価．
（三木健司．痛み診療におけるオピオイド治療：ブプレノルフィン貼付剤の可能性，山口重樹（編），真興交易医書出版部，p.113-122，2017 [11] を参考に作成）

## 文献

1) Kami K et al. Histone acetylation in microglia contributes to exercise-induced hypoalgesia in neuropathic pain model mice. J Pain 2016; **17**: 588-599
2) Koltyn KF et al. Mechanisms of exercise-induced hypoalgesia. J Pain 2014; **15**: 1294-1304
3) Verbunt JA et al. A new episode of low back pain: Who relies on bed rest? Eur J Pain 2008; **12**: 508-516
4) Ferrell B et al. AGS Panel on the Pharmacological Management of Persistent Pain in Older Persons: Pharmacological management of persistent pain in older persons. J Am Geriat Soc 2009; **57**: 1331-1346
5) 上 勝也ほか．神経障害性疼痛モデルマウスの Exercise-induced hypoalgesia に対する強制運動と自発運動の効果とそのメカニズム．Pain Res 2015; **30**: 216-229
6) Zhang W et al. OARSI recommendations for the management of hip and knee osteoarthritis, part I: critical appraisal of existing treatment guidelines and systematic review of current research evidence. Osteoarthritis Cartilage 2007; **15**: 981-1000
7) 川口 浩．変形性関節症治療の国内外ガイドライン．日関病誌 2016; **35A**: 1-9
8) 堀越 勝．認知行動療法を始める前に学んでおきたいコミュニケーションスキル・トレーニング，日本看護協会出版会，2013
9) 堀越 勝．医療コミュニケーションのトラブルシューティング．医療安全 2010; **23**: 14-17
10) 堀越 勝．ケアする人の対話スキル ABCD，日本看護協会出版会，2015
11) 三木健司．変形性膝関節症：30症例—薬物療法と運動療法による疼痛治療．痛み診療におけるオピオイド治療：ブプレノルフィン貼付剤の可能性，山口重樹（編），真興交易医書出版部，p.113-122，2017

# 第２章
# 変形性股関節症の
# 外来診療

第2章　変形性股関節症の外来診療

# 1　診断と専門医への紹介のタイミング

## ここが大事！

- 青壮年期の前・初期および進行期股関節症では関節温存手術の適応となる可能性がある.
- 長期間の保存療法によって手術時期を逸する可能性があるため，一度専門施設へ紹介する.

## 最新のトピック

- 古典的には「軟骨の変性・摩耗による非炎症性疾患」とされてきた変形性関節症であるが，近年ではその病態に炎症が深くかかわっていることが報告されている[1].
- また，変形性関節症は軟骨だけでなく骨，靱帯，滑膜，筋肉，神経が発症から進行まで複雑に関与する "whole joint disease" として捉えられるようになっている.
- 変形性関節症の病態として，少なくとも①骨，②軟骨，③滑膜/炎症の3種類の表現型（phenotype）があると考えられており，病期進行速度や薬剤有効性が異なる可能性が指摘されている[2].

## ガイドラインでの位置づけ

- 現時点で世界的にコンセンサスの得られている変形性股関節症（股OA）の明確な診断基準は存在しない.
- X線学的病期分類や最小関節裂隙幅，米国リウマチ学会の基準（表1）[3] などが診断基準として用いられている[4]．X線学的病期分類ではKellgren-Lawrence分類（表2）が用いられることが多い[5,6].
- また，日本整形外科学会による変形性股関節症の病期分類では，股関節単純X線正面像により関節裂隙を重視して判定され，前股関節症, 初期, 進行期, 末期に分類される（図1）.

## A　診断基準

　股OAは股関節に生じる変形性関節症であり，関節軟骨の変性と摩耗，二次性滑膜炎や反応性の骨増殖性変化を伴う進行性の退行性疾患である．股OAにおいて，現時点で世界的にコンセンサスの得られている明確な診断基準は存在せず，X線学的病期分類や最小関節裂隙幅，米国リウマチ学会の基準（表1）[3] などが診断基準として用いられている[4]．X線学的病期分類ではKellgren-Lawrence分類（表2）が用いられることが多く，Grade 2以上が進行予測因子として有用である[5,6]．また，日本整形外科学会による股OAの病期分類では，股関節単純X線正面像により関節裂隙を重視して判定され，前股関節症, 初期, 進行期, 末期に分類される（図1）.

## 表1 米国リウマチ学会による変形性股関節症の診断基準

股関節痛に加えて，
①赤血球沈降速度＜20mm/時
②大腿骨頭あるいは寛骨臼の骨棘形成
③関節裂隙の狭小化
（上記3項目のうち，2項目以上が該当）
臨床症状に加えて血液検査所見と単純X線所見を加味した診断基準であり，感度が89％，特異度が91％であったと報告されている．

(Altman R et al. Arthritis Rheum 1991; 34: 505-514 [3]) を参考に作成)

## 表2 Kellgren-Lawrence 分類

| Grade | 単純X線所見 |
|---|---|
| 0 | 正常 |
| 1 | 関節裂隙の狭小化と大腿骨頭周囲の骨棘形成の可能性，または骨棘形成のみ |
| 2 | 明らかな関節裂隙の狭小化，骨棘形成とわずかな骨硬化像 |
| 3 | 著しい関節裂隙の狭小化，明らかな骨棘形成，骨硬化像と骨嚢胞形成，大腿骨頭と寛骨臼の変形 |
| 4 | 骨硬化像と骨嚢胞形成を伴った広範囲な関節裂隙の消失，著しい大腿骨頭と寛骨臼の変形，大きな骨棘形成 |

単純X線像における関節裂隙の狭小化，骨棘形成，骨硬化像と骨嚢胞により分類される．
(Ball J et al. Council for International Organizations of Medical Sciences, University of Manchester: Department of Rheumatology. The Epidemiology of Chronic Rheumatism: Atlas of Standard Radiographs of Arthritis, Blackwell Scientific Publications, 1963 [5]) を参考に作成)

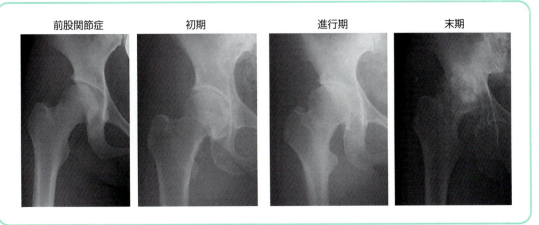

### 図1 日本整形外科学会による変形性股関節症の病期分類

変形性股関節症の病期は股関節単純X線正面像により関節裂隙を重視して判定される．
前股関節症：関節裂隙の狭小化なし
初期：関節裂隙の部分的な狭小化，寛骨臼の骨硬化像，軽度の骨棘形成
進行期：関節裂隙の高度な狭小化，骨嚢胞形成，骨棘形成，寛骨臼底の増殖性変化
末期：荷重部関節裂隙の消失，寛骨臼の破壊，著明な骨棘形成

## B 診察法

　　股関節の診察では，まず問診にて主訴，病歴，既往歴などを聴取し，考えられる疾患と鑑別疾患を想起する．診察では，歩容や脚長差，下肢周囲径などの観察を行い，股関節の異常所見

の有無を調べる．股関節では特徴的な徒手検査法があるので，どのような検査で陽性所見があるのかを調べ，想定される疾患を絞っていく（図2）[7]．

## 1）問診

まず主訴を確認する．股関節疾患の主訴は疼痛であることが多いが，歩容異常や可動域制限などを訴える場合もある．また，疼痛の部位や性状が診断のための重要な手がかりとなる．股関節疾患では鼠径部痛に加えて，殿部や大腿部の疼痛を認めることもある．病期が進行するにつれて疼痛が増悪し，安静時痛を認めることもある．

次に現病歴を確認する．発症時期，発症様式（急性か慢性か），外傷の有無，安静時痛の有無，歩行時痛の有無が診断に重要である．発熱を伴う場合は化膿性股関節炎などの炎症性疾患を鑑別する．

既往歴では発育性股関節形成不全の既往や股関節手術歴を確認する．ステロイド内服歴やアルコール多飲歴を認める場合には大腿骨頭壊死症を鑑別する．また，悪性疾患の既往を認める場合には転移性腫瘍を除外する必要がある．

家族歴では股関節疾患の有無や股関節手術歴を確認する．発育性股関節形成不全においては遺伝的要素が重要であり，家族歴を認めることがある．職業歴では労働内容や労働期間を，スポーツ歴では競技種目や競技レベルを聴取する．

## 2）視診，触診

### ①歩容

診察室で歩行してもらい，歩容異常（跛行）の有無を確認する．股関節疾患で多くみられる跛

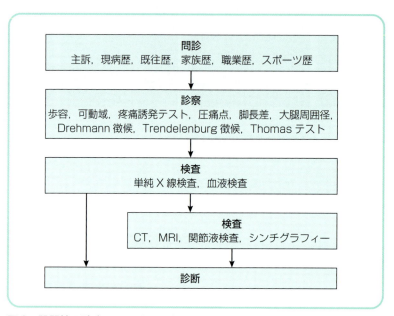

図2　股関節の診療フローチャート
（稲葉　裕ほか．関節外科診療ファーストステップ，齋藤知行（編），南江堂，p.184-192，2016[7] より引用）

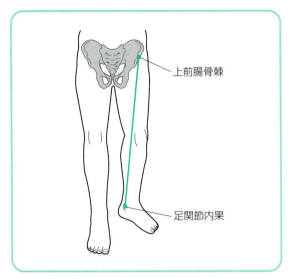

図3 SMD（spina malleolar distance）
（稲葉　裕ほか．関節外科診療ファーストステップ，齋藤知行（編），南江堂，p.184-192，2016[7]より引用）

表3　参考可動域

| 屈曲 | flexion | 120° |
|---|---|---|
| 伸展 | extension | 20° |
| 外転 | abduction | 45° |
| 内転 | adduction | 30° |
| 外旋 | external rotation | 45° |
| 内旋 | internal rotation | 45° |

行として以下の3つがあげられる．
　(1) 逃避性跛行：荷重時の痛みによる．
　(2) 硬性墜下性跛行：脚長差による．
　(3) 軟性墜下性跛行：大腿骨頭の殿筋内脱臼による．
②脚長差の測定
　SMD（spina malleolar distance）を測定することが一般的である．上前腸骨棘から同側の足関節内果までの距離を計測する（図3）．正確に測定するためには仰臥位で体幹，下肢を診察台と平行にして計測することが重要である．
③大腿周囲径の測定
　膝蓋骨近位端から10cm近位部で測定する．左右を計測して比較することにより，筋萎縮の程度が評価可能である．
④股関節可動域の測定
　股関節の可動域は屈曲，伸展，外転，内転，外旋，内旋を測定する（表3）．股OAでは股関節可動域制限を認めることが多く，特に内旋が制限される．

## 3）徒手検査
①Patrickテスト
　股関節屈曲，外転，外旋で疼痛を認める場合を陽性とする（図4）．FABERテストとも呼ばれる（Flexion，ABduction，External Rotation）．
②前方インピンジメントテスト
　股関節屈曲，内転，内旋で疼痛を認める場合を陽性とする（図5）．大腿骨寛骨臼インピンジ

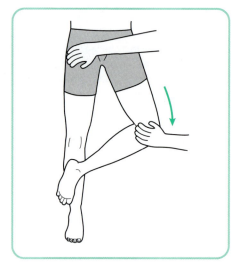

図4　Patrick テスト
屈曲，外転，外旋で疼痛が誘発されるかどうかを確認する．
（稲葉　裕ほか．関節外科診療ファーストステップ，齋藤知行（編），南江堂，p.184-192, 2016[7]）より引用）

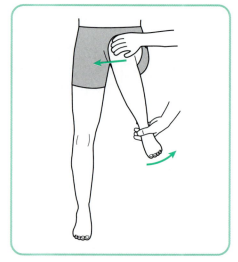

図5　前方インピンジメントテスト
屈曲，内転，内旋で疼痛が誘発されるかどうかを確認する．
（稲葉　裕ほか．関節外科診療ファーストステップ，齋藤知行（編），南江堂，p.184-192, 2016[7]）より引用）

メント（femoro-acetabular impingement：FAI）で陽性となる．

③圧痛点

　圧痛点を正確に調べることが重要である．Scarpa 三角に圧痛を認める場合は，股OA，大腿骨頭壊死症などの股関節疾患の可能性が高い．上前腸骨棘に圧痛を認める場合は裂離骨折や外側大腿皮神経痛を鑑別する．大転子部では弾発股や大転子滑液包炎を鑑別し，外傷歴がある場合は転子部骨折を疑う．また，恥骨に圧痛を認める場合は恥骨結合炎や恥骨骨折を鑑別する．

④Drehmann 徴候

　大腿骨頭すべり症に特徴的な所見である．また，FAIでも陽性となることがある．股関節の屈曲に伴って，外転，外旋する場合を陽性とする．

⑤Trendelenburg 徴候

　股関節の外転筋力を評価する．片脚立位で遊脚側の骨盤が沈下した場合を陽性とする（図6）．

⑥Thomas テスト

　股関節の屈曲拘縮を評価する．反対側の股関節を屈曲して腰椎前弯を除去する．屈曲拘縮がある場合，検側の股関節が屈曲する（図7）．その際の大腿骨と診察台との角度が屈曲拘縮の角度である．

## C 検査法

　股関節疾患の検査では股関節単純X線2方向撮影（正面と側面もしくは軸写）が基本である．股OAは問診，身体所見，単純X線検査によって診断可能なことが多い．鑑別する疾患に応じ

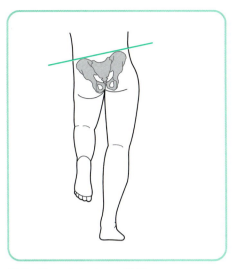

図6 Trendelenburg 徴候

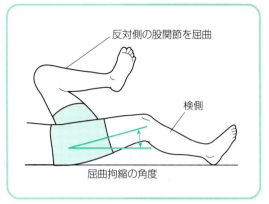

図7 Thomas テスト
　股関節の屈曲拘縮を評価する．腰椎前弯がとれるように反対側の股関節を屈曲して測定する．
　（稲葉　裕ほか．関節外科診療ファーストステップ，齋藤知行（編），南江堂，p.184-192，2016[7]）より引用）

てCT，MRI，PET，股関節造影，骨シンチグラフィー，血液生化学検査などを追加する．

### 1）単純X線検査

　単純X線検査は股関節疾患の診断・治療方針を決定するうえで最も重要な検査である．単純X線像における股OAの所見として，①関節裂隙の狭小化/消失，②骨棘形成，③軟骨下骨の硬化像，④骨囊胞の形成があげられる．また，寛骨臼形成不全の有無，大腿骨頭と寛骨臼の位置関係，関節適合性，FAIにおける大腿骨頚部のピストルグリップ変形などを評価する．日本整形外科学会による変形性股関節症の病期分類では，股関節単純X線正面像により関節裂隙を重視して判定され，前股関節症，初期，進行期，末期に分類される（図1）．進行期では，関節裂隙の高度な狭小化，骨囊胞形成，骨棘形成，寛骨臼底の増殖性変化が，末期では荷重部関節裂隙の消失，寛骨臼の破壊，著明な骨棘形成が認められる．

### 2）CT

　CTでは，単純X線像では評価が困難な三次元的な骨形態解析が可能であり，人工股関節全置換術や骨切り術の術前計画に用いることが可能である．また，寛骨臼の形態，大腿骨頚部前捻角，骨棘，軟骨下骨硬化像などの詳細な評価が可能であり，股OAの病態把握においても有用である．

### 3）MRI

　MRIでは単純X線検査では検出不可能な軟骨や靱帯組織の異常，関節唇損傷，骨髄浮腫，滑膜炎などが評価可能である．軟骨の評価法として，遅延相軟骨造影MRI（delayed gadolinium enhanced MRI of cartilage：dGEMRIC），T1-$\rho$マッピング，T2マッピングなどの手法が提唱さ

第2章　変形性股関節症の外来診療

れている．関節リウマチ，大腿骨頭壊死症，色素性絨毛結節性滑膜炎や滑膜性骨軟骨腫症など
の股関節疾患の鑑別に有用である．

## D 専門医への紹介のタイミング

　股OAの進行は緩徐であることが多く，手術適応を考慮しながら保存療法を行い，症状改善
を認めない場合は専門医へ紹介する．

　股OAの手術は関節温存手術（骨切り術，関節鏡視下手術など）と非温存手術（人工股関節全
置換術（THA），関節固定術）に大別される．手術適応は症例の年齢と病期に加えて，社会的背
景（職業，生活様式，家庭状況など）も十分に考慮する必要がある．骨切り術には骨盤側手術と
大腿骨側手術がある．骨盤側手術は大腿骨頭の被覆改善を，大腿骨側手術は股関節応力分布の
正常化と亜脱臼の是正による関節適合性の改善を意図して行われる．術式は寛骨臼形成不全の
程度，大腿骨頭形状，外転位・内転位での関節適合性や関節可動域を考慮して決定される[8]．50
〜60歳以下の症例で骨切り術の希望がある場合は，専門施設へ紹介するべきである．

　股OAに対する関節鏡視下手術の適応基準はいまだ確立されていないが，骨硬化，骨棘，関
節裂隙狭小化の存在や高齢が予後不良因子であり，進行期および末期の股OAは適応外と考え
られている．また，寛骨臼形成不全も予後不良因子のひとつであり，lateral center-edge角20°
未満，anterior center-edge角20°未満，臼蓋傾斜角15°以上は関節鏡視下手術の適応外であると
報告されている[9]．

　THAの手術適応として，関節温存手術の適応とならない進行期および末期の股OAであるこ
とに加えて，疼痛や機能障害，日常生活の制限を認め，保存療法（運動療法や薬物療法）が無効
であることがあげられる．

　青壮年期の前・初期および進行期股関節症では関節温存手術の適応となる可能性があり，長
期間の保存療法によって関節温存手術の手術時期を逸する可能性があるため，一度専門施設へ
紹介することが望ましい．高齢者の場合は関節温存手術の適応にならないことが多いために保
存療法が優先されるが，筋力低下や可動域制限がTHA術後に残存しないように適切な時期で紹
介する．

### 文献

1）Berenbaum F. Osteoarthritis as an inflammatory disease (osteoarthritis is not osteoarthrosis!). Osteoarthritis Cartilage 2013; **21**: 16-21

2）Karsdal MA et al. Disease-modifying treatments for osteoarthritis (DMOADs) of the knee and hip: lessons learned from failures and opportunities for the future. Osteoarthritis Cartilage 2016; **24**: 2013-2021

3）Altman R et al. The American College of Rheumatology criteria for the classification and reporting of osteoarthritis of the hip. Arthritis Rheum 1991; **34**: 505-514

4）日本整形外科学会，日本股関節学会（監修）．変形性股関節症診療ガイドライン2016（改訂第2版），南江堂，2016

5）Ball J et al. Council for International Organizations of Medical Sciences, University of Manchester: Department of Rheumatology. The Epidemiology of Chronic Rheumatism: Atlas of Standard Radiographs of Arthritis, Blackwell Scientific Publications, 1963

6）石島旨章ほか．Kellgren-Lawrence分類からみた早期変形性膝関節症研究への期待と課題．Bone Joint Nerve 2016; **6**: 533-541

7) 稲葉　裕ほか．股関節の診察法，股関節の検査法．関節外科診療ファーストステップ，齋藤知行（編），南江堂，p.184-192，2016
8) 神野哲也ほか．変形性股関節症─治療方針のたて方．股関節学，久保俊一（編），金芳堂，p.602-605，2014
9) Kirsch JM et al. Does hip arthroscopy have a role in the treatment of developmental hip dysplasia? J Arthroplasty 2017; **32**: S28-S31

第2章　変形性股関節症の外来診療

# 2　保存療法

## ❶ 自然経過

### ここが大事！

■ 寛骨臼形成不全は変形性股関節症（股 OA）の前駆状態であることを認識し，外来で保存的治療を行う場合には常に関節温存手術の適応を考慮しながら経過をみていく必要がある．

### 最新のトピック

■ 寛骨臼形成不全は股関節の不安定性を引き起こし，関節面の接触応力を増加させる．
■ また，寛骨臼形成不全の程度が強いほど，股 OA に進行する危険性が高いことが知られている．
■ 近年，大腿骨寛骨臼インピンジメント（femoro-acetabular impingement：FAI）という病態が提唱され，これまで一次性とされてきた股 OA のなかに FAI に起因するものが存在することが示唆されている[1]．
■ 片側の人工股関節全置換術（THA）施行例における，関節症性変化を認めない反対側股関節の追跡調査では，寛骨臼形成不全において最も早く関節症性変化が生じ，FAI と正常形態の自然経過は同程度であったと報告されており，寛骨臼形成不全が股 OA の強い危険因子であることが示唆されている[2]．

### ガイドラインでの位置づけ

■ 日本では，寛骨臼形成不全を基盤とする二次性の股 OA が 80％以上を占める．
■ 自然経過を対照群と比較した研究はなく，すべての研究が分析的横断研究で，日本からの報告である．
■ 前股関節症は center-edge 角 10°未満，年齢 50 歳以上で病期が進行しやすい．
■ 日本における股 OA の発症の危険因子として，重量物作業の職業，寛骨臼形成不全，発育性股関節形成不全の既往があげられる．
■ また，欧米では上記に加えて，長時間立ち仕事をする職業，肥満，アスリートレベルのスポーツが危険因子であると報告されている[1]．

　日本の股 OA の特徴として，寛骨臼形成不全を基盤とする二次性股 OA が多いことがあげられ，全体の 8 割程度を占める．いわゆる先天性股関節脱臼とは生下時に関節包内で大腿骨頭が寛骨臼から逸脱した状態を示すが，英語圏では後天的な要素も併せて寛骨臼形成不全に発展する病態として認識され，先天性股関節脱臼，亜脱臼，寛骨臼形成不全のすべてを総称して発育

**38**

性股関節形成不全（developmental dysplasia of the hip：DDH）と呼ぶ[3]．DDH の発生頻度は女児が男児の5倍程度多く，日本の股 OA 患者における女性の割合は 89％と高率である[4]．2008年に行われた日本の多施設調査において，DDH に対するリーメンビューゲル法治療後の X 線評価では，成績良好群である Severin 分類 group Ⅰ，Ⅱが 77.7％，寛骨臼形成不全や亜脱臼，再脱臼を認める group Ⅲ～Ⅵが 22.3％であったと報告されている[5]．また，「変形性股関節症診療ガイドライン（改訂第 2 版）」においても発育性股関節形成不全の既往が股 OA の危険因子であると記載されている[1]．

寛骨臼形成不全は股関節の不安定性を引き起こし，関節面の接触応力を増加させる．寛骨臼形成不全の程度が強いほど，股 OA に進行する危険性が高く，特に大腿骨頭の外方化を認める症例では注意が必要である．前股関節症では center-edge 角 10°未満，年齢 50 歳以上で病期が進行しやすい[1]．青・壮年期の前股関節症，初期股 OA に対して，寛骨臼回転骨切り術，Chiari 骨盤骨切り術，棚形成術などの関節温存手術は症状の緩和と病期進行予防に効果があり，その良好な長期成績が報告されている[1]．運動療法や物理療法などの保存療法については，短期的な疼痛および機能改善効果が報告されているが，長期的な有効性と病期の進行予防効果についてはまだ不明である[1]．

日本における股 OA の発症の危険因子として，重量物作業の職業，寛骨臼形成不全，発育性股関節形成不全の既往があげられる．また，欧米では上記に加えて，長時間立ち仕事をする職業，肥満，アスリートレベルのスポーツが危険因子であると報告されている[1]．進行期および末期股 OA の自然経過では約 1 割の症例に疼痛の自然寛解がみられ，roof osteophyte と capital drop の形成，骨硬化像の増強などの骨形成変化，関節面の適合性の改善が疼痛改善に関連していたと報告されている[1,6]．

近年，大腿骨寛骨臼インピンジメント（femoro-acetabular impingement：FAI）という病態が提唱され，これまで一次性とされてきた股 OA のなかに FAI に起因するものが存在することが示唆されている[1]．寛骨臼形成不全と FAI は，ともに股関節の骨形態異常が関節の力学的負荷を増大させ，股 OA の発生につながると考えられているが，その自然経過について比較を行った報告は少ない．Wyles らは片側の THA を施行した 172 例について，関節症性変化を認めない反対側の股関節を骨形態によって，①寛骨臼形成不全，②FAI，③正常形態の 3 つに分類して追跡調査を行っており，そのなかで寛骨臼形成不全が最も早く関節症性変化が生じ，FAI と正常形態の自然経過は同程度であったと報告している（図 1）[2]．

寛骨臼形成不全は股 OA の前駆状態であることを認識し，外来で保存的治療を行う場合には常に関節温存手術の適応を考慮しながら経過をみていく必要がある．

## 文献
1) 日本整形外科学会，日本股関節学会（監修）．変形性股関節症診療ガイドライン 2016（改訂第 2 版），南江堂，2016
2) Wyles CC et al. Redefining the natural history of osteoarthritis in patients with hip dysplasia and impingement. Clin Orthop Relat Res 2017; **475**: 336-350
3) 遠藤裕介ほか．小児の股関節疾患―発育性股関節形成不全（先天性股関節脱臼）．股関節学，久保俊一（編），金芳堂，p.468-492，2014
4) Jingushi S et al. Multiinstitutional epidemiological study regarding osteoarthritis of the hip in Japan. J

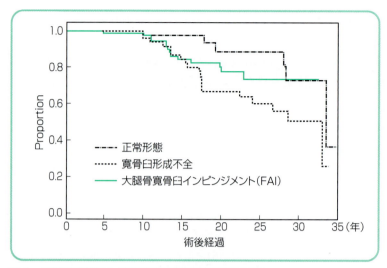

**図1 股関節形態による変形性股関節症進行率の違い**
　片側の人工股関節全置換術（THA）を施行した172例について，関節症性変化を認めない反対側の股関節を骨形態によって，①寛骨臼形成不全，②大腿骨寛骨臼インピンジメント（FAI），③正常形態の3つに分類し，変形性股関節症の進行またはTHAをアウトカムとしたKaplan-Meier法による生存曲線を示す．寛骨臼形成不全では正常形態と比較して，有意に生存率が低かった（$p=0.029$）．一方で，FAIでは正常形態と比較して生存率に有意差を認めなかった（$p=0.238$）．
　（Wyles CC et al. Clin Orthop Relat Res 2017; 475: 336-350 [2] を参考に作成）

Orthop Sci 2010; **15**: 626-631
5) Wada I et al. The Pavlik harness in the treatment of developmentally dislocated hips: results of Japanese multicenter studies in 1994 and 2008. J Orthop Sci 2013; **18**: 749-753
6) 海老原克彦ほか．変形性股関節症（進行期および末期）の自然経過．Hip Joint 1989; **15**: 98-101

# 2 保存療法

## ❷ 生活指導

### ここが大事！

- 股関節に過度の負担がかからないように生活を工夫し，体重を BMI 27.5 未満にコントロールし，可動域を維持するように関節を動かすこと．

### 最新のトピック

- 日本の変形性股関節症の疫学調査が報告されて，BMI が 27.5 以上の肥満の場合は股関節症の罹患頻度が通常の 2 倍近く高いことが示された．
- 従来，体重コントロールと股関節周囲筋の筋力強化が保存療法の主な内容であった．
- 常時股関節を動かすことを目的としたジグリング（健康ゆすり）が，進行期，末期股関節症においても有効な場合があるとの報告がなされるようになってきた．
- 股関節拘縮が関節症病期の進行と密接にかかわるため，その観点からも可動域訓練は有効なことが示された．

### ガイドラインでの位置づけ

- 日本整形外科学会では「変形性股関節症に対する患者教育は，病識の向上などに有用であり行うべきである」（推奨 Grade A），「患者教育に運動療法などを併用することで症状の緩和が期待できる」（推奨 Grade B）と記されている．
- AAOS では肥満との関係について中等度のエビデンスがあると記されている．
- OARSI では患者教育は Grade Ⅰa で推奨されている．
- NICE では治療の根幹の 3 つが患者教育，運動，体重コントロールとなっている．
- EULAR では患者教育，体重コントロール，股関節にかかる力，歩行補助具の使用が Grade Ⅰb となっている．

## A 保存療法の概要

　日本の変形性股関節症（股関節症）は，寛骨臼形成不全を原因とする二次性の股関節症が多数を占めている．症状のない前股関節症から，初期股関節症，進行期股関節症，末期股関節症と進行していくので，罹病期間が長期にわたる症例が多い．病期ごとに治療の目的は異なっており，前股関節症では初期股関節症を発症させないことが重要となる．すわわち，寛骨臼形成不全などの形態異常や骨強度の低下，遺伝的な素因など股関節症を発症しやすい状態に，筋力低下や肥満，外傷などの誘因が加わり発症するので，このような誘因を排除していくことが重要となる．すで

第2章　変形性股関節症の外来診療

に症状が発現している初期，進行期股関節症においては病期を進展させないことが治療の目的となる．関節軟骨の変性，摩耗が進行しないように，股関節に過度の力がかからないようにすることが必要となる．末期股関節症では，残存機能を維持して，QOL を保つことが重要となる．

「変形性股関節症診療ガイドライン」(2016 年)の保存療法の項目では 7 つの CQ があげられている．「変形性股関節症に対する患者教育は，病識の向上などに有用であり行うべきである」(推奨 Grade A)と記されており，推奨 Grade A となっているのは 7 つの CQ のうちこの CQ のみである．患者教育には疾患の理解や生活指導が含まれており，股関節症治療に携わる整形外科医はこれらついて理解しておく必要がある．

生活指導(患者教育)は股関節症の症状の軽減，特に疼痛に関して有効とする中等度以上のエビデンスを持った報告[1,2]が複数存在している．ただし，いずれも短期から中期の成績であり，長期成績が明らかとなっていない．また，生活指導の内容やその方法が様々で統一されていないことが問題点としてあげられる．一般的には疾患の理解と日常生活動作(ADL)の指導が重要であり，要点について以下に述べる．

## B 股関節にかかる力

股関節にかかる力は，股関節の接触面積と体重，ならびに動作の影響を受ける．寛骨臼形成不全が存在すると正常よりも大腿骨頭の被覆が少なく，股関節にかかる力は大きくなりやすい．股関節が内転位となると，より大腿骨頭の被覆が少なくなるために，荷重時に股関節が内転位とならないよう指導を行う．そのためには内転拘縮の予防が重要となる．Trendelenburg 徴候がみられる場合は杖を用いて骨盤が傾かないように，また患肢の脚長が長い場合は補正を行うなどがあげられる．

股関節にかかる力は動作により変化する (表 1)．歩行時には股関節に体重の 2〜3 倍の力がかかる[3]．T 字杖や松葉杖は歩行時に股関節にかかる力を 15〜20% 減らすことができる．ジョギングやジャンプの際には体重の 4〜5 倍，階段昇降は 6〜8 倍の力がかかる．低い座面の椅子や床からの立ち上がりにはジョギングや階段昇降よりもはるかに大きな力がかかる[4]．進行期・末期股関節症では歩行以上の負荷がかかる動作はなるべく避けるべきである．股関節に大きな負荷がかかる動作を行う際には，上肢による補助を行うように指導する．しゃがみ込みや立ち上

### 表 1　各動作における股関節にかかる力

| 動作 | 股関節にかかる力（体重の○倍） |
| --- | --- |
| 歩いているとき | 2.3 |
| 松葉杖を 2 本使用 | 1.5 |
| T 字杖を使用 | 2.0 |
| 早歩き | 3.2 |
| ジョギングやジャンプ | 4.0 |
| 階段の昇り降り | 4.3 |
| 椅子（56cm）からの起立 | 3.8 |
| 床からの起立 | 6.3 |
| 自転車こぎ | 2.2 |

がり動作を減らすために，生活様式を和式から洋式へ切り替えることは積極的に勧めたい．更に，そのような動作を行う場所（玄関，トイレ，脱衣所，風呂など）には手すりを設置する．衣服や食器などの収納場所に関しては低い位置は使わない．掃除の際にはモップや柄の長い掃除機の使用など，生活の隅々まできめ細かく目を配る必要がある．

　股関節症と体重の関係については以前から指摘されている[5]．日本からの大規模な疫学調査の報告[6]では，BMI が 18.5 以上 25 未満の群に対して，軽度肥満（25.0 以上 27.5 未満）では初期以上の股関節症の発生頻度が 1.11 倍，中等度以上の肥満（27.5 以上）では 1.70 倍と示されている．したがって，中等度以上の肥満では減量に取り組む必要がある．ただし，股関節にかかる力は体重の影響よりも動作の影響が大きい．前述の疫学調査では，都会の住民に対して，海辺の住民のほうが 5.16 倍も初期以上の股関節症の頻度が高いことが示されている．このことからも，ADL の指導のほうが減量よりも重要と考える．

## C 可動域の維持

　股関節の可動域と病期の進行に関しては密接な関係がある[7]．すなわち，可動域が維持ないしは改善されたものは病期が進行しにくく，可動域が悪化したものは病期が進行しやすい．股関節を動かすことを念頭に同じ姿勢を続けない，運動を適度に日常生活に取り入れるなどの指導が必要である．また，局所を温めることは，疼痛閾値を上げ，関節周囲の軟部組織血流を改善するため，可動域維持に関して有用と考える．ただし温熱療法に関する質の高いエビデンスは存在していない．股関節周囲筋のストレッチや CPM の活用も有用だが，これらは運動療法の範疇に入るものである．一方，井上ら[8]により提唱されたジグリング（健康ゆすり体操）は，生活指導の範囲内で行うことができ簡便で実用的なものである（図1）．効果発現まで時間はかか

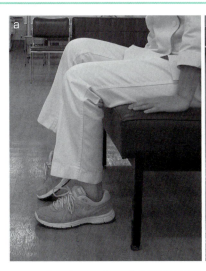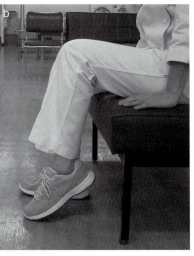

図1　ジグリング（健康ゆすり体操）
　a：踵がついたところ
　b：踵を持ち上げたところ

第2章　変形性股関節症の外来診療

るが，進行期，末期股関節症でも症状が軽減するとの報告がある[9]．若年者の股関節症に対して追試したところ，一定の効果を認めることが確認できた[10] ので，現時点で高いエビデンスはないが，将来的に期待できる治療法と考えている．

## D 保存療法の期間

　股関節症の保存療法に関して，「いつまで行えばいいのか」との問いに答えはなく，長期間にわたって継続して行うものである．患者のモチベーションを維持し，保存療法を継続するためには，患者の疾患に関する理解が不可欠である．股関節の解剖や機能，股関節症の病態，その治療の目的，効果などについて丁寧に説明し，患者，医師が協力して治療にあたる必要がある．

### 文献

1) Hopman-Rock M, Westhoff MH. The effects of a health educational and exercise program for older adults with osteoarthritis for the hip or knee. J Rheumatol 2000; **27**: 1947-1954
2) Heuts PH et al. Self-management in osteoarthritis of hip or knee: a randomized clinical trial in a primary healthcare setting. J Rheumatol 2005; **32**: 543-549
3) Bergmann G et al. Hip joint forces during walking and running, measured in two patients. J Biomechanics 1993; **26**: 969-990
4) Hodge WA et al. Contact pressures from an instrumented hip endoprosthesis. J Bone Joint Surg 1989; **71B**: 1378-1386
5) Lievense AM et al. Influence of obesity on the development of osteoarthritis of the hip: a systematic review. Rheumatology (Oxford) 2002; **41**: 1155-1162
6) Iidaka T et al. Prevalence of radiographic hip osteoarthritis and its association with hip pain in Japanese men and women: the ROAD study. Osteoarthritis Cartilage 2016; **24**: 117-123
7) 鉄永智紀ほか．変形性股関節症に対する保存的治療の効果．日整会誌 2009; **83**: S419
8) 井上明生ほか．変形性股関節症に対する保存療法．リハビリテーション医学 2005; **46**: 431
9) 広松聖夫，井上明生．貧乏ゆすり（Leg jiggling）は軟骨再生に有効か? Bone Joint Nerve 2013; **3**: 475-482
10) 三谷　茂ほか．50歳以下の進行期・末期股関節症に対する保存療法．Hip Joint 2014; **40**: 63-69

2. 保存療法

# 2 保存療法

## ❸ 運動療法・物理療法

### ここが大事！

■ 前股関節症，初期〜進行期股関節症では股関節周囲筋の筋力強化を中心に，進行期〜末期股関節症では可動域訓練を中心に運動を行う．

■ 有酸素運動は病期にかかわらず，痛みが出ない範囲で行う．

### 最新のトピック

■ 病態別に訓練する筋肉が違うことが明らかとなりつつある．

■ 女性では股関節外転筋，股関節屈筋，膝伸筋を，男性では股関節伸筋，股関節屈筋，膝伸筋を中心に強化する．

■ 超高齢者では姿勢保持に重要な体幹筋がむしろ重要である．

■ 歩行や水中運動，ノルディックポールを用いた歩行など，有酸素運動の効果が明らかとなってきた．

### ガイドラインでの位置づけ

■ 日本整形外科学会では「運動療法は短・中期的な疼痛の緩和，機能の改善に有用である」（推奨 Grade B），「患者教育に運動療法などを併用することで症状の緩和が期待できる」（推奨 Grade B）と記されている．

■ AAOS では保存療法としての理学療法には強いエビデンスがあると記されている．

■ OARSI では水中運動は Grade I b で推奨されている．

■ NICE では治療の根幹の 3 つが患者教育，運動，体重コントロールとなっている．

■ EULAR では総合的な運動が Grade I a となっている．

## A 運動療法

### 1）運動療法の概要

　股関節症は，寛骨臼形成不全などの形態異常や骨強度の低下，遺伝的な素因などがある前股関節症の状況に，筋力低下や肥満，外傷などの誘因が加わり発症する．股関節周囲筋の筋力低下により股関節の不安定性や亜脱臼が増悪し，これらは関節軟骨の変性，摩耗を進行させる大きな原因となる．関節可動域の低下や関節拘縮も，関節症が進行する原因となりうる．運動療法は股関節症の改善に有効であるとする質の高いエビデンス[1〜3]が複数存在している．いずれも短期から中期までの報告であり，長期成績に関しては不明である．更にどの報告も患者教育

第2章　変形性股関節症の外来診療

（生活指導）と併用の報告であり，運動療法単独の報告は含まれていない．このことから「変形性股関節症診療ガイドライン」（2016年）では，「運動療法は短・中期的な疼痛の緩和，機能の改善に有用である」（推奨 Grade B）とされている．運動療法は前述したように股関節症の発症や進行に大きな影響を与えるもので，保存療法の根幹となるものである．

　運動療法には筋力強化訓練と可動域訓練が含まれる．通常は医師や理学療法士の指導のもとに，患者自身が行う．来院時のみの運動では不足するために，自宅での運動の継続が鍵となる．自己管理や疾患理解がないとモチベーションを維持することができないので，患者教育も重要となる．運動療法の目的として，筋力増強による関節の安定性の改善，歩行能力などの機能障害の改善，更には可動域の改善，疼痛緩和があげられる．副次的な効果として，有酸素能力や平衡機能の向上，達成感などの心理的，精神的な効果および体重減少などもある．

　運動療法として，ストレッチなどの可動域訓練，大殿筋や中殿筋，大腿四頭筋など単一の筋を目的とした筋力強化訓練，スクワットや片足立ちなど複数の筋を目的とした協調運動，ウォーキングや水中運動などの有酸素運動が報告されている．例をあげると大橋[4]はハーフスクワット，腹筋運動，片脚起立，踏み台の昇降および運動前後のストレッチ組み合わせについて，Fernandes[5]は，歩行，エアロバイク，膝および股関節周囲筋力強化，スクワット，片足立ち，サイドステップ，踏み台昇降，ストレッチの組み合わせについて，Krauss[6]は，骨盤，股関節，膝関節の可動域訓練と股関節周囲筋のストレッチ，股関節周囲筋および体幹筋の筋力強化，バランスボードなどを用いたバランス訓練の組み合わせについて報告している．いずれの運動についても一定の効果が認められている．EULARのガイドライン[7]では，総合的な運動を推奨しているが，その内容にまでは言及していない．ACRのガイドライン[8]では，低負荷の有酸素運動や水中運動を推奨しているが，バランス運動や筋力強化訓練は推奨していない．AAOSのガイドライン[9]では，理学療法を保存療法として行うように強く推奨しているが，運動内容については記載されていない．現時点では統一された方法はなく，股関節症に最適な運動療法のプログラムの内容と運動の頻度，強度，期間については不明である[10]．実際に患者ごとに病態は違っており，オーダーメイド的に運動療法を選択する必要がある．また，諸外国の報告は一次性の末期股関節症を対象としていることが多く，日本のように寛骨臼形成不全に起因する二次性で，かつ病期が様々な股関節症に対して，そのまま適応することはできない．主に亜脱臼性股関節症を対象とした平均3年間の保存療法の成績を検討[11]すると，初期股関節症から末期股関節症にいたるどの病期においても，可動域が維持ないしは改善した症例で疼痛が改善する傾向にあった．逆に可動域が悪化した症例で症状が増悪する場合が多く，人工股関節手術にいたった症例も含まれていた．このことから，可動域を維持することは亜脱臼性股関節症の進行予防に重要と考えている．

## 2）可動域訓練の実際

　可動域を維持することを目的として行う．拘縮の生じている股関節に疼痛が生じるような運動を行って，可動域を拡大させることは決して行わない．可動域訓練，筋力増強訓練ともに，痛みを伴わない運動を行うよう心がけるべきである．可動域訓練に先立って，温熱療法を行うと痛みが出現しにくい．自宅での運動の際には，入浴後などが望ましい．亜脱臼性股関節症で

は股関節は屈曲，内転，外旋拘縮をきたしやすく，このことを念頭に置いてストレッチを行う．生活指導の項で述べたジグリングも可動域訓練に含まれる．開発者との私信であるが，1日に2時間程度行えたら理想的とのことである．同様の効果を期待した自動ジグリング器（図1）も入手することが可能で，自身での運動継続に不安がある例においても，安楽に使用できるためジグリングの継続が期待できる．

　器具を使用する可動域訓練としては，スリング，ロール，エアロバイクなどがある．スリングを用いた運動（図2）は，2つのスリングを連結したひもを滑車に通して，両下腿をスリング

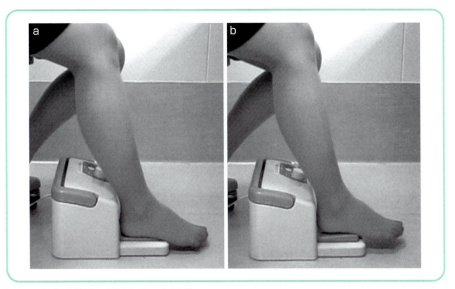

図1　自動ジグリング器を用いた運動
　　aとbの写真のように踵部が上下する．
　　（㈱トップラン　指定管理医療機器「健康ゆすり」より引用）

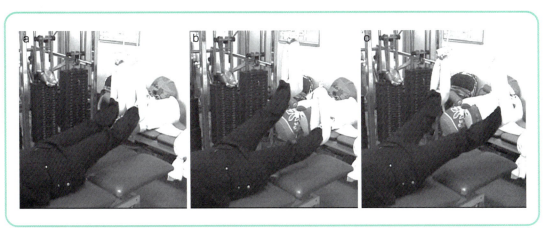

図2　スリングを用いた可動域訓練
　a：基本肢位
　b：屈曲運動
　c：外転運動

第2章 変形性股関節症の外来診療

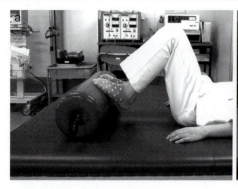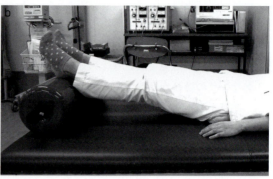

図3 ロールを用いた可動域訓練
　a：股関節屈曲位
　b：伸展位

にはめ込んで吊り下げるようにして行う運動である．これは股関節に荷重がかからず，両側の下肢を上下に動かすことにより，患側の自動介助運動が行えることが利点である．内外転の運動を行う際にも自重がかかっておらず，床の抵抗もないためにスムーズに運動を行うことができる．ロールを用いた運動(図3)は，軽く足をロールに乗せて転がすことにより，股関節および膝関節を伸展，屈曲させるものである．この運動も健側により患側の自動介助運動が行うことができる．痛みに応じて可動範囲を調節でき，下肢の筋の巧緻性向上にも役立つことも利点である．エアロバイクも免荷での自動介助運動が行える．可動域が制限されている場合には，サドルの位置の調節や臥位に近い状態で運動できる器種を選択する必要がある．長時間行うことで有酸素運動となる利点もある．

### 3) 筋力強化訓練の実際

　筋力強化訓練は，股関節を安定させる筋肉，すなわち中殿筋，大殿筋，大腿四頭筋，更に姿勢維持に重要な腹筋，背筋を中心に行う．痛みを生じないことが前提条件となるため，前，初期から進行期の一部は中殿筋，大殿筋，大腿四頭筋，腹筋，背筋が主となる．進行期から末期では痛みがなくできる運動のみとし，通常は大腿四頭筋と腹筋，背筋が主となる．股関節症が進展する症例は，股関節外転筋力が弱いとの報告[12]があり，中殿筋筋力を維持することは重要である．股関節症の性差に着目した報告[13]もある．女性では股関節屈筋，股関節外転筋，膝伸筋の筋力と股関節機能評価は強く相関し，一方男性では股関節屈筋，股関節伸筋，膝伸筋の筋力と強く相関していた．すなわち腸腰筋，大腿四頭筋に加えて，女性では中殿筋，男性では大殿筋を中心に強化する必要があることを示唆している．超高齢者の股関節症では，脊柱矢状面アライメント不良に伴って骨盤後傾が生じ，その結果股関節症が生じている場合が多い．人工股関節全置換術を受けた患者の骨盤傾斜を調べた[14]ところ，高齢者では有意に骨盤が後傾しており，腰椎前弯も減少していた．超高齢者では，中殿筋よりもむしろ腹筋，背筋などの体幹筋強化が重要となると考えている．以上のように，年齢，性別などに応じて目的とする筋を選択

表1 筋収縮のタイプによる特性

|  | 等尺性運動 | 等張性運動 |
| --- | --- | --- |
| 筋収縮の型 | 静的 | 動的 |
| 関節運動 | なし | あり |
| 筋の長さ | 不変 | 遠心か求心 |
| 筋力 | 効果あり | より効果的 |
| 痛み | 少ない | 出やすい |

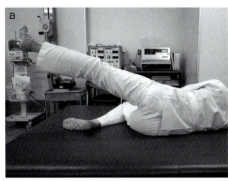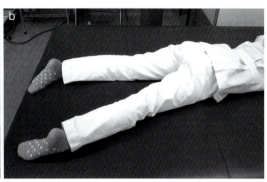

図4 左中殿筋のOKCエクササイズ
 a：側臥位
 b：腹臥位

する必要がある．

　筋力増強運動には等尺性運動と等張性運動があり，等長性運動のほうが効果は大きい．痛みが生じやすい欠点もあるため，それぞれの特性（表1）を理解したうえで，患者ごと，更には筋肉ごとに選択する必要がある．また，運動端が固定されているかどうかで2種類に分類することもできる．運動端を固定しない状況での運動（open kinetic chain exercise：OKCエクササイズ）は主動作筋の単独運動となる．運動端が固定された状況での運動（closed kinetic chain exercise：CKCエクササイズ）は主動作筋だけでなく，拮抗筋や周辺固定筋などと協調して収縮が起こるためより効果的な運動となる．

　中殿筋の強化訓練（図4）は通常側臥位で患肢を斜め後ろ上に挙上して行われる．これはOKCエクササイズであり，股関節への負担は少ないように思われがちだが，実際に体重の3倍程度の力が股関節にかかる．このため痛みを生じやすく，進行期や末期においては注意を要する．側臥位で痛みが生じる場合には腹臥位での外転運動を推奨している．中殿筋のCKCエクササイズを図5に示す．股関節症による疼痛が軽度で片足立ちが可能な場合は積極的に勧めている．CKCエクササイズのほうがより効果的であり，読者は一度体験してその効果を実感することを勧める．

　大殿筋の強化訓練（図6）は，仰臥位で膝を軽度屈曲し，殿部を挙上するCKCエクササイズが行われる．両足とも接地して行うと筋への負荷は少なく，痛みが生じにくい．健側をSLRのように浮かして殿部を挙上すると負荷は大きくなり，効果も高くなる．膝の屈曲の程度により

第2章　変形性股関節症の外来診療

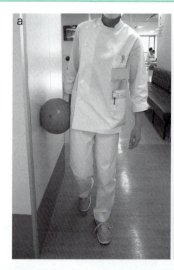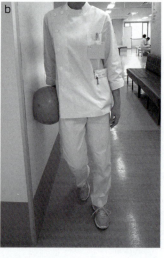

**図5　左中殿筋のCKCエクササイズ**
a：立位で右下肢を浮かして，骨盤の高さにボールを置く．
b：右側のボールを壁に押しつけるように左股関節外転筋に力を入れる（ボールの変形に注目）．

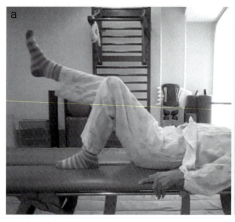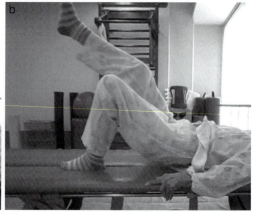

**図6　大殿筋のCKCエクササイズ**
a：健側の下肢をSLRさせる．
b：殿部を挙上（両足接地しているよりも効果が高い）

効果に差は出るが，ハムストリングと大殿筋の両方の強化が期待できる．スクワットもCKCエクササイズであるが，腰の落としが浅いハーフスクワットでは大腿四頭筋が主に働くので，ハムストリングと大殿筋にはあまり効果がない．

腸腰筋の強化訓練は通常，座位で股関節を屈曲することで行われるが，股関節症では仰臥位でOKCエクササイズを行うことを推奨している（図7）．患側の膝を曲げた状態でベッドから

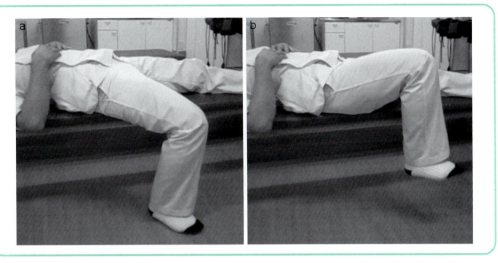

図7 仰臥位で行う腸腰筋のOKCエクササイズ
　a：基本位
　b：下肢を挙上

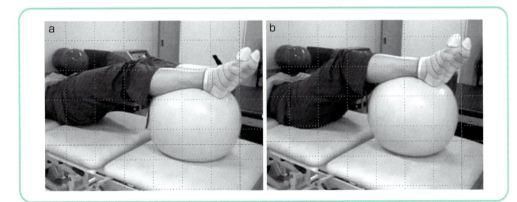

図8 ボールを用いた運動（ハムストリング，大殿筋，腹筋のCKCエクササイズ）
　a：基本位
　b：ボールを押さえたところ

おろし，下肢を挙上する．股関節症は深屈曲することで痛みを生じやすいために，進行期から末期股関節症においてもこの方法は適応しやすい．

　腹筋の強化訓練は，仰臥位で膝を屈曲した状態で膝がしらに手がつく程度のOKCエクササイズを行う．仰臥位でボールを用いて，足で上から押さえつける運動を行うと，ハムストリング，大殿筋，腹筋のCKCエクササイズ（図8）となり，バランスよく強化される．

　起立時の安定性向上を目的として，バランスボードを用いた訓練（図9）も施行している．これもCKCエクササイズの一種であり，股関節を保護するように多数の筋が強調して働き，筋の質的機能が向上すると考えている．

　有酸素運動として，痛みが出ない範囲での歩行（散歩）をどの病期においても勧めている．生

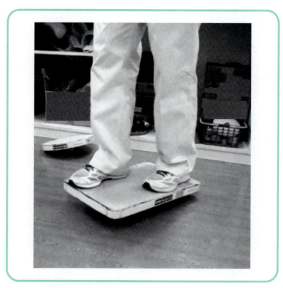

図9　バランスボード
筋の質的向上が期待できる

活指導の項で述べたが，歩行時に股関節にかかる力は体重の 2.3 倍であり，大きな負担になるとは考えていない．その他の有酸素運動として，Nordic walk の有用性[15]や水中運動の有用性[16]についても報告がなされている．有酸素運動は長時間行えばよいものではなく，30 分程度の運動を最大でも 1 日 2 セット程度で，その効果が期待されるものである．

## B 物理療法

変形性股関節症（股関節症）に対する温熱療法は，「変形性股関節症診療ガイドライン」（2016年）では，「短期的な機能の改善に有用である」（推奨 Grade C）とされている．質の高いエビデンスは存在せず，温泉療法を施行し，6 ヵ月後においても疼痛，身体機能が改善したとの報告[17]や超音波療法を行うことで症状が緩和したとの報告[18]があるのみである．ホットパックや温泉浴，赤外線療法，超音波療法などの温熱療法はコラーゲン線維の伸長性増加，局所の血流増加，疼痛閾値の上昇などの効果がある．局所の感覚障害，循環障害，出血傾向がある場合は温熱療法には慎重を要するが，温熱療法を施行することにより股関節痛が緩和することがあるので，運動療法の準備段階として活用することが多い．前項でも述べたが，日常生活のなかで保温に留意することは，意義のあることと考える．

### 文献

1) Hernández-Molina G et al. Effect of therapeutic exercise for hip osteoarthritis pain: results of a meta-analysis. Arthritis Rheum 2008; **59**: 1221-1228
2) Juhakoski R, Tenhonen S. A pragmatic randomized controlled study of the effectiveness and cost consequences of exercise therapy in hip osteoarthritis. Clin Rehabil 2011; **25**: 370-839

3) Pisters MF et al. Long-term effectiveness of exercise therapy in patients with osteoarthritis of the hip or knee: a randomized controlled trial comparing two different physical therapy interventions. Osteoarthritis Cartilage 2010; **18**: 1019-1026

4) 大橋弘嗣ほか. 変形性股関節症に対する積極的保存療法. MB Med Reha 2007; **80**: 1-9

5) Fernandes L et al. Efficacy of patient education and supervised exercise vs patient education alone in patients with hip osteoarthritis: a single blind randomized clinical trial. Osteoarthritis Cartilage 2010; **18**: 1237-1243

6) Krauss et al. Effectiveness and efficiency of an 11-week exercise intervention for patients with hip or knee osteoarthritis: a protocol for a controlled study in the context of health services research. BMC Public Health 2016; **16**: 367

7) Fernandes L et al. EULAR recommendations for the non-pharmacological core management of hip and knee osteoarthritis. Ann Rheum Dis 2013; **72**: 1125-1135

8) Hochberg MC et al. American College of Rheumatology 2012 Recommendations for the Use of Nonpharmacologic and Pharmacologic Therapies in Osteoarthritis of the Hand, Hip, and Knee. Arthritis Care Res 2012; **64**: 465-474

9) Management of Osteoarthritis of the Hip. (Homepage on the Internet). Clinical Practice Guidelines AAOS http://www.orthoguidelines.org/guideline-detail?id=1374 （2019 年 1 月閲覧）

10) Smidt N et al. Effectiveness of exercise therapy: a best-evidence summary of systematic reviews. Australian J Physiotherapy 2005; **51**: 71-85

11) 鉄永智紀ほか. 変形性股関節症に対する保存的治療の効果. 日整会誌 2009; **83**: S419

12) 前沢克彦ほか. 変形性股関節症の自然経過における股関節外転筋力の検討. Hip Joint 1995; **21**: 80-84

13) Hall M et al. Cross-sectional association between muscle strength and self-reported physical function in 195 hip osteoarthritis patients. Semin Arthritis Rheum 2017; **46**: 387-394

14) 香川洋平ほか. THA 術前骨盤傾斜の検討. Hip Joint 2012; **38**: 933-936

15) Bieler T et al. In hip osteoarthritis, Nordic Walking is superior to strength training and home-based exercise for improving function. Scand J Med Sci Sports 2017; **27**: 873-886

16) Hinman RS et al. Aquatic physical therapy for hip and knee osteoarthritis: results of a single-blind randomized controlled trial. Phys Ther 2007; **87**: 32-43

17) Nguyen M et al. Prolonged effects of 3 week therapy in a spa resort on lumbar spine, knee and hip osteoarthritis: follow-up after 6 months: a randomized controlled trial. Br J Rheumatol 1997; **36**: 77-81

18) Köybasi M et al. The effect of additional therapeutic ultrasound in patients with primary hip osteoarthritis: a randomized placebo-controlled study. Clin Rheumatol 2010; **29**: 1387-1394

第2章　変形性股関節症の外来診療

# 2 保存療法

## ❹ 薬物療法（内服・外用薬・注射薬）

### ここが大事！

■ 変形性股関節症（OA股）に対する薬物療法は多様化している．適切な薬剤選択と用量調整，十分な説明と運動療法の併用が重要である．

### 最新のトピック

■ 従来，OA股の疼痛は局所の炎症による侵害受容性疼痛であると考えられており，薬物療法の中心は非ステロイド抗炎症薬（non-steroidal anti-inflammatory drugs：NSAIDs）であった．

■ しかし，疼痛の発症機序の研究が進み，様々な鎮痛機序の薬剤が使用可能となってきており，特に内因性痛覚抑制機構への作用を持つ薬剤が増えてきている．

■ 現在も複数の薬剤の治験が行われており，更に鎮痛薬の選択肢は広がる可能性がある．

■ 薬物治療に際しては十分な知識と経験が今まで以上に求められるようになると考えられる．

### ガイドラインでの位置づけ

■ 多くのガイドラインで鎮痛薬の使用は推奨されているが，高い推奨レベルの鎮痛薬はないとしているガイドラインも存在する．また，処方に際しては年齢，既往症，合併症には十分注意を払う必要性も併記されている．

■ また，OA股の保存治療を鎮痛薬単独で行うことを勧めているガイドラインはない．

■ OA股の保存療法では，薬物療法以上に患者教育と運動療法を重要視しているものも多い．特に，薬物療法と非薬物療法の併用に対して高い推奨度を付与しているガイドラインは多い．

### A 概要

　変形性股関節症（OA股）の主な症状は疼痛と跛行であり，なかでも多くの患者は疼痛を主訴に医療機関を受診する．最も期待される薬物治療はOA股の病態改善・進行予防であるが，残念ながら，OA股に対する疾患修飾型変形性関節症治療薬（disease modifying osteoarthritis drugs：DMOADs）は開発途上であり，実臨床での処方はできない．そのため，OA股に対する薬物療法は，疼痛管理そのものとなり，使用できる薬剤は症状改善薬，つまりは鎮痛薬そのものに限定される．

54

疼痛コントロールの手段として，薬物療法，運動療法，物理療法，手術治療がある．手術治療の代表的なものに人工股関節全置換術があり，日本でも年間約7万例実施されている．人工股関節は，除痛，可動域の再獲得，脚長差の補正が可能で，跛行も改善できる．しかしながら，OA股のすべての患者がその恩恵にあずかるわけではない．日本の疫学調査[1]では，23歳以上の成人で単純X線写真上中等度以上（Kellgren-Lawrence分類Grade 3以上）の変形を有する患者は2.1%，更に「疼痛などの愁訴を有する」患者は0.64%とされている．総務省統計局によると，2016年10月1日時点の日本の総人口は1億2693万3千人，そのうち23歳以上の人口は1億140万7千人であり，0.64%は，約65万人である．つまり，OA股の多くの患者は手術以外の治療を受けていることになる．本項においては，OA股に対する薬物療法を概説する．

## B 適応

薬物療法の絶対的適応はない．手術の適応とならない患者，手術を希望しない患者はすべて保存治療の適応となり，保存治療のひとつとして薬物療法は検討される．薬物療法の目的は，OA股による日常生活動作（activity of daily living：ADL），生活の質（quality of life：QOL）の障害を軽減することにあり，疼痛をゼロにすることではない．そのため，ADL・QOLの改善が認められない場合，その時点での薬物療法は奏効していないと判断される．その場合，処方薬の増量，処方薬の変更を検討する必要がある．作用機序の異なる薬剤の併用は特に高齢者ではポリファーマシーの問題もあるため（後述），積極的に行うべきではない．

## C 期間

薬物療法を漫然と継続することは鎮痛効果に疑問が生じるだけでなく，多くの合併症の原因ともなりうる．薬物療法は，基本的には運動療法への移行や導入を目的とするべきである．保存療法によりADL・QOLの改善がみられない場合，手術療法も検討すべきである．

## D 手術治療へのタイミング

OA股による疼痛のためにADL・QOLが長期間障害されることは避けなければならない．長期間の疼痛は不動化を招き，fear-avoidance modelにおいても，慢性疼痛の悪循環に陥ることが指摘されている．また，不動化は運動機能全体の低下につながり，ロコモティブシンドローム，フレイルなどの原因ともなりうる．近年問題となっている術後遷延痛は，人工股関節全置換術後に約12%発症するといわれており，術後遷延痛の術前リスクファクターに術前の中等度以上の疼痛があげられている．いずれにしても，OA股の疼痛が長期化する場合は，手術治療の提示と手術についての十分な説明を行う必要がある．

日本のOA股の多くは，発育性股関節形成不全症による二次性股関節症である[2]．そのため，前期，初期，進行期の一部の症例に対しては人工股関節全置換術以外の関節温存療法が適応となる．関節温存手術のエビデンスは高く，その効果は高い．しかしながら，適応は限られてい

第2章　変形性股関節症の外来診療

るため，タイミングを逸することはあってはならない．発育性股関節形成不全症と診断した場合は保存治療に先立って，まずは専門医への紹介を行うべきである．

## E 各ガイドラインの薬物療法の指針

2010年以降，多くの薬剤がOA股に対して処方可能となってきた．多くの処方選択肢があるなかで，どの薬剤を選択するべきかという問題は日常診療上しばしば遭遇する．薬剤選択の際に指針となるのがガイドラインである．OA股に対する診療ガイドラインとしては日本整形外科学会・日本股関節学会による「変形性股関節症診療ガイドライン」が上梓されており，2016年に改訂されている[2]．海外の多くの学会もOA股もしくは変形性関節症全般に対するガイドラインを上梓している[3~7]．複数のガイドラインを俯瞰することは，日本のみならず，海外の治療指針のトレンドを知るうえで重要である．日本整形外科学会と海外の主なガイドラインの薬物療法についての推奨を紹介する．

### 1）日本整形外科学会

2008年に上梓された初版では，内服薬についての推奨は非ステロイド抗炎症薬（non-steroidal anti-inflammatory drugs：NSAIDs）だけであったが，2016年の改訂第2版[2]では，アセトアミノフェン，弱オピオイドについても推奨度が示されている（表1）．NSAIDs，アセトアミノフェン，弱オピオイドすべてGrade Bの推奨度となっている．フェンタニルパッチ（強オピオイド）は，疼痛緩和に有効であると考えられるが，NSAIDsとフェンタニル併用の臨床試験しかないという理由により，推奨薬剤から除外されている．

サプリメント（コンドロイチン，グルコサミン，コラーゲン，ヒアルロン酸など）については，一定の見解は得られていないと結論づけられ，Grade Iの推奨度となっている．

表1　日本整形外科学会による変形性股関節症に対する治療ガイドライン（薬物）

| 薬剤 | 推奨内容 | 推奨度 | 合意率 |
|---|---|---|---|
| NSAIDs | 短期的には疼痛の緩和に有用である | Grade B | 34% |
| アセトアミノフェン | 短期的には疼痛の緩和に有効 | Grade B | 65% |
| 弱オピオイド | 短期的には疼痛の緩和に有効 | Grade B | 88% |
| 強オピオイド | フェンタニルパッチ（強オピオイド）は，疼痛緩和に有効であると考えられるが，NSAIDsとフェンタニル併用の臨床試験しかないため，推奨薬剤から除外 | | |
| サプリメント | 効果について一定の見解が得られていない | Grade I | 91% |
| 関節内注射（ステロイド） | 短期的な疼痛の緩和，機能の改善に有用 | Grade C | 85% |
| 関節内注射（ヒアルロン酸） | | Grade C | 79% |
| 外用薬 | なし | なし | なし |
| Grade A：行うように強く推奨する. Grade B：行うように推奨する. Grade C：行うことを考慮してもよい. Grade D：推奨しない. Grade I：委員会の審査基準を満たすエビデンスがない，あるいは複数のエビデンスがあるが結論が一様でない. | | | |

NSAIDs：non-steroidal anti-inflammatory drugs（非ステロイド抗炎症薬）
（日本整形外科学会，日本股関節学会（監修）．変形性股関節症診療ガイドライン2016（改訂第2版），南江堂，2016[2]を参考に作成）

ステロイド，ヒアルロン酸の関節内注射は，ともに短期的な疼痛の緩和，機能の改善に有効であるとされ（Grade B），長期的な病期進行予防に関しては不明であるとされている．

OA 股に対する外用薬の推奨は記載されていない．

## 2）米国整形外科学会（American Academy of Orthopaedic Surgeons：AAOS）

OA 股に対するガイドラインが 2017 年に上梓されている[3]．しかし，本ガイドライン中の薬物療法に関するコメントは少なく，NSAIDs，グルコサミン，関節内注射（ステロイド，ヒアルロン酸）に対するものに限られている（表 2）．推奨されている薬物治療は NSAIDs とステロイドの関節内注射であり，両者ともに短期的には疼痛改善と機能回復に有効であるとされている．エビデンスレベルは Strong となっている．グルコサミンとヒアルロン酸はプラセボに対する優位性がないために推奨されていない．アセトアミノフェン，オピオイドに対する推奨度は記載されていない．

## 3）国際関節病学会（Osteoarthritis Research Society International：OARSI）

2008 年に，変形性膝関節症・股関節症に対するガイドラインが上梓されている[4]．変形性股関節症に対する薬物療法については最も幅広くかつ詳細に解説されているガイドラインのひとつである．推奨レベルは，Strength of recommendation（SOR）として％表示されている（表 3）．

**表 2　AAOS による変形性股関節症に対する治療ガイドライン（薬物）**

| 薬剤 | 推奨内容 | エビデンスレベル |
|---|---|---|
| NSAIDs | 疼痛と機能の改善に短期的に有効 | Strong evidence |
| アセトアミノフェン | なし | なし |
| 弱オピオイド | なし | なし |
| 強オピオイド | なし | なし |
| サプリメント（グルコサミン） | プラセボに対する優位性はない | Moderate evidence |
| 関節内注射（ステロイド） | 疼痛と機能の改善に短期的に有効 | Strong evidence |
| 関節内注射（ヒアルロン酸） | プラセボに対する優位性はない | Strong evidence |
| 外用薬 | 記載なし | 記載なし |

NSAIDs：non-steroidal anti-inflammatory drugs（非ステロイド抗炎症薬）
(Adopted by the American academy of orthopaedic surgeons board of directors 3.13.17.
Management of osteoarthritis of the hip evidence-based clinical practice guideline [3] を参考
に作成)

**表 3　OARSI による変形性股関節症に対する治療ガイドライン（薬物）**

| 薬剤 | 推奨内容 | 推奨度 |
|---|---|---|
| NSAIDs | 経口 NSAIDs の長期投与は可能な限り回避すべきである | 93% |
| アセトアミノフェン | 軽度～中等度の疼痛に対する経口鎮痛薬の第一選択 | 92% |
| 弱オピオイド | 他の薬剤が禁忌・無効な場合，弱オピオイドを考慮 | 82% |
| 強オピオイド | 強オピオイドは重度の痛みの管理に例外的に使用すべき | 82% |
| サプリメント（ジアセレイン） | OA 股に対して構造的変化をもたらす可能性がある | 41% |
| 関節内注射（ステロイド） | 中等度～高度の疼痛を有する患者に考慮すべき | 78% |
| 関節内注射（ヒアルロン酸） | ヒアルロン酸の関節内注射は有用である | 64% |
| 外用薬 | 経口鎮痛薬・NSAIDs の補助・代用となりうる | 85% |

NSAIDs：non-steroidal anti-inflammatory drugs（非ステロイド抗炎症薬）
(Zhang W et al. Osteoarthritis Cartilage 2008; 16: 137-162 [4] を参考に作成)

第 2 章 変形性股関節症の外来診療

変形性関節症に対する最適な治療は，薬物療法と非薬物療法の組み合わせによるものであると
されており，その推奨度は 96％と高い．日本整形外科学会の「変形性膝関節症診療ガイドライ
ン（第 1 版）」は，本 OARSI ガイドライン（2008 年）の変形性膝関節症に対する部分に準拠して
いる（現在は 2014 年の変形性膝関節症に対する OARSI のガイドラインに準拠して，2015 年に
改訂されている）．各薬物療法に対するコメントは，以下のとおりである．

○アセトアミノフェンは軽度から中等度の疼痛治療の第一選択薬であるが，鎮痛効果に乏し
い症例，炎症を伴う症例，高度の疼痛を伴う症例に対しては，他の薬物を考慮するべきで
ある．

○経口 NSAIDs の長期投与は可能な限り回避すべきであり，消化器障害のリスクのある患者
にはプロトンポンプ阻害薬（proton pump inhibitor：PPI）などを併用するべきである．心血
管イベントのリスクがある患者には使用すべきでない．

○外用 NSAIDs は，経口鎮痛薬・NSAIDs の補助・代用となりうる．

○他の薬剤が禁忌・無効な場合，弱オピオイドを考慮できる．強オピオイドは重度の痛みの
管理に例外的に使用すべきであり，そのような症例は非薬物療法の継続や外科的治療を考
慮するべきである．

○ステロイドの関節内注射は経口鎮痛薬でコントロールできない中等度～高度の疼痛を有す
る患者に考慮すべき治療である．

○ヒアルロン酸の関節内注射は有用である．ステロイドの関節内注射に比して効果発現は遅
いが，効果の持続は長い．

○ジアセレインは OA 股に対して構造的変化をもたらす可能性がある（グルコサミン，コンド
ロイチンは膝 OA に構造的変化をもたらし，構造的変化をもたらす可能性がある）．

## 4）National Institute for Health and Clinical Excellence（NICE）（国営医療保険制度（National Health Service：NHS）に属する）

変形性関節症全般に対するガイドラインである[5]．各診療に対して文章による推奨が記載され
ている．各薬剤に対する推奨度は示されていないが，変形性関節症に対する包括的な治療方針
を図にまとめている（図 1）．経済原則を基軸としており，各薬剤に対するコメントは下記のと
おりである．

○疼痛軽減のためにアセトアミノフェンの定期投与は必要な場合がある．

○アセトアミノフェンや NSAIDs 外用薬が無効な場合，オピオイドや NSAIDs（COX-2 選択
的阻害薬を含む）の追加もしくは変更を検討するべきである．

○NSAIDs（COX-2 選択的阻害薬を含む）の処方は最小有効量とし，PPI を併用すべきであり，
最もコストの低い薬剤を選択すべきである．

○NSAIDs（COX-2 選択的阻害薬を含む）の処方の際は，副作用に対する個人のリスク要因を
考慮するべきであり，継続的なモニタリングを必要とする．

○低用量アスピリンを服用している患者に対しては，NSAIDs（COX-2 選択的阻害薬を含む）
の処方前に，他の鎮痛薬を検討するべきである．

○中等度から高度の疼痛に対してはステロイドの関節内注射を検討するべきである．

**58**

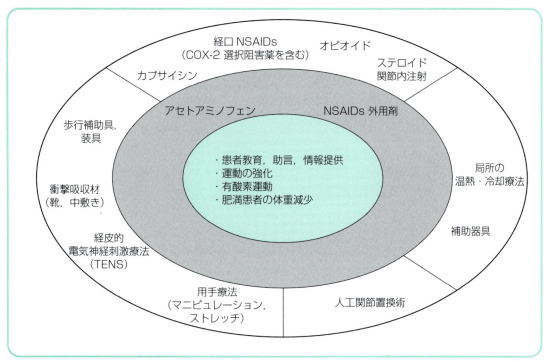

図1 NICEのガイドラインによる変形性股関節症の包括的治療指針
(Conaghan PG et al. BMJ 2008; 336: 502-503 [5]) を参考に作成)

  ○変形性関節症の治療にはヒアルロン酸の関節内注射は推奨できない（疼痛に対して無効だというコメントではなく，治療としては推奨できないとなっている）．

### 5）欧州リウマチ学会（European League Against Rheumatic：EULAR）

　2005年に上梓された変形性股関節症に対する治療ガイドラインである[6]．総合評価による推奨度は，Strength of recommendation（SOR）により100点満点中何点かで表記されている（表4）．OARSIのガイドライン同様，薬物療法と非薬物療法の組み合わせによる治療は，92/100の推奨度と高い．各薬物療法に対するコメントは，以下のとおりである．
  ○アセトアミノフェンは，その有効性と安全性のために，軽度から中等度の疼痛に対する第一選択の経口鎮痛薬である．鎮痛効果がある場合，長期経口鎮痛薬となりうる．
  ○アセトアミノフェンでの除痛が不十分な患者には，最低有効用量のNSAIDsへの変更，または追加処方をする必要がある．胃腸障害のリスクが高い患者では，非選択的NSAIDsと胃保護薬，またはCOX-2選択的阻害薬を処方すべきである．
  ○オピオイドは，NSAIDs（COX-2選択的阻害薬を含む）が禁忌，無効，忍容性が低い患者において，有効な代替薬剤である．
  ○関節内のステロイド注射は，麻酔薬やNSAIDsに反応しない炎症を有する患者に対して，超音波またはX線透視ガイド下に実施することが考慮されうる．
  ○サプリメントは効果があり毒性も低いが，その効果は小さく，適応となる患者もはっきり

第2章　変形性股関節症の外来診療

表4　EULARによる変形性股関節症に対する治療ガイドライン（薬物）

| 薬剤 | 推奨内容 | 推奨度 |
|---|---|---|
| アセトアミノフェン | 軽度から中等度の疼痛に対する第一選択の経口鎮痛薬 | 79点 |
| NSAIDs | アセトアミノフェンでの除痛が不十分な患者には，最低有効用量のNSAIDsへの変更，または追加処方 | 72点 |
| オピオイド | NSAIDs（COX-2選択的阻害薬を含む）が禁忌，無効，忍容性が低い患者において，有効な代替薬剤 | 44点 |
| サプリメント（各種） | 効果は小さく，適応となる患者もはっきりしていない | 23〜37点 |
| 関節内注射（ステロイド） | 経口鎮痛薬でコントロールできない中等度〜高度の疼痛を有する患者に考慮すべき | 41点 |
| 関節内注射（ヒアルロン酸） | 記載なし | 記載なし |
| 外用薬 | 記載なし | 記載なし |

NSAIDs：non-steroidal anti-inflammatory drugs（非ステロイド抗炎症薬）
(Zhang W et al. Ann Rheum Dis 2005; 64: 669-681 [6) ] を参考に作成)

表5　ACRによる変形性股関節症に対する初期治療ガイドライン（薬物）

- ● Strongly recommend
  - ・なし
- ● Conditionally recommend（使用することを勧める）
  - ・アセトアミノフェン
  - ・経口NSAIDs
  - ・トラマドール
  - ・ステロイドの関節内注射
- ● Conditionally recommend（使用しないことを勧める）
  - ・コンドロイチン
  - ・グルコサミン
- ● No recommendation
  - ・外用NSAIDs
  - ・ヒアルロン酸の関節内注射
  - ・デュロキセチン
  - ・オピオイド

NSAIDs：non-steroidal anti-inflammatory drugs（非ステロイド抗炎症薬）
(Hochberg MC et al. Arthritis Care Res (Hoboken) 2012; 64: 465-674 [7) ] を参考に作成)

していない．また，薬理学的機序は解明されていない．

　本ガイドラインでは，鎮痛薬による副作用としての消化管障害に対する薬剤の推奨度も記載されている．ミソプロストール（46点），倍量の$H_2$受容体拮抗薬（$H_2$ブロッカー）（31点），PPI（74点）となっている．

## 6）米国リウマチ学会（American College of Rheumatology：ACR）

　2012年に上梓されたガイドラインであり，手，股関節，膝関節の変形性関節症に対する薬物療法と非薬物療法の推奨が記載されている[7)]．推奨度は，Strongly recommend，Conditionally recommend，No recommendationの3つの推奨カテゴリーに分類されている．初期治療としての薬物治療の推奨を表5に示す．OA股に対する初期薬物療法において，Strongly recommendとなるものはない．OA股に対する薬物療法は，膝OAに対する薬物療法と同様であるとされているが，ヒアルロン酸の関節内注射，デュロキセチン，外用NSAIDsは，OA股に対するrandomized controlled trial（RCT）によるデータが不足しているという理由で，No recommendationとされている（膝OAに対してはConditionally recommendとなっている）．

**60**

2. 保存療法

各薬物療法に対するコメントは，以下のとおりである．

○市販の鎮痛薬やサプリメントで十分な鎮痛が得られないときは，医療機関でアセトアミノフェン，経口NSAIDs，トラマドールを処方すべきである．

○アセトアミノフェンの最高用量（4,000 mg/日）で十分な鎮痛が得られない場合は，経口NSAIDsもしくはステロイドの関節内注射を勧める．

○オピオイドは，第一選択薬としてはNo recommendationとなっているが（表5），非薬物療法と他の薬物療法による十分な鎮痛が得られず，人工股関節置換術の適応とならない患者に対してはStrongly recommendとなっている．

## F 各ガイドラインのまとめ

　ガイドラインは，各国の保険制度，ガイドライン作成委員の構成メンバーなどにより必ずしも同じ内容ではない．あるガイドラインで推奨されている薬物が他のガイドラインでは否定されていることも珍しくない．上記ガイドラインの全体的な傾向について解説する．

○昨今，腎機能障害，心血管イベント，消化管障害などの合併症が注目されているNSAIDsであるが，NSAIDsの推奨度は高い．

○アセトアミノフェンはその安全性に対する評価が高く，推奨度は高い．

○オピオイドを第一選択としているガイドラインはない．しかし，NSAIDsやアセトアミノフェンでの鎮痛が得られない症例に対しては推奨しているガイドラインが多い．

○OA股に対して外用薬を推奨しているガイドラインはない．

○ステロイドの関節内注射を推奨するガイドラインは多いが，ヒアルロン酸の関節内注射を推奨しているガイドラインは少ない．

○サプリメントを評価しているガイドラインもあるが，多くのガイドラインでは否定的である．

## G 神経障害性疼痛

　OA股の疼痛の原因はいまだ明確ではない．単純X線写真上，関節裂隙の狭小化とCE角（center-edge angle）は疼痛に関する因子であり，自然経過では約1割に疼痛の自然寛解が得られる．しかし，個別の症例では例外も多く，疫学的な結果を個別の症例に適応することは難しい．また，炎症により生じる各ケミカルメディエーターが神経終末を刺激することにより疼痛は生じるが，疼痛の原因組織はマルチファクトリアルであり，疼痛が靱帯，関節包，関節唇，軟骨下骨，滑膜などのどの組織で生じているかを診断することは困難である．近年，疼痛をその質により侵害受容性疼痛，神経障害性疼痛，心因性疼痛（疼痛性障害）に分類し，疼痛の評価・治療を行う試みが多数報告されている．国内外の疫学調査では，慢性疼痛の保有率は25～32％，神経障害性疼痛の保有率は6.4～6.9％である．また，慢性疼痛患者における神経障害性疼痛の保有率は20％と報告されている[8]．そのなかで，神経障害性疼痛は疼痛の程度が強く，難治化しやすいことも明らかになってきているため，神経障害性疼痛の診断と治療は重要である．

第2章　変形性股関節症の外来診療

　神経障害性疼痛とは,「体性感覚系の病変や疾患によって引き起こされる疼痛」とされており,神経根症や手根管症候群の疼痛などが代表的なものである. OA 股を含む変形性関節症の疼痛は侵害受容性疼痛によるものだと理解されてきたが, OA 股の疼痛の一部には神経障害性疼痛の要素が含まれる可能性があることも報告されている.

　神経障害性疼痛の診断アルゴリズムも上梓されているが, 神経障害性疼痛の可能性がある患者を広くスクリーニングするためのツールも複数開発されている. スクリーニングツールには,小川による「神経障害性疼痛スクリーニング質問票」, 海外のものでは PainDETECT, LANSS などがあり, そのいくつかは日本語に翻訳されている[8]. スクリーニングツールを使用した結果, OA 股の疼痛の 20 数パーセントに神経障害性疼痛の要素が含まれる可能性が示唆されているため, 侵害受容性疼痛を念頭に行った薬物療法が奏効しない場合, 神経障害性疼痛の関与も可能性のひとつとして有効な薬剤選択を行う必要がある.

　2016 年に日本の「神経障害性疼痛薬物療法ガイドライン」が改訂されている. 本ガイドラインでは, 神経障害性疼痛に対する薬剤を, 第一,二,三選択薬として分類している（図2）. 図2 に第一選択薬とされている薬剤のなかで, 保険適用上 OA 股の疼痛に対して処方可能であるのはプレガバリン, デュロキセチン, アミトリプチリンの 3 種類である. ガバペンチン, ノルトリプチリン, イミプラミンには運動器の疼痛への保険適用がないので, 注意が必要である. 本ガイドラインではトラマドールがオピオイドに含まれていない. その理由は, トラマドールには μ オピオイド受容体への作動薬としての作用だけでなく, セロトニン・ノルアドレナリン再取り込み阻害薬として下行性抑制系を賦活化する作用を持つためである.

---

**第一選択薬**　複数の病態に対して有効性が確認されている薬物

◆Ca$^{2+}$チャネル$\alpha_2\delta$リガンド
　　プレガバリン, ガバペンチン
◆セロトニン・ノルアドレナリン再取り込み阻害薬
　　デュロキセチン
◆三環系抗うつ薬（TCA）
　　アミトリプチリン, ノルトリプチリン, イミプラミン

**第二選択薬**　ひとつの病態に対して有効性が確認されている薬物

◆ワクシニアウイルス接種家兎炎症皮膚抽出液
◆トラマドール

**第三選択薬**

◆オピオイド鎮痛薬
　　フェンタニル, モルヒネ, オキシコドン, ブプレノルフィンなど

**図2　神経障害性疼痛の治療薬ガイドライン**
　（日本ペインクリニック学会. 神経障害性疼痛薬物療法ガイドライン, 第2版, 真興交易医書出版部, 2016[8] を参考に作成）

## H 高齢者の疼痛管理

　OA股の多くは退行性変性疾患のひとつであるため，OA股の痛みを訴える患者には多くの高齢者が含まれる．高齢者に対する薬物療法に際しては，青壮年の場合に加えていくつもの注意点が存在することを認識する必要がある．日本老年医学会による，「高齢者の安全な薬物療法ガイドライン2015．高齢者の処方適正化スクリーニングツール」[9]によると，高齢者で有害事象が増加する要因として疾患上の要因，機能上の要因，社会的要因があげられている（表6）．また，本ガイドラインでは，高齢者に対して特に慎重な投与を要する薬物のリストが列挙されている．リストのなかの鎮痛薬として，すべての種類のNSAIDs（使用をなるべく短期間にとどめる：推奨度　強），ベンゾジアゼピン系・三環系抗うつ薬（可能な限り使用を控える：推奨度　強）が記載されている．NSAIDsに対しては，腎機能の低下，上部消化管出血リスク，ベンゾジアゼピン系・三環系抗うつ薬に対しては過鎮静，認知機能低下，せん妄，転倒，骨折のリスクがあげられている．

　更に，高齢者ではアドヒアランス（患者が積極的に治療方針の決定に参加し，その決定に従って治療を受けること）とポリファーマシー（多剤併用）とが問題となる．75歳以上の1日服薬錠数は平均12錠以上であり，約半数の患者が正確に内服できていない．内服薬の種類が6種類を超えると薬物有害事象の頻度が有意に増加し，5種類以上で転倒リスクが有意に増加するという報告もある[9]．

表6　高齢者で薬物有害事象が増加する要因

| 疾患上の要因 | 複数疾患<br>慢性疾患<br>症状が非定型的 | 多剤併用，併科受診<br>長期服用<br>誤診による誤投与<br>対症療法による多剤併用 |
|---|---|---|
| 機能上の要因 | 臓器予備能の低下<br>認知機能などの低下 | 過量投与<br>アドヒアランスの低下<br>誤服用<br>症状発現の遅れ |
| 社会的要因 | 過少医療 | 投薬中断 |

（日本老年医学会．高齢者の処方適正化スクリーニングツール．高齢者の安全な薬物療法ガイドライン2015，メジカルビュー社，2015[9]を参考に作成）

## I 人工股関節全置換術前の鎮痛薬内服

　人工股関節全置換術は，薬物治療，運動療法などの保存治療が奏効しなかった患者が選択する最終的な治療である．しかし，人工股関節全置換術を受ける患者であっても鎮痛薬を内服している患者は43％にとどまっており，内服しない理由の上位は「体に悪いから」（39％），「効果がなかった」（34％），「安静で対応」（15％）となっている[10]．この結果から，処方する鎮痛薬についての説明不足，適切な薬剤が選択できていない，有効量までの増量ができていない，副作用対策が不十分，運動療法の重要性の理解不足などの医療者側の問題の存在が示唆される．

## 文献

1) Iidaka T et al. Prevalence of radiographic hip osteoarthritis and its association with hip pain in Japanese men and women: the ROAD study. Osteoarthritis Cartilage 2016; **24**: 117-123

2) 日本整形外科学会, 日本股関節学会（監修）. 変形性股関節症診療ガイドライン 2016（改訂第 2 版）, 南江堂, 2016

3) Adopted by the American academy of orthopaedic surgeons board of directors 3.13.17. Management of osteoarthritis of the hip evidence-based clinical practice guideline
https://www.aaos.org/uploadedFiles/PreProduction/Quality/Guidelines_and_Reviews/OA%20Hip%20CPG_3.13.17.pdf（2019 年 1 月閲覧）

4) Zhang W et al. OARSI recommendations for the management of hip and knee osteoarthritis, Part II: OARSI evidence-based, expert consensus guidelines. Osteoarthritis Cartilage 2008; **16**: 137-162

5) Conaghan PG et al. Care and management of osteoarthritis in adults: summary of NICE guidance. BMJ 2008; **336**: 502-503

6) Zhang W et al. EULAR evidence based recommendations for the management of hip oateoarthritis: report of a task force of the EULAR Standing Committee for International Clinical Studies Including Therapeutics (ESCISIT). Ann Rheum Dis 2005; **64**: 669-681

7) Hochberg MC et al. American College of Rheumatology 2012 recommendations for the use of nonpharmacologic and pharmacologic therapies in osteoarthritis of the hand, hip, and knee. Arthritis Care Res (Hoboken) 2012; **64**: 465-674

8) 日本ペインクリニック学会. 神経障害性疼痛薬物療法ガイドライン, 第 2 版, 真興交易医書出版部, 2016

9) 日本老年医学会. 高齢者の処方適正化スクリーニングツール. 高齢者の安全な薬物療法ガイドライン 2015, メジカルビュー社, 2015

10) 園畑素樹ほか. 人工股関節全置換術前の鎮痛剤使用状況. 日本運動器疼痛学会誌 2017; **9**: 54-59

# 2 保存療法

## ❺ 装具療法

### ここが大事！

■ 股関節装具によって荷重の軽減や関節不安定性の改善が得られるため，手術時期を先延ばししたい場合や，合併症のために手術ができない患者に用いられることが多い．

### 最新のトピック

■ Sato ら[1] は，WISH 型股関節装具を使用した際の Timed Up & Go Test（TUG）を指標にして，股関節機能の改善に及ぼす影響を報告している．装具を両側に使用した場合，装着前と比較して有意に所要時間が短縮していた．一方，片側に使用した場合は，装具非装着側が内回りとなるようにターンをした際に所要時間が有意に短縮した．このようにターン動作を行ううえでも装具の機能改善効果が得られること示している．同時に，装具を使用し運動療法を継続することのメリットも述べている．

### ガイドラインでの位置づけ

■ 変形性股関節症に対する装具療法の効果について，「変形性股関節症診療ガイドライン（第2版）」[2] では，有効性を示す複数の論文を引用しているが，「歩行時の疼痛の緩和効果は不明である」としている．その理由として，股関節装具の使用に関する報告が少なく，質の高いエビデンスが乏しいことがあげられる．

■ 国際的には OARSI（Osteoarthritis Research Society International）（2010 年），ACR（American College of Rheumatology）（2012 年），EULAR（European League Against Rheumatism）（2013 年）のガイドラインにおいて，変形性股関節症に対する装具療法については触れられておらず，手術や他の保存療法の記載が中心となっている．

■ 日本からは，股関節装具を使用することによって即時性の高い歩行時の疼痛緩和効果や，長期的な病期進行予防効果が報告されているが，質の高いエビデンスはなく，今後の研究が期待される．

## A 適応

　手術を希望しない患者，手術時期を先延ばししたい場合や，合併症のために手術ができない患者が適応となる．

## B 期間

　使用期間を明確にした報告はないが，装具療法を日常生活に取り入れることによって疼痛，歩行能力，QOL が改善することが知られている．手術直前まで装具療法を継続したとする報告も存在する．

## C 具体的方法

### 1）和歌山医大式股関節用 S 字型装具

　寛骨臼形成不全が存在すると，片脚起立時には大腿骨頭へ上外方に滑り出そうとする力が働き，大腿骨頭の異常可動性を生じ，変形性股関節症の発症と病期進行に影響する．上好ら[3]は，股関節を安定化させるために，大転子部を内下方にペロッテで圧迫することによって，歩行時の大腿骨頭の外上方へのすべりを防止し，股関節の安定性を改善する装具を開発した（図1）．この装具の基本構造は骨盤部外側支柱にS字バーが接続しており，その先端に大転子ペロッテが取りつけられている．股関節の可動域に関して内転以外は制限がかからない構造になっている．この装具使用と同時に，下肢長差の補正と免荷効果を期待したスポンジラバー製の補高（shock absorber 機能付き）を併用した症例が紹介されている．

　上好ら[4]は，装具療法と他の保存療法を併用した 20～70 歳代の変形性股関節症患者 42 名 62 関節（前股関節症 12 関節，初期 28 関節，進行期 22 関節）を 10 年以上経過観察した．前股関節症では全例で症状緩和が得られ，全体では 71％に症状緩和効果が認められた．X 線学的な改善として骨嚢腫の縮小がみられたものが 3％，X 線所見および病期分類不変であったものが 66％であり，病期は不変であったが X 線所見が悪化したものが 29％にみられた．全体では病期進行予防効果が 69％の関節にみられた．

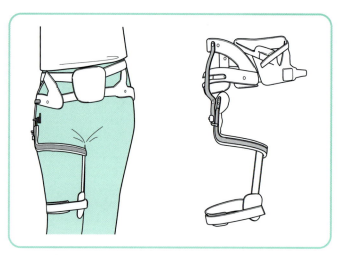

**図1　和歌山医大式股関節用 S 字型装具**
　大転子部をペロッテで圧迫し，歩行時の大腿骨頭の外上方への滑りを防止し股関節の安定性を改善する．
　（上好昭孝ほか．Hip Joint 1987; 13: 35-40 [3] を参考に作成）

## 2) WISH型装具

Satoら[5]は，和歌山医大式股関節用S字型装具を軽量化（0.9kg）したWISH型装具（図2）を作製した．この装具では，S字型股関節装具の大転子ペロッテとしてのユニバーサル・ジョイントの代わりに，大腿部スプリントに大転子圧迫部分を一体化させている．この装具を14名の患者（Crowe分類groupⅠ：10名，Ⅱ：3名，Ⅲ：1名，平均年齢52歳）に使用して，歩行訓練（毎日30分以上）を行ったところ，早期からの歩行時痛の改善が全例でみられた．4分の3の患者で鎮痛薬が不要となり，1年後のJOAスコアおよびHarris hipスコアの改善が得られた．

佐藤ら[6]は，40名の変形性股関節症患者（初期9名，進行期25名，末期6名）に対して装具を使用した歩行訓練を実施したところ，JOAスコアは1ヵ月後から改善し，1年後には33名（82.5%）に改善がみられた．WOMACスコアは疼痛，こわばり，ADLの項目で1ヵ月後に有意な改善がみられた．SF-36では身体機能，日常役割機能（身体），身体の痛み，活力，社会生活機能，日常役割機能（精神），心の健康が1ヵ月後から有意に改善し，6ヵ月後には全体的健康観も有意な改善を示した．

Yamajiら[7]は，床反力計を用いてWISH装具の効果に関する研究を行った．その結果，立脚初期の第1ピークの垂直方向の反応が大きくなり，装具を使用した際の歩行が正常のパターンに近づくことを明らかにした．

## 3) 変形 ischial ramal containment（IRC）装具

中島ら[8]によって開発された装具で，義肢ソケットの理論に基づいた坐骨・大腿骨顆部支持免荷装具である（図3）．和歌山医大式股関節用S字型装具では大腿骨頭の外側偏位を予防し，股関節の外転・内旋位を保持する目的に考案されているため，装具が大きくなり，歩行しにく

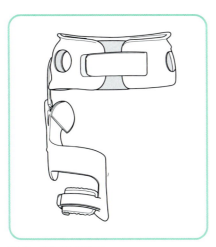

**図2　WISH型装具**
　和歌山医大式股関節用S字型装具を軽量化した装具である．
　（Sato T et al. Rheumatol Int 2008; 28: 419-428 [5] を参考に作成）

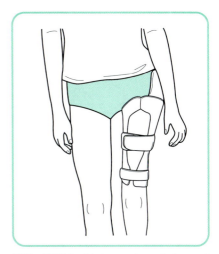

**図3　変形 ischial ramal containment（IRC）装具**
　義肢ソケットの理論に基づいた坐骨・大腿骨顆部支持免荷装具である．
　（中島育昌ほか．Hip Joint 1996; 22: 347-351 [8] を参考に作成）

くなる傾向があった．変形 IRC 装具ではポリプロピレンを用いて軽量化が図られている．IRC ソケットを用いることによって大転子部を包み込むように大腿上部を圧迫し，股関節を内転させてトータルコンタクトによる制動を得ている．過度の内転位は亜脱臼を増長するため，患側の肢位をそのまま維持する角度に設定されている．股関節の内転防止作用によって大腿骨頭の亜脱臼が制動され，坐骨支持と筋への圧迫によって免荷効果が得られるとしている．

10 名の変形性股関節症患者（進行期 4 名，末期 6 名）に使用し，装着開始後早期からの疼痛緩和効果が得られたとしている（最長経過観察期間は 10 ヵ月）．フットプリントを用いて荷重状態の評価を行い，免荷される傾向がみられたとしている．

### 4) Hip joint moment reduction（HJMR）装具

Shiba ら[9]によって開発された大腿に装着する装具であり，ADL の制限を最小限にとどめ，坐骨・大腿骨顆部支持によって股関節外転モーメントを減少させる効果がある（図 4）．この装具は坐骨支持機構を有しており，坐骨から大腿骨顆部へ荷重を伝達することによって股関節外転モーメントを減少させる．歩行時の評価では，装具にかかる坐骨部の最大荷重は立脚後期の床反力の 36.9% であり，立脚期全体を通して外転筋の積分筋電図は 32.6% 減少していた．これらの所見から，HJMR 装具を使用すると股関節の前額面でのモーメントの減少が得られ，股関節の荷重の減少が期待できるとしている．

### 5) Hip Unloader 装具

Nérot ら[10]は内的な股関節外転モーメントを減少させ，股関節外旋と外転を増強する装具である Hip Unloader（Össur，アイスランド）（図 5）を開発した．この装具は大腿にフィットするソケットの部分に薄い弾力性のあるストラップが附属しており，このストラップが膝の上方で

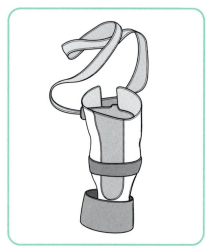

図 4　hip joint moment reduction（HJMR）装具
　　坐骨支持機構によって坐骨から大腿骨顆部へ荷重を伝達し，股関節外転モーメントを減少させる．
　　（Shiba N et al. Clin Orthop Relat Res 1998; 351: 149-157 [9] を参考に作成）

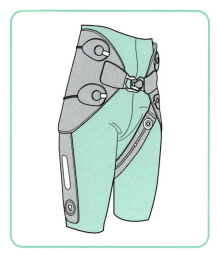

図 5　Hip Unloader 装具
　　内的な股関節外転モーメントを減少させ，股関節外旋と外転を増強する装具である．
　　（Nérot A, Nicholls M. Prosthetics Orthotics Int 2017; 41: 127-133 [10] を参考に作成）

内外側，および遠位から近位へ大腿を被覆して仙骨部の骨盤ベルトに錨着する構造になっている．ストラップは大腿骨を外転，外旋させて，股関節の内転に抵抗するような肢位を保持する機能を有している．骨盤ベルトは骨盤の後方半分を被い，骨盤の支持と股関節伸展筋への圧迫力をもたらし，大転子部のパッドも大転子へ圧迫力を及ぼす構造となっている．この装具を装着することによって，歩行中の関節軟骨損傷部の免荷を図り疼痛と機能改善を期待している．

Nérotら[10]によれば，14名の片側罹患患者のうち9名(64.3%)で装具装着直後から歩行時の鎮痛効果が得られた．股関節外転モーメントの最大値が有意に低下し($p=0.017$)，立脚時の股関節内転角度と内旋角度の最大値が有意に低下した(それぞれ$p=0.004$，$p=0.0007$)．

### 6) マスマリヒップ®

大転子部をシリコン製のパッドで圧迫し，大腿骨頭の求心性を改善することを目的とした装具で，伸縮性のある軽い素材でできた軟性装具である(図6)．硬性装具と異なり軽量で比較的安価，良好なコンプライアンスが期待される．片側罹患の変形性股関節症患者14名(初期6名，進行期4名，末期4名，平均年齢53歳，すべて女性)に使用し75%に即時的な疼痛緩和効果を認めた．QOL(EuroQOL)は1ヵ月で改善傾向がみられ，使用後1年では有意な改善が得られた($p=0.03$)．装具の効果は初期のほうが進行期・末期より大きかった($p=0.036$)．1年間で病期が進行したものはなかったが，1年後に2例で手術が行われていた(大腿骨外反骨切り術1名，人工股関節全置換術1名)[11]．

### 7) 足底挿板(インソール)

足底挿板によって衝撃の吸収や脚長補正が図れるため，変形性股関節症患者においても適用されてきたが，2014年のOARSIのガイドラインでは推奨から外された．その理由として，RCTによる研究が存在しないことがあげられる．

一般的に，腰椎が短縮下肢側に向かって側屈できない場合には補高は禁忌である．

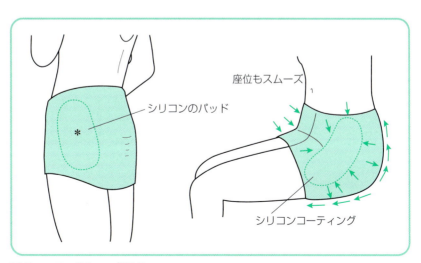

図6 マスマリヒップ®装具
大転子部をシリコン製のパッドで圧迫し，大腿骨頭の求心性改善を目的とした軟性装具である．

第2章　変形性股関節症の外来診療

# D 他の保存療法との併用

保存療法の中心は運動療法になるため，装具療法との併用は効果的である．その他，患者教育（股関節の解剖，股関節症の解説，生活指導，体重管理，運動指導，治療法の解説），温熱療法，理学療法，薬物療法を包括的に取り入れて行くべきである．

# E 手術治療へのタイミング

股関節の不安定性がある若年者の場合，各種の骨切り手術によって症状の改善，病期進行予防が期待できるため，いたずらに保存療法を継続して手術時期を逃してしまうようなことがあってはならない．中・高年の患者では，装具療法によって手術時期を先延ばしできる可能性がある．

## 文献

1) Sato E et al. Effect of the WISH-type hip brace on functional mobility in patients with osteoarthritis of the hip: evaluation using the Timed Up & Go Test. Prosthetics Orthotics Int 2011; **36**: 25-32
2) 日本整形外科学会，日本股関節学会（監修）．変形性股関節症診療ガイドライン 2016（改訂第2版），南江堂，p.109-111，2016
3) 上好昭孝ほか．変形性股関節症の保存療法—和医大式股関節用S字型装具を中心とした治療体系．Hip Joint 1987; **13**: 35-40
4) 上好昭孝．変形性股関節症の装具療法．整形外科治療のコツと落とし穴—股関節，山内裕雄ほか（編），中山書店，p.16-17，1997
5) Sato T et al. Effect of a modified S-form hip brace, WISH type, for patients with painful osteoarthritis of the hip: a role in daily walking as a hip muscle exercise. Rheumatol Int 2008; **28**: 419-428
6) 佐藤貴久ほか．変形性股関節症における WISH 型股関節用S字型装具の効果．Hip Joint 2014; **40**: 79-85
7) Yamaji T et al. Biomechanical analysis of gait in patients with painful osteoarthritis of the hip treated with WISH-type hip brace. J Orthop Sci 2009; **14**: 423-430
8) 中島育昌ほか．変形性股関節症に対する装具療法．Hip Joint 1996; **22**: 347-351
9) Shiba N et al. Biomechanical effect and clinical application of the hip joint moment reduction brace. Clin Orthop Relat Res 1998; **351**: 149-157
10) Nérot A, Nicholls M. Clinical study on the unloading effect of hip bracing on gait in patients with hip osteoarthritis. Prosthetics Orthotics Int 2017; **41**: 127-133
11) 馬庭壯吉ほか．変形性股関節症に対する装具療法の効果．Hip Joint 2014; **40**: 60-62

# 3 手術療法

## ❶ 手術適応と治療法

### ここが大事！

- 手術適応がある場合には，まずは関節温存手術の適応を考慮する．適応がない場合に人工股関節全置換術（THA）を考慮する．
- 保存療法の効果が不十分な場合や関節症が進行している場合など，手術適応を考慮する．また，股関節症の進行のリスクが高い場合では，進行のリスク回避の方法を十分に説明したうえで，手術を考慮する．
- 進行のリスクには，股関節痛の存在，center-edge angle（CE角）が0°以下の高度の寛骨臼形成不全，関節症性変化の存在，肥満，骨棘などが存在しない萎縮型股関節症などがある．肥満は，日本人では見い出されておらず欧米人で報告されている．

### 最新のトピック

- 寛骨臼形成不全に対する関節鏡下股関節唇形成術は，根本的な解決策にならないばかりでなく，不安定性を助長させ，変形性股関節症の進行を促進させる報告があり，慎重な対応が求められている．そのことから，より厳格な適応や，ボーダーラインの寛骨臼形成不全に対する手術の是非が論じられている．
- 2006年から2010年の7箇国におけるTHA登録制度（レジストリー）のデータでは，65歳から75歳の年代においてセメント使用THAはセメント非使用THAよりも再置換術のリスクが低いとしているが，すべてのレジストリーではセメント非使用THAによるインプラントの使用頻度がセメント使用THAによるインプラントの使用頻度よりもはるかに多く，更に年々その頻度が増加していることから，パラドックスが生じている．

### ガイドラインでの位置づけ[1]

- 日本では寛骨臼形成不全（Grade C），atrophic type（萎縮型）（Grade C）が変形性股関節症の進行の予測因子である．
- 欧米では高齢（Grade B），肥満（Grade B），股関節痛（Grade B），病期としてKellgren-Lawrence分類 Grade 2以上（Grade B），股関節屈曲制限（Grade C），atrophic type（萎縮型）（Grade C）が変形性股関節症の進行の予測因子である．
- 関節温存術は，青・壮年期の前・初期股関節症の症状緩和および進行予防に効果があり，まず考慮すべき手術療法である（Grade B）．
- 関節温存術は，青・壮年期の進行期・末期股関節症の症状緩和に対して効果があり，まず考慮すべき手術療法である．しかし，その術後成績は前・初期股関節症に比べて劣る（Grade C）．

第2章　変形性股関節症の外来診療

- 関節温存術は，中年期以降の前・初期股関節症に対して症状緩和および進行予防に効果がある．しかし，青・壮年期股関節症に比べて，術後に病期が進行しやすい（Grade C）.
- 関節温存術は，中年期以降の進行期・末期股関節症の症状緩和に対して効果がある．しかし，その術後成績は，青・壮年期や前・初期股関節症よりも劣るため，人工股関節全置換術の適応も視野に入れて治療方針を決定する必要がある（Grade C）.
- FAI に対する手術療法として，寛骨臼縁切除，関節唇処置，および大腿骨頭頚部移行部の形成術が行われ，短中期的な臨床症状の改善には有用である（Grade C）.
- 寛骨臼形成不全の存在は手術療法における成績不良因子のひとつである（Grade C）.
- FAI に対する保存療法は確立されておらず，その有用性は明らかでない（Grade I）.
- THA は歩行機能・スポーツ活動・心肺機能・満足度などの QOL の向上に有用である（Grade B）.
- 最近の THA の治療は，単なる除痛だけが目的ではなく，QOL の向上も視野に入れて行われている.
- しかし，確実な疼痛の緩和が得られることは保証されるが，人工関節自体の耐用年数の制限があるため，基本的には若年者には安易に行われるべきではない.
- セメント使用 THA のインプラント生存率は 10〜15 年で 80〜91％，20〜25 年で 77〜84％，30〜35 年で 73〜78％であるとしている．ただし，セメント充填手技，表面加工，使用機種により成績にばらつきがみられるものの長期にわたり有用である（Grade B）.
- セメント非使用 THA のインプラント生存率は，寛骨臼側では 10〜14 年で 58〜96.4％，15〜20 年で 77〜94.8％，大腿骨側では 11〜15 年で 92〜100％，15〜20 年で 85〜100％，20 年以上で 95％であるとしている．ただし，デザイン，表面加工，使用機種によって成績にばらつきがみられるものの長期にわたり有用である（Grade B）.

## A 関節温存手術 [2, 3]

　代表的な関節温存手術には，骨盤側の手術として，寛骨臼移動術，寛骨臼回転骨切り術，Bernese periacetabular osteotomy（PAO），MIS−curved periacetabular osteotomy（MIS-CPO），Chiari 骨盤骨切り術，臼蓋形成術（Spitzy 法）などがあり，大腿骨側の手術として，大腿骨内反骨切り術，大腿骨外反骨切り術などがあげられる．また，最近では股関節鏡下手術も行われている.

　関節温存手術は，各々異なった適応と目的を有しており，若年で病期が進行していない場合には，症状緩和に加えて病期進行予防を目的とする．病期が進行している場合には，症状緩和とリモデリングによる関節再生を目的とする.

　いずれにせよ将来の THA を妨げない技術で関節温存手術が行われることも重要である．術式のなかで，大腿骨内反骨切り術は，近年寛骨臼回転骨切り術・寛骨臼移動術の普及に伴い著しく減少しており，筋解離術も他の術式の向上や THA の長期成績向上の理由から，現在ではほとんど行われなくなっている.

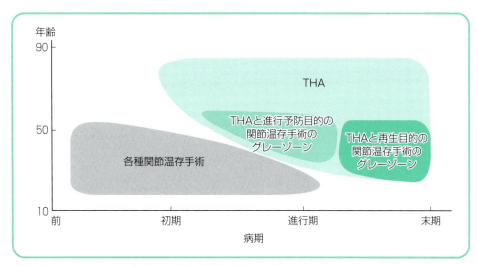

**図1 股関節症の病期と年齢による関節温存手術の手術適応**
(高平尚伸.整形外科看護 2015; 20: 734-735 を参考に作成)

　関節温存手術の手術適応は，日本人の 80% 以上を占める寛骨臼形成不全による亜脱臼性の二次性股関節症が対象になることが多く，股関節症の病期と年齢により異なる（図1）．すなわち，関節温存手術では，前・初期股関節症で，年齢が 50 歳代までが手術適応になることが多い．一方，進行期・末期でも関節温存手術の適応になる場合があり，関節の再生が可能である Chiari 骨盤骨切り術や大腿骨外反骨切り術などが行われる．その場合，ガイドラインでは，50 歳代までを手術適応としている．ただし，若年であったとしても，関節可動域が不良の場合では，関節温存手術では関節包自体も温存されることから，手術後の関節可動域の改善はあまり期待できず，最近では関節温存を目指し過ぎないことも考えられている．患者個々のニーズにも考慮して，ADL だけでなく QOL までも長期的に改善を維持させ，患者の一生のタイムスパンを考慮した治療計画を立案する必要がある．

## 1) 関節鏡下手術

　適応は，前・初期股関節症では，寛骨臼形成不全が高度でなく骨切り術が勧められない場合，あるいは大腿骨寛骨臼インピンジメント（femoro-acetabular impingement：FAI）などである（図2）．進行期・末期股関節症では，関節内デブリドマンの適応がある．近年では，関節授動術も行われる．疼痛の改善を目的とする．FAI に対しては，大腿骨頭頚部移行部の形成術であり，関節症の進行予防が目的となる．進行期・末期股関節症の場合，関節内デブリドマンは滑膜切除，癒着剥離などの疼痛改善を目的とする．鏡視下関節授動術は，臼蓋縁の骨棘切除や骨頭のトリミング，場合により腸腰筋腱の切離を行う．この場合，拘縮や不良肢位の改善，荷重環境変化を目的とする．

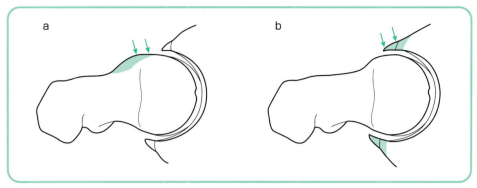

**図2 大腿骨寛骨臼インピンジメント（femoro-acetabular impingement：FAI）**
　a：cam変形．大腿骨頸部移行部のくびれの減少・平坦化
　b：pincer変形．寛骨臼の過剰被覆，寛骨臼のretroversion（後方開き）
（日本整形外科学会，日本股関節学会（監修）．変形性股関節症診療ガイドライン2016（改訂第2版），南江堂，2016[1]）を参考に作成）

### 2）寛骨臼移動術

　適応は，寛骨臼形成不全による亜脱臼性股関節症，50歳未満の前・初期股関節症，外転位で関節適合性や求心性の回復が認められた場合などである．特徴は，寛骨臼を含む骨片を外前方に移動させて，大腿骨頭の被覆を増加させることで，寛骨臼形成不全に起因する二次性股関節症の症状緩和と病気進行防止を目的とする．

### 3）寛骨臼回転骨切り術

　適応は，股関節痛があり関節症の進行が予測される前・初期・進行期股関節症である．CE角は−20°〜10°程度．年齢はY軟骨が閉鎖後の12〜13歳頃から50歳前後までである．前・初期では術前の外転位で関節適合性が不良な場合は，長期成績が不良となることがあり注意を要する．目的は，寛骨臼移動術と同様である．

### 4）Bernese periacetabular osteotomy（PAO, Ganz osteotomy）

　適応は，無症状の場合，CE角0°以下，VCA角0°以下の前股関節症である．有症状の場合，CE角10°以下，VCA角10°以下の前・初期股関節症である．単純X線外転位正面像と屈曲位false profile像で骨頭被覆と適合性が改善される症例に適応になる．目的は，寛骨臼移動術と同様である．

### 5）MIS−curved periacetabular osteotomy（MIS-CPO）

　適応は，前・初期股関節症である．年齢はY軟骨が閉鎖する思春期後期から65歳前後までである．目的は，寛骨臼移動術と同様であるが，特徴として皮切が8〜9cmと小さく，外転筋群を剥離しないため，術後の歩行能力の回復が早い．

## 6）Chiari 骨盤骨切り術

適応は，思春期までの小児の発育性股関節形成不全（DDH）の遺残変形，成人の前・初期股関節症，進行期・末期股関節症である．再生手術を目的とする場合，大腿骨外反骨切り術を併用することもある．臼蓋被覆による荷重面積の拡大，内方移動による股関節荷重合力の低減などの力学的環境の改善が目的である．これにより，荷重部の骨硬化や骨囊胞の消失，リモデリングが認められ，良好な関節に改変される．

## 7）臼蓋形成術（Spitzy 法）

適応は，寛骨臼形成不全の程度は問わずに，前・初期股関節症および比較的若年者の進行期股関節症である．特徴は，術前から存在する亜脱臼を改善することなく骨頭被覆を改善させることである．関節の安定化が重要であるため，安定性が得られない場合には大腿骨内反骨切り術の併用を考慮する．長所は，自然経過を悪化させずに，低侵襲で出血も少ないことである．適切な手術ができれば長期成績も安定する．

## 8）大腿骨外反伸展・屈曲骨切り術

適応は，寛骨臼形成不全に起因する亜脱臼性の進行期・末期股関節症である．骨頭の形状がキノコ型，肥大型で，roof osteophyte の形成良好例である．特に外反屈曲骨切り術では capital drop が骨頭内側後方の非荷重部に大きく形成されている場合に有用である．更に，術前の可動域は屈伸で 90° 以上，手術室での術前麻酔下では hinge adduction（側臥位での強制内転位で，外側関節裂隙が開大する）を呈する場合である．外反骨切り術の作図上，骨切り術後の AHI が60％未満である臼蓋被覆不良例で，かつ roof osteophyte の形成不良例である場合，Chiari 骨切り術を併用する．特徴は，骨頭を外反させることにより荷重部をより骨頭内側に移動させ，内側の骨棘も含めた新たな骨頭荷重面と臼蓋内側荷重面との関節適合性を再生させる手術である．capital drop を支点として骨頭の回転中心を内方化させ，外側の関節裂隙を開大させ，ダメージを受けている骨頭と臼蓋の荷重部の関節軟骨の負荷を軽減させ，外側の関節包を緊張させることにより roof osteophyte の形成を促進，臼蓋荷重面積を拡大，股関節外転筋群の lever arm を延長させて，骨頭の外上方への脱臼方向の力を減少させる．

# B 関節非温存手術

関節非温存手術の治療法には，THA，関節固定術，切除関節形成術などがある．THA は年々増加傾向にあり，2016 年度の統計（日本）では THA は 59,230 件が施行され，昨年度から 4.0％増加し，人工骨頭置換術は 69,351 件が施行され，昨年度から 2.2％増加し，年々増加傾向である．

## 1）人工股関節置換術（total hip arthroplasty：THA）

THA は整形外科手術のなかでも最も術後患者の満足度が高い手術のひとつであり，医療技術の進歩や向上，人口の高齢化による患者数の増加，医療制度改正に伴う社会的ニーズの向上などの背景が加わり，日本における THA の年間手術件数は，この 10 年間で倍増している．

第2章　変形性股関節症の外来診療

**表1　THAの各種進入法**

| | 後方 | 側方 | 前方・前側方 |
|---|---|---|---|
| 日本での使用頻度 | 約50% | 約35% | 約15% |
| 術中体位 | 側臥位 | 側臥位または仰臥位 | 仰臥位または側臥位 |
| 皮切 | 股関節後外側 | 股関節外側 | 股関節前外側 |
| 進入路 | 大殿筋を鈍的に分け，短外旋筋群を切離 | 中殿筋を切離 | 筋間を進入<br>・前方：縫工筋・大腿筋膜張筋間<br>・前側方：大腿筋膜張筋・中殿筋間 |
| 関節包切開部位 | 後方 | 前方 | 前方 |
| 筋腱の切離・温存 | 中・小殿筋温存<br>短外旋筋群切離（修復要） | 中・小殿筋切離（修復要） | 筋腱切離ほぼ不要 |
| 合併症　術中骨折 | 少ない | 少ない | やや多い（前方） |
| 　　　　術後脱臼 | やや多い | 少ない | 少ない |
| 　　　　損傷をきたしうる神経 | 坐骨神経，大腿神経 | 上殿神経，坐骨神経，大腿神経 | 外側大腿皮神経（前方），上殿神経（前側方），大腿神経，坐骨神経 |
| 手術操作　寛骨臼側 | やや困難 | 容易 | 容易 |
| 　　　　　大腿骨側 | 容易 | 容易 | やや困難 |
| 術後動作制限 | しばしば要 | 要～不要 | しばしば不要 |
| 難易度 | 容易 | 容易 | 習熟を要する |
| 汎用性 | 高い汎用性 | 高い汎用性 | 高度変形例などで困難 |

※緑字は利点
（神野哲也．整形外科看護 2015; 20: 733-734 を参考に作成）

　関節非温存手術の手術適応は，一次性股関節症や寛骨臼形成不全による亜脱臼性の二次性股関節症の進行期・末期股関節症で，年齢が60歳代以降であるが，近年の人工股関節自体の向上による耐用年数の長期化，患者の早期の社会復帰のニーズなどから50歳代以降でも行われるようになってきた．更に，より年齢が若くても，関節温存手術の適応外である場合では，関節非温存手術の手術適応になることもある．手術適応には，病期と年齢の他に，関節可動域制限なども考慮に入れる必要がある．

　近年ではMIS-THAを念頭に置いた各種進入法についての臨床研究報告が増えている．各々の進入法には長所・短所，特徴がある（表1）．

　本項冒頭の「ガイドラインでの位置づけ」のインプラント生存率から，最近では耐用年数に対する術前患者への説明として，THAの生存率は，20年から場合によっては30年程度であると説明することが妥当であろう．

　初回のTHA手術のなかには，過去に行われた骨切り術などの関節温存手術後のconversionとして，また関節固定術後のsalvage手術があり，それらは手術手技の難易度が高い．

## 2）関節固定術

　関節固定術は，以前では重労働をしている若年男性の単関節罹患例に選択される場合もあったが，術後に可動性を失うことや長期間の経過で腰椎や膝関節などの隣接関節への障害の問題から，現在ではあまり行われなくなっている．

### 3）切除関節形成術

　切除関節形成術は，繰り返す重度の感染人工股関節例や重度の骨欠損例など極めて例外的ではあるが，最終手段として行われる場合がある．

### 文献

1) 日本整形外科学会，日本股関節学会（監修）．変形性股関節症診療ガイドライン2016（改訂第2版），南江堂，2016
2) 糸満盛憲（編）．股関節骨切り術のすべて，メジカルビュー社，2013
3) 岩本幸英（担当編集）．外反骨切り術．OS NOW Instruction 13. 股関節骨切り術，関節温存手術のポイントとコツ，メジカルビュー社，2010

第2章　変形性股関節症の外来診療

# 3　手術療法

## ❷ 後療法・リハビリテーション

### ここが大事！

■リハビリテーションは，術前から運動療法を行うことが有用である．

■静脈血栓症予防，ストレッチなどのリラクセーションを目的とする運動，股関節周囲や隣接部位の筋力トレーニング，歩行訓練，可動域訓練などがあり，心理状態の向上にも有用である．

### 最新のトピック

■THA のアプローチ（進入法）は，前方進入法や前側方（外側）進入法などの前方系進入法，側方進入法，後外側進入法や後方進入法などの後方系進入法に分けられる．更に体位により方法が異なる．最近では，各種進入法において，より工夫がなされており，それぞれ一長一短があることから，リハビリテーションの理解にはその利点や欠点の把握は必要である（「1）手術適応と治療法」の表1参照）．

■近年，後方系進入法は，前方系と比べて不利であった脱臼率，脚延長，離床・荷重歩行時期の遅れなどを補うことを目指し，後方の外旋筋群を温存させる工夫がなされている．

■外旋筋群温存の後方系進入法には，後下方進入法として ERP（external rotation preservation），後上方進入法としては梨状筋のみを切離する Super Cap（superior capsulotomy）や PATH（percutaneous assisted total hip），一切切離しない Super PATH，共同腱のみ切離する DSA（direct superior approach）など様々な方法が報告されている．

■日本人工関節学会の人工関節登録調査報告書では，2016 年度に登録された初回 THA は 16,373 例であり，そのうち前方系進入法が 37.3%，側方系進入法が 21.5%，後方系が 40.2% に行われており，前方系進入法の割合が急増している．

### ガイドラインでの位置づけ [1]

■THA の術前・術後リハビリテーションは，歩行能力・筋力・可動域および心理状態の向上に有用である（Grade B）．

■THA 後のリハビリテーションを施行することにより，筋力，股関節屈曲可動域，歩行能力や自己効力感の改善効果を有意に高められる．また，水中訓練や自転車エルゴメータ，抵抗運動強化プログラムなどのプログラム内容により，筋力や機能スコア，筋肉量の改善効果に差がみられる．ただし，術後 1 年以上の中長期的な効果は明らかでない．

## A 関節温存手術

### 1）関節鏡下手術

　術翌日から関節可動域訓練を行い，術後3日で牽引による疼痛や股関節周囲の腫れが引いたあと，平行棒での歩行訓練，術後3週で全荷重を許可する．関節唇を縫合した場合にはリハビリテーション期間は延長する．

### 2）寛骨臼移動術

　術直後から足関節自動運動，術翌日から端座位や車椅子を許可し，術後2日からベッドに櫓を組み，トーマス運動などのプーリーを用いた可動域訓練，他動的関節可動域訓練，大腿四頭筋訓練などを行う．単純X線画像を確認し，術後2週から1/3の部分荷重を開始，1週ごとに1/2，2/3と荷重を増やして，術後5週で片松葉杖での歩行で退院になる．3〜6ヵ月で杖なし歩行を許可する．

### 3）寛骨臼回転骨切り術

　術翌日あるいは翌々日までベッド上で安静ののち，端座位や車椅子を許可し，大腿四頭筋訓練および中殿筋などの筋力訓練などを開始する．SLRは術後3〜4週程度で可能になり，側臥位での外転筋訓練を開始する．術後5週から1/4の部分荷重を開始し，6週から1/3部分荷重にして退院し，10〜12週で1/2，16週で2/3，20週で全荷重にする．

### 4）Bernese periacetabular osteotomy（PAO，Ganz osteotomy）

　術翌日からベッドアップし，ドレーン抜去後の術後2〜3日で車椅子移動と片松葉杖歩行を許可する．関節軟骨の状態によるが，若年者では6週〜3ヵ月で全荷重歩行を許可する．外転筋筋力訓練も同時に行う．松葉杖の除去は，骨癒合や外転筋力の状態で決定する．術後3ヵ月で抜釘を行う．

### 5）MIS–curved periacetabular osteotomy（MIS-CPO）

　覚醒直後から手術側の足関節自動運動を行い，術翌日にドレーンを抜去してから車椅子を許可する．翌々日から10kgずつ荷重を追加し，歩行練習を行い，2週ごとに10kgずつ荷重を追加し，術後8週に1本杖使用で全荷重を許可する．術後半年前後でスポーツに復帰も可能である．

### 6）Chiari 骨盤骨切り術

　術翌日〜3日から，疼痛がなければ車椅子を許可し，松葉杖で歩行訓練を開始する．CPMを開始し，前・初期股関節症では，疼痛がなければ2〜4週から部分荷重を許可し，6週で2/3〜3/4の部分荷重として退院する．術後2ヵ月程度で全荷重を許可する．進行期・末期股関節症では，6週から部分荷重を許可し，疼痛や単純X線画像を確認しながら，徐々に荷重を上げて全荷重にする．6ヵ月で杖を除去する．

## 7) 臼蓋形成術（Spitzy 法）

術後3週間は免荷にて平行棒内での歩行訓練を行う。術後3週から2本松葉杖で toe-touch 歩行を行い、術後6週で屋内1本杖、屋外2本杖で退院する。術後2ヵ月から1本松葉杖を使用し、その後2ヵ月間継続する。単純X線画像で術後3ヵ月以内での移植骨の骨癒合を確認する。

## 8) 大腿骨外反伸展・屈曲骨切り術

手術当日から足関節自動運動、翌日からベッド上での CPM による股関節可動域訓練を開始する。車椅子への移動を許可し、術後2週から1/3の部分荷重を開始する。1週ごとに荷重を上げていき、T杖1本による2/3の部分荷重で、階段昇降が安定すれば退院する。全荷重は2～3ヵ月後に外来で許可する。抜釘は術後1～2年で、骨切り部の骨癒合が得られたことを確認してから行う。術後には外転位になりやすいので、内転運動も含めた関節可動域訓練を行う。

なお、杉岡式大腿骨外反骨切り術の場合では、手術直後から足関節自動運動、1日目からギャッジアップ、大腿四頭筋等尺性運動、2～3日目から車椅子を許可する。5日目からプーリーを用いた自動介助運動、3～5週目から1/3の部分荷重と両松葉杖3点歩行、5～6週目から1/2の部分荷重と両松葉杖3点歩行、7～8週目2/3の部分荷重と両あるいは片松葉杖歩行で退院する。その後、術後6ヵ月までは1本杖歩行とする。

# B 関節非温存手術

## 1) 人工股関節置換術（total hip arthroplasty：THA）

リハビリテーションをするうえで、患者への教育は極めて重要である。特に、脱臼対策では、手術進入法、使用インプラント、骨頭径、軟部組織の修復状況、更には術中確認での脱臼の危険姿位など、医療従事者と患者の間で情報を共有する必要がある。

術後の後療法は、術式あるいは患者の疼痛の程度などにより異なるが、最近では最小侵襲手術としての筋腱温存あるいは筋間アプローチが行われるようになり以前よりも短縮した。

術翌日～3日目までに、端座位、車椅子移動、全荷重による立位訓練を開始し、ベッドからの離床を促す。持続硬膜外麻酔のカテーテル留置がある場合には、抜去が終了してからベッドアップを行う。術直後から足関節自動運動、中殿筋・大殿筋・大腿四頭筋などの股関節周囲の筋力訓練、可動域訓練を行う。7日までに平行棒での歩行訓練、片側杖による歩行訓練、階段昇降やトイレなどの応用動作まで行い、およそ1～2週間程度で退院になる。

術後の自宅への退院、回復期リハビリテーション病院への転院、あるいは身体障害者手帳や介護保険の申請などの医療福祉サービスについては、医療ソーシャルワーカーが入院前から対応することができる。医療ソーシャルワーカーは、そのほか、医療費の相談、公的制度の相談、社会復帰への不安や介護の相談、療養生活の不安や療養場所の相談など幅広い内容に対応している。

### 文献
1) 日本整形外科学会, 日本股関節学会（監修）. 変形性股関節症診療ガイドライン 2016（改訂第2版）, 南江堂, 2016
2) 糸満盛憲（編）. 股関節骨切り術のすべて, メジカルビュー社, 2013

# 3 手術療法

## ❸ 術後留意点・合併症，再手術

### ここが大事！

- 合併症は早期発見，早期治療が原則であるため，常に念頭に入れておくことが重要である．
- 適切な再置換術は股関節専門医でないと技術的に難しい場合があり，早めに股関節専門医へ紹介することも考慮する．

### 最新のトピック

- 手術進入法は術後の脱臼の発生頻度に関連がある．前方・外側進入法（前方系）は後方進入法に対して脱臼率を減少させる効果がある．一方，後方の軟部組織がしっかりと修復すれば脱臼の頻度は，前方系の進入法と同程度になる．ただし，筋腱の縫合は術後のリハビリ次第では再度裂離するので，しっかりと縫合するよりは切開しないほうがよいとされる．最近では，後方進入法で短外旋筋群を温存する新たな術式の工夫が報告されている（「(2) 後療法・リハビリテーション」参照」）．また，大きいポリエチレンの骨頭と小さい金属あるいはセラミックの骨頭を組み合わせた dual mobility system は脱臼率を低下させるとの報告がある．

- 正確なインプラント設置を目的として，ナビゲーションシステム，簡易型ナビゲーション，3D プリンターを利用した実物大臓器立体モデルによるインプラント設置ガイド（PSI）などが利用できるようになっている．

- インプラント挿入後の感染は，MRSA などの多剤耐性菌による場合が多く，以前はインプラントをすべて抜去しないと感染鎮静化が得られないことが多かった．しかし，最近では早期診断，デブリドマン，交換可能なネックや骨頭などの部品交換，抗菌薬の適正使用により，一部のインプラントを温存したままで感染を鎮静化できるようになってきた．

- 静脈血栓と出血合併症のリスクが両者とも高い場合には，抗凝固薬での予防は躊躇されるが，理学的予防法のひとつである携帯型 IPCD（intermittent pneumatic compression device）は，最新の薬物的予防法として推奨されている新規経口抗凝固薬（NOAC/DOAC）と同等の VTE 発生率の低下を示しており推奨できる．特徴は従来の IPCD と比べて，軽量・安価・低圧力・バッテリー式のポータブルで，足枷にならずに立位での使用が可能である．したがって MIS による THA 術後の早期離床後には有用である．また，退院後も使用可能である．更に呼吸に同期しており静脈還流の仕組みをうまく利用したメカニズムを有している．ただし，コンプライアンスの課題として，1 日 18 時間以上であることが条件である．

- 骨溶解による骨欠損が大きい場合では，3D プリンターによる実物大臓器立体モデルの利

用により，不足している骨欠損の体積量をあらかじめ測定できることや，欠損部への再建方法の治療戦略に有用である．

■ 骨欠損が大きい場合に骨移植術を併用する．同種骨（冷凍保存された死体骨を含む）を移植する場合では，日本組織移植学会が作成した「ヒト組織を利用する医療行為の安全性確保・保存・使用に関するガイドライン」[1] を遵守する．

■ 再置換術のタイミングとして，早急に行う必要のある場合は，ゆるみを伴った人工関節周囲骨折（PPF）や人工関節周囲感染（PJI），インプラントの破損などである．可及的に早期に行うほうがよい場合には，疼痛のあるゆるみ，疼痛の有無にかかわらずゆるみが進行している場合などがあげられる．

## ガイドラインでの位置づけ

■ THA 術後の脱臼頻度は初回 THA で 1〜5％，再置換術で 5〜15％である（Grade B）．脱臼頻度は，手術進入法や使用する骨頭径によりばらつきがある．前方進入法は後方進入法に比べて脱臼率が低い．更に 32mm 以上の大径骨頭の使用では術後脱臼率が低い[1]．

■ 術後の深部感染の発生頻度は 0.1〜1％程度である．再置換術で発生頻度がやや高い（Grade B）[2]．

■ 静脈血栓塞栓症（VTE）の発生頻度は，予防の有無，予防法，検査法などの違いにより差があるが，深部静脈血栓症（DVT）で 20〜30％程度，症候性肺血栓塞栓症（PTE）の発生頻度は 0.5〜1％程度，致死性 PE は 0.5％未満である（Grade B）[2]．

■ 術前の患者教育は脱臼率を減少させる効果がある（Grade C）[2]．

■ 32mm 以上の骨頭の使用は脱臼率を低下させる効果がある（Grade B）[2]．

■ 後方進入法において，後方軟部組織（関節包，外旋筋群）の修復を行うことは脱臼率を低下させる効果がある（Grade B）[2]．

■ 前方・外側進入法（前方系）は後方進入法に対し脱臼率を減少させる効果がある（Grade C）[2]．

■ インプラントの適切な設置は，脱臼率を減少させる効果がある（Grade C）[2]．

■ 清潔手術野における SSI 発生率は，初回 THA で 0.2〜3.8％，再置換術で 0.5〜17.3％である（Grade B）[3]．

■ THA において SSI 発生予防のための抗菌薬投与について，CEZ（セファゾリン）を使用する場合は，2〜5 時間ごとに追加投与することを推奨する（Grade B）．投与期間は術後 48 時間以内が適切である（Grade A）[3]．

■ 2 時間以上の手術は THA の術後感染と関連する[3]．

■ 高度架橋ポリエチレンを使用した THA は，従来型ポリエチレンを使用した THA と比較して同等の臨床成績と，優れた X 線学的低摩耗を示し，インプラント周囲の骨溶解や再置換率の減少につながる可能性がある（Grade B）[2]．

■ メタルオンメタル THA は，臨床的な優位性が明らかではなく，再置換率も高く注意を要する．機種による成績の差があり，その臨床成績を確認して使用の可否を考えることが重要である（Grade I）[2]．

## 3. 手術療法

## A 関節温存手術

　変形性関節症の進行が認められれば，再度関節温存手術を行うこともあるが，末期の股関節症に進行すればTHAが選択される場合がほとんどである．関節温存手術の長期成績は，エンドポイントが病期の進行，THAへの移行，臨床スコアであるかにより異なる．関節温存手術の利点は，人工関節を入れないため，摩耗，ゆるみ，脱臼などの心配はない．また，永久的な異物が入らないため，感染の発生率が低い．

### 1）関節鏡下手術

　合併症には，灌流液による股関節周囲の浮腫と水腫，陰部の腫脹や疼痛，関節内での機器の破損などがある．また，牽引台を使用するため，深部静脈血栓症，足関節骨折，陰部神経麻痺，インポテンツなどの特有のリスクもある．

### 2）骨盤側の骨切り術

　合併症には出血があり，事前の自己血輸血の準備や不足時の輸血使用などを考慮する．静脈血栓塞栓症（VTE）のリスクがあるが，予防のための抗凝固薬使用では有害事象のリスクもある．血腫形成予防のため，術後2〜3日間のドレーン留置を行う．感染，神経血管損傷，骨切り部や大転子部の偽関節，下肢脚長差，膀胱直腸障害，尿路系損傷，異所性石灰化や骨化，弾発股，軟骨溶解，骨頭あるいは骨片（移動臼蓋）の壊死などがあげられる．

　また，CPOなどの前方進入系の手術の合併症には，外側大腿皮神経麻痺や，恥骨骨切り後の偽関節，遠位骨片移動時による坐骨骨折などがある．一方，寛骨臼回転骨切り術では回転骨片が薄過ぎると移動臼蓋の骨壊死がある．

### 3）大腿骨側の骨切り術

　合併症には，出血，感染，VTE，神経血管損傷，骨切り部や大転子部の偽関節，下肢脚長差，膀胱直腸障害，尿路系損傷，異所性石灰化や骨化などのほかに，術後外転位歩行などの歩容異常がある．

## B 関節非温存手術

　THAの合併症には，脱臼，人工関節周囲感染（PJI），インプラントのゆるみなどが特有である．また，人工関節自体の破損，摺動面に用いたセラミックの破損，セラミック同士の使用による機械的な音の発生（squeaking）のリスクなども報告されている．他に，深部静脈血栓症（DVT）や肺血栓塞栓症（PTE）などの静脈血栓塞栓症（VTE），出血，神経損傷などがある．最近ではARMD（adverse reaction to metal debris），人工関節周囲骨折（PPF）などが報告されるようになっている．

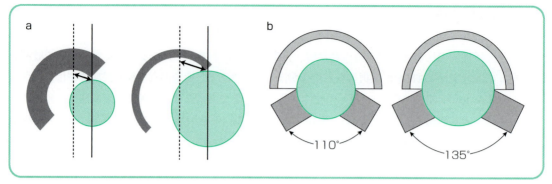

図1 インプラントによる脱臼リスク例
a：骨頭径は小さいほど脱臼のリスクになる．
b：オシレーション角が小さいほど脱臼のリスクになる．
(Malik A et al. J Bone Joint Surg Am 2007; 89: 1832-1842 を参考に作成)

### 1）脱臼

脱臼の原因は患者の状態，術者の手術手技，インプラントによる要因に分けられる．

患者側の要因には，筋力の低下，脊柱変形や骨盤後傾，不良姿位などがあげられる．深くしゃがむような過屈曲，あるいは脚を組む動作，すなわち屈曲・内転・内旋による動作では後方脱臼が起こりやすい．一方，背伸びをする動作，すなわち伸展外旋内転動作では，前方脱臼が起こりやすい．日常生活動作における通常の動作では股関節を屈曲させることが多く，前方脱臼に比較して後方脱臼が起こりやすい．また，認知症があり術後の脱臼危険姿位の理解ができない場合，大腿骨頭壊死症，関節リウマチ，脳性麻痺やパーキンソン病などの神経筋疾患などでは脱臼率が高い．更に，再置換術を行った場合では，初回 THA と比較して脱臼率が高い．

手術手技の要因には，インプラントの設置不良が最も大きく，人工関節同士，人工関節と骨，骨と骨，あるいは軟部組織との衝突により梃子の原理で脱臼する．

インプラントの要因には，骨頭径とネック形状，更にそれらによる head-neck ratio がある．骨頭径は小さいほど，またオシレーション角が小さいほど，脱臼のリスクになる（図1）．

MIS が行われるようになり，術後の外転枕での固定の使用が減少している．また，術後 QOL の向上から関節可動域を含めた術後制限が緩和されている．しかし，患者の術前の身体状況やインプラントの設置などにより脱臼のリスクはあり，常に十分な留意は必要である．

脱臼した場合には，患者自ら整復をすることは困難であるため，自宅や外出先では救急車などを利用して病院への搬送により処置が行われる．初回脱臼であるのか，繰り返される脱臼なのかにより，対処法も変わるが，まずは X 線透視下で整復を試みる．整復が難しいようであれば，断裂した靱帯がネックに嵌頓しているなどの整復障害因子がある可能性があり，無理をせずに手術室での観血的整復を行う．徒手的整復が成功したとしても，人工関節周囲には血腫が貯留している場合が多く，再脱臼のリスクがある．整復後には関節内穿刺にて血腫除去を行うことが望ましい．軟部組織の修復が認められる術後3週間程度までは脱臼予防装具の使用が望ましい．再脱臼が繰り返される場合には，再置換術を考慮する．インプラントの設置不良が原因であれば，設置位置の修正を行う必要があり，拘束型あるいは半再脱臼のポリエチレンライ

ナーなどの使用も選択肢である.

## 2) 人工関節周囲感染（periprosthetic joint infection：PJI）

　人工関節には生体親和性が高い材質が使用されているが，いったん感染が発生すると股関節機能障害，長引く治療期間，医療経済的な損失などが問題になる．更に細菌は人工関節の表面にバイオフィルムを形成し，抗生剤が無効になる場合がある．

　患者側の要因として，年齢，性別，体重，合併症，易感染性宿主などがある．医療者側の要因として，手洗い方法，閉鎖性ガウン・全身排気スーツ・手術用ヘルメットの使用，手術用手袋の２枚重ね，履物，シューズカバー，術中閉創前の創部洗浄，抗菌縫合糸の使用などの感染予防対策不足がある．更に，バイオクリーンルームの使用，術中の人の動きによる浮遊粉塵，手術室のドアの開閉などの手術室の環境もあげられる．まだ十分なエビデンスではないものもあるが，重要な要因であり注意が必要である．

　予防として抗生剤を使用する場合は，翌日までの使用が推奨されている．最近では，手術部位感染（surgical site infection：SSI）や耐性菌発現の予防，抗菌薬による有害事象防止，入院期間短縮化，コスト削減，医療スタッフへの教育などが重要とされている．また，予防抗菌薬の適正使用に infection control team（ICT）が関与するようになり，予防抗菌薬の適応と投与期間（表1）[4] に関して推奨グレードとエビデンスレベルが示されている．予防のターゲットとして主な皮膚常在菌は黄色ブドウ球菌，連鎖球菌などである．したがって，推奨される予防抗菌薬はCEZ，SBT/ABPC などである．

　発熱，倦怠感，関節痛，創部の発赤，疼痛，腫脹，熱感があれば術後感染を疑う．術後数日から３週間ほどで発症する急性期感染と術後数ヵ月から１年以上の経過で発生する慢性期感染があり，慢性期の感染ではすでに骨髄炎を併発していることがあり，治療は難渋する場合がある．

　急性期感染では，可及的早期にデブリドマンを行い，大量の生理食塩水でパルス洗浄を行う．インプラントを抜去せずに感染が鎮静化する可能性が高い．

　慢性期の感染では，感染の鎮静化と股関節機能の再建を目指し，インプラントおよび異物を抜去して，デブリドマンと洗浄を行い，再置換術を行う．一期的再置換術か二期的再置換術の方法がある．一期的再置換術は患者への侵襲が少ないが，成功率は二期的再置換術に比べてやや落ちる．二期的再置換術の待機期間中は，抗生剤含有のセメントスペーサーやセメントビーズなどを留置して，感染の鎮静化を得てから再置換術を行う．ただし，再置換術後に再感染すると，複数回の手術になるリスクがあるため，起炎菌の種類や感染の程度を考慮して選択する

表1　人工関節置換術に対する術後感染予防抗菌薬の適応，推奨抗菌薬，投与期間に関する勧告

| 創分類 | 術式 | 予防抗菌薬の適応 推奨グレード／エビデンスレベル | 推奨抗菌薬 | βラクタム系抗菌薬アレルギー患者での代替薬 | 投与期間 | |
|---|---|---|---|---|---|---|
| | | | | | 単回または術後時間 | 推奨グレード／エビデンスレベル |
| クラスⅠ | 人工関節置換術 | A-Ⅰ | CEZ | VCM，TEIC，CLDM | 単回～48時間 | B-Ⅰ |

（日本化学療法学会，日本外科感染症学会．術後感染予防抗菌薬適正使用のための実践ガイドライン　http://www.chemotherapy.or.jp/guideline/jyutsugo_shiyou_jissen.pdf [4] を参考に作成）

必要がある．骨溶解により骨欠損が大きい大腿骨の場合では，同種骨とインプラントによるコンポジット（allograft-prosthesis composite：APC）を使用して再建される場合があるが，使用できる施設が限られる．繰り返し難渋する PJI ではガードルストーンが行われる場合がある．

創部と異なる部位から起こった血行感染の場合，糖尿病の未治療や不十分な血糖コントロール，ステロイドや免疫抑制薬使用の可能性もある．感染を疑った場合，培養検査の前に抗生剤の投与が行われると，起炎菌の同定に難渋することがある．

### 3）静脈血栓塞栓症（venous thromboembolism：VTE)[5~7]

VTE は，下肢の DVT で生じた血栓が遊離し，肺動脈に詰まると肺血栓塞栓症（pulmonary thromboembolism：PTE）になり，時に死にいたるリスクのある一連の病態である．日本では 2004 年に「肺血栓塞栓症/深部静脈血栓症（静脈血栓塞栓症）予防ガイドライン」が発行され，このガイドラインは4年毎に改訂されている米国の第6版 ACCP ガイドラインを参考にして作成された．

整形外科においては日本整形外科学会の「症候性静脈血栓塞栓症予防ガイドライン 2017」が発行され，患者の安全と利益を重視し，症候性 VTE のみを予防の対象としている．具体的な判断は医療者と患者で行い，個々の患者に合わせた最適な予防法を考慮するように推奨し，理学的予防法（早期運動）や早期歩行を積極的に採用している．更に，抗凝固薬を用いる場合には，患者の個別性と出血合併症とのバランスを考慮することを推奨している．

理学的予防法には，手術体位，臥床時の下肢挙上などの姿勢，早期離床，立位・座位の繰り返し動作，歩行，積極的運動だけでなく，深部静脈の血流改善のための弾性ストッキング，筋肉圧迫による静脈還流促進のための間欠的空気圧迫法（intermittent pneumatic compression：IPC）などがある．

VTE の原因は，Virchow の三徴（血流のうっ滞・血管内皮細胞の障害・凝固能亢進）が血栓形成に大きく関与している．血流のうっ滞では長期臥床や手術時の静脈圧迫など，血管内皮細胞の障害では高齢，外傷，手術侵襲など，凝固能亢進では経口避妊薬の長期服用，悪性腫瘍，手術侵襲，凝固能亢進状態を有する先天性疾患などがあげられる．また，術後の病棟での脱水，車椅子乗車での長時間の同一姿勢などもあげられる．更に，下肢麻痺，特に腓骨神経麻痺などは，患者自らの下腿ポンプが使えないためリスクになる．

DVT では下肢の腫脹や疼痛の訴えもあるが，無症状のことが多い．PTE にまでいたった場合は呼吸困難，胸痛，動悸，冷汗，チアノーゼ，血圧低下，意識消失などの症状が生じる．麻酔時の体位変換，ベッド上での体動時，術後の最初の離床時，歩行時，トイレ動作時，リハビリテーション開始時などに発症しやすい．

診断は，DVT には下肢血管超音波検査，下肢造影 CT，D-ダイマー，可溶性フィブリノーゲンモノマー複合体（SFMC）などが用いられる．PTE には心電図や胸部 X 線写真上での右室負荷所見，経皮的動脈血酸素飽和度（パルスオキシメータ）の低下などが参考になり，更に胸部造影 CT や肺動脈の血管造影検査では確定診断になる．一度 PTE が発症すると高い確率で突然死にいたるため，直ちに心肺蘇生，カテーテルインターベンションを行うこともある．症候性 VTE では，早期発見，早期治療が原則であり，VTE の対処を血管外科，循環器内科，麻酔科など，

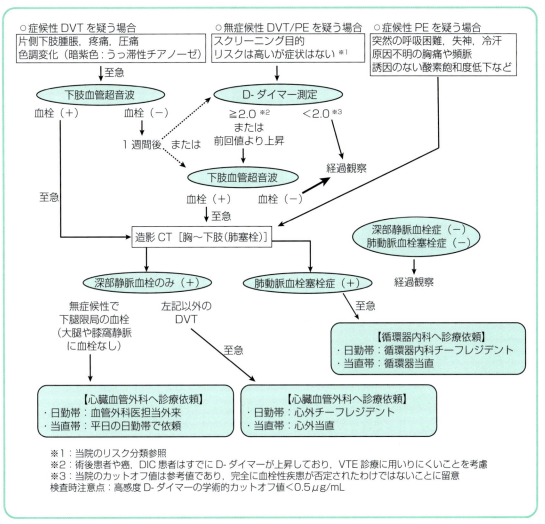

図2 静脈血栓塞栓症（DVT/PE）診療フローチャート
（北里大学病院：医療安全ハンドブック 2018 より引用）

施設内で詳しい医師にコンサルトすることが推奨される（図2）．発生後はヘパリン投与による血栓溶解療法，IVCフィルターなどがあるが，発症後は更に酸素投与，昇圧薬，経皮的心肺補助装置（PCPS）などの対症療法に加え，外科的血栓摘除術も考慮する．

### 4）出血

同種血輸血を避けるために，術前からの自己血輸血の貯血，手術進入法として筋間進入法などの導入，トラネキサム酸などの使用，回収式自己血輸血などが行われ，施設により異なるが様々な工夫がなされている．その他にも，出血対策として，麻酔科との協力，低血圧麻酔，止血器具，止血操作，手術時間の短縮などがあげられる．

術後に in-out balance の確認は最低限必要である．術後創部へドレーン留置を行っても出血が

第2章　変形性股関節症の外来診療

持続し，血液検査で貧血が進行する場合，まれではあるが術中の不十分な止血，ドレーンによる血管損傷などの可能性もあり，それらを診断した場合では止血を目的とした再手術も考慮する．ドレーン留置を行わない場合でも術後の局所の腫脹が増大する場合は要注意である．また，術後に VTE 予防のための抗凝固薬の使用では，薬剤の中止，場合により輸血も考慮する必要がある．

### 5）神経損傷

　股関節周囲には，大腿神経，坐骨神経，外側大腿皮神経などが存在し，THA の手術中には器具，レトラクター，過度な脚延長，更に術後も含めた下肢の不良姿位により発生するリスクがある．THA 後の神経障害の発生率は 0.1〜4％である．解剖学的な特徴から，たとえば前方進入法では大腿神経麻痺や外側大腿皮神経障害のリスクが比較的高い．外側大腿皮神経障害は，感覚神経障害のみであり筋力低下は生じないが，症状は痺れがメインである．一方，後方進入法では坐骨神経麻痺のリスクが比較的高い．その他，腰椎麻酔や硬膜外カテーテルなどの麻酔による影響もあり，念頭に入れておく必要がある．程度にもよるが回復には，月から年単位の場合がある．

### 6）インプラントのゆるみ

　ゆるみはインプラントと骨との固着の破綻による．セメント非使用で早期に初期固定の獲得ができなかった場合，インプラントが固着しないうちにゆるみが発生することがある．その原因として，患者の骨が粗鬆骨の場合，患者の骨形状とインプラントとの適合性が不良の場合，術者の手術技術の問題などがあげられる．また，初期固定はよいが，固着する前に転倒するなどの外力が加わった場合などで起こることもある．通常では，術後 2〜3 ヵ月でインプラント表面に母床骨が入り込み（bone ingrowth あるいは bone ongrowth），完全に固着されるが，外力が強くインプラント周囲骨折が発生すればゆるみの原因になる．

　長期的には，患者の骨の骨粗鬆症化が進めば，インプラント周囲骨折のリスクが高まる．また，骨溶解が原因でゆるみが発生する場合がある．骨溶解の原因には，ポリエチレンライナーの磨耗，前述した感染，金属アレルギー反応によるメタローシス（ARMD）などがある．近年ではそれらの対策として，耐磨耗性の高い分子間を高度に架橋させたハイリークロスリンクポリエチレン（highly crosslinked polyethylene：HXLPE）や，抗酸化作用を有するビタミン E が配合されたポリエチレンライナー，摩擦を低減化するコーティング加工の MPC ポリマーなどが使用できるようになった．現在では人工関節のゆるみによる再置換術は激減している．

　セメント使用 THA では，インプラントを骨に固着させるのに用いる骨セメントは，ポリメチルメタクリレートを主成分とする生体材料であり，歴史的には 60 年以上使用されているが，患者の骨の骨粗鬆症化は起こりうるので，セメント非使用と同様にインプラント周囲骨折のリスクはありうる．また，術者の手術技術，骨溶解などによるゆるみのリスクもある．

### 7）ARMD（adverse reaction to metal debris）

　金属と金属の摺動面（metal on metal：MOM）のインプラントが使用されている場合，ARMD

のリスクがある．ARMD は以前にはメタローシスと呼ばれ，ゆるみの原因になる．金属と金属の組み合わせは，特定の機種や設置が不良になると，摺動面から生じる金属磨耗粉やイオンにより，周囲の組織に壊死を引き起こすため，深刻な問題である．その後日本では，MOM の使用頻度は激減している．

脱臼防止を考慮して骨頭径を大きくすれば，摺動面やステムのネック部分（head-neck junction）にかかるトルクが大きくなり，骨溶解につながるリスクは高くなると指摘されている．また，モジュラー型ステムやセラミックとセラミックの組み合わせでも ARMD の発生が報告されている．ネックが金属であれば ARMD リスクはありうる．

症状は，金属アレルギー反応からの偽腫瘍による局所症状だけでなく，神経症状，頭痛，視覚障害，視神経萎縮，聴力障害，めまい，味覚障害，心筋症，腎機能障害などの金属による全身症状も起こりうる．遺伝毒性と発がん性も懸念される．しかし，無症状のこともあり，MOM を用いた THA には，早期発見・早期治療のために，定期的な画像による経過観察が推奨される．

局所の疼痛や腫脹増大があり，単純 X 線像上，頸部内側などに進行性の骨溶解像が認められ，MRI，CT，超音波などの画像で明らかな偽腫瘍が確認されれば，ARMD を念頭に置く．血中のコバルトとクロムの金属イオン濃度の上昇は，金属の腐食や磨耗を示唆する．穿刺による関節液は，褐色や白色の混濁液として確認されることもあり，感染との鑑別が必要である．2016 年に人工関節学会から MOM THA の診断アルゴリズムが示された（図 3）．ARMD が発生した場合には，偽腫瘍の病巣掻爬と人工関節再置換術が行われる．病理組織では慢性炎症所見として ALVAL（aseptic, lymphocyte-dominated vasculitis-associated lesion）が認められることがある．ARMD の再置換術では HXLPE が選択される．

## 8）人工関節周囲骨折（periprosthetic fracture：PPF）

PPF は，高齢者人口割合の増加，初回人工関節年齢の低下に伴い，発生率が増えている．術後に転倒などの外力が加わった場合，あるいは長期的には患者が高齢になり骨粗鬆症が併発した場合では軽微な外力でも PPF が発生する場合がある．バンクーバー分類が一般的に広く用いられている（図 4）．また，バンクーバー分類による骨折型により治療方法が推奨されている（表 2）．特にインプラントのゆるみがあるか否かで治療法が異なる．ゆるみがなければ骨接合術，ゆるみがあれば再置換術を行う．更に大きな骨欠損のあるゆるみの場合には，同種骨などを使用した再置換術が必要である．

予防も大切であり，骨粗鬆症の早期診断と適切な治療が重要である．股関節周囲の筋力訓練だけでなく，歩行やバランス能力の訓練，ロコモ体操などを行う．また，高齢者では自宅の段差をなくすことや，階段を滑りにくくするなどの改修工事などの環境の整備も大切である．

## 9）その他

下肢脚長差，術後血腫形成，膀胱直腸障害，尿路系損傷，異所性石灰化（骨化）などがある．脚長差の場合には，程度にもよるが足底板や補高装具を使用して補正を行う．

第 2 章　変形性股関節症の外来診療

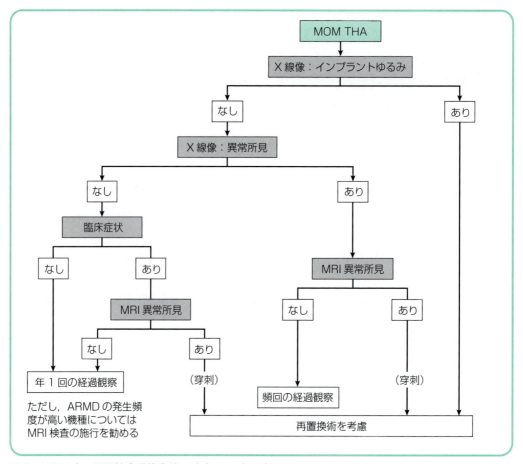

**図3　MOM 人工股関節全置換術後の診療アルゴリズム**
　X 線像異常所見：カップ設置不良，骨溶解など．MRI：金属アーチファクト軽減 MRI を推奨．MRI 異常所見：5 cm 以上の大きさの偽腫瘍の存在や増大傾向あるいは金属近傍の骨，筋肉の浮腫像．（穿刺）：必須検査ではないが，偽腫瘍から採取した穿刺液の検査は，感染有無の診断と再置換術術式の参考となる
　（日本人工関節学会金属対金属人工股関節合併症調査委員会　jsra.info/pdf/Metal-on-Metal.pdf より引用）

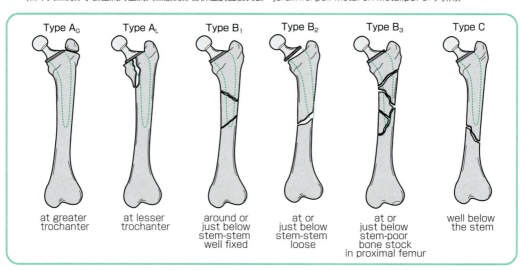

**図4　バンクーバー分類（Duncan et al. 1995）**
　（Schwarzkopf R et al. Bull Hosp Jt Dis 2013; 71: 68-78 を参考に作成）

3. 手術療法

表2　バンクーバー分類別の治療方法

| Type | 治療方法 |
|------|---------|
| A | |
| B | |
| B1 | wiring あるいは cable plate による骨接合 |
| B2 | morselized allograft ＋ cementless long stem あるいは cement long stem による再置換術 |
| B3 | segmental cortical allograft ＋ cementless long stem による再置換術 |
| C | cable plate による骨接合（病的骨折には cemented long stem による再置換） |

(Masri BA et al. Clin Orthop 2004; 420: 80-95 を参考に作成)

## 文献

1) 日本組織移植学会. ヒト組織を利用する医療行為の安全性確保・保存・使用に関するガイドライン, 2008
2) 日本整形外科学会, 日本股関節学会（監修）. 変形性股関節症診療ガイドライン 2016（改訂第 2 版）, 南江堂, 2016
3) 日本整形外科学会, 日本骨・関節感染症学会（監修）. 骨・関節術後感染予防ガイドライン 2015（改訂第 2 版）, 南江堂, 2015
4) 日本化学療法学会, 日本外科感染症学会. 術後感染予防抗菌薬適正使用のための実践ガイドライン http://www.chemotherapy.or.jp/guideline/jyutsugo_shiyou_jissen.pdf （2019 年 1 月閲覧）
5) 肺血栓塞栓症/深部静脈血栓症（静脈血栓塞栓症）予防ガイドライン www.j-circ.or.jp/guideline/pdf/JCS2017_ito_h.pdf （2019 年 1 月閲覧）
6) Guyatt GH et al. Antithrombotic therapy and prevention of thrombosis, 9th ed: American College of Chest Physicians Evidence-based Clinical Practice Guidelines. Chest 2012; **141**: 7S-47S
7) 日本整形外科学会（監修）. 症候性静脈血栓塞栓症予防ガイドライン 2017, 南江堂, 2017

# 第３章
## 変形性膝関節症の
## 外来診療

第3章　変形性膝関節症の外来診療

# 1　診断と専門医への紹介のタイミング

## ここが大事！

■膜 OA の診断は X 線（radiographic knee OA）および臨床症状（symptomatic knee OA）によりなされる．

■軟骨および関節内外の病態評価には MRI が有用である．

## 最新のトピック

■近年，早期変形性膝関節症（early knee OA）が注目され，病態解明の研究が進むとともに診断基準についての議論が行われている．2014 年に東京で開催された国際会議で基本的なコンセンサスが提示された（表 1）[1]．しかし，この案には MRI が含まれておらず，今後更なる議論が必要とされている．

## A 診断

　変形性膝関節症（膝 OA）は，単純 X 線所見（radiographic knee OA）にて診断され，臨床症状（symptomatic knee OA）を加味して評価される．また，二次性膝 OA の原因疾患を含めた鑑別診断目的や軟骨・半月板，靱帯や腱など膝関節内外の病態評価のために MRI や血液・関節液検査，バイオマーカーなど種々の補助検査が行われる．

### 1）膝単純 X 線（radiographic knee OA）

　立位前後，側面，膝蓋骨軸写の 3 方向の撮影が基本である．その他，関節裂隙の評価には Rosenberg 撮影（図 1）[3]，下肢アライメント評価には立位下肢全長撮影，関節不安定性の評価には内外反や前後のストレス撮影が行われる．膝 OA の診断は，立位前後像から Kellgren-Lawrence（K-L）分類にて評価する[2]．K-L 分類は骨棘形成，関節裂隙狭小化，軟骨下骨骨硬化，

表 1　早期膝 OA の診断基準

1. Knee Injury and Osteoarthritis Outcome Score (KOOS) による自己記入式評価
   2 out of the 4KOOS subscales need to score "positive"（≦ 85%）
   1) 疼痛（9 items, including information on pain intensity, frequency, and duration）
   2) 臨床症状，こわばり（7 items）
   3) 日常生活機能（ADL）（short version：7 items）
   4) 膝関連の QOL（QOL：4 items）
2. 身体所見：1 つ以上
   1) 関節裂隙の圧痛
   2) 礫音
3. 単純 X 線所見：
   K-L 分類 Grade 0 もしくは Grade 1
   （追加撮影：PA fixed flexion and skyline for patellofemoral OA）

(Luyten FP et al. Semin Arthritis Rheum 2018; 47: 457-463 [1] を参考に作成)

**94**

1. 診断と専門医への紹介のタイミング

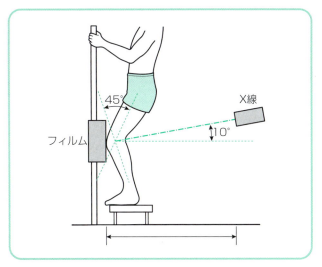

図1 Rosenberg 撮影
立位膝関節 45°屈曲位での後方からの撮影．関節裂隙変化の評価に有効．
(Rosenberg TD et al. J Bone Joint Surg Am 1988; 70: 1479-1483[3]) を参考に作成）

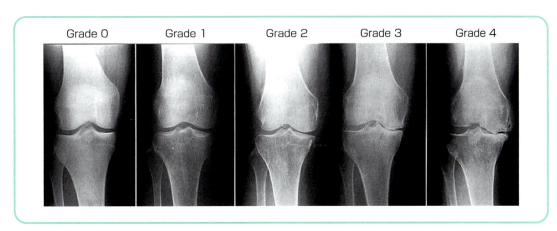

図2 Kellgren-Lawrence による変形性膝関節症の Grade 分類

膝関節アライメントに着目した評価で Grade 0～4 の5段階に分かれており，通常 Grade 2 以上が膝 OA と診断される（図2）．

### 2）臨床症状 (symptomatic knee OA)

膝 OA の代表的な症状は，疼痛，腫脹，可動域制限とされる．疼痛は主に動作時痛で安静時痛や夜間痛は少ない．腫脹は滑膜炎によるもので，炎症反応の強い膝 OA 初期から中期にかけてみられることが多い．可動域制限は骨変形や軟部組織（関節包，腱・靱帯，筋など）の拘縮により生ずる．深屈曲の制限はしゃがみ込みや正座に影響し，伸展制限（屈曲拘縮）は起立歩行に影響する．また，この他に半月板障害や遊離体による引っかかりや嵌頓症状，関節不安定性や筋力低下による膝崩れ，滑膜炎や腫脹が影響する関節のこわばりなど多彩な症状が出現する．

第3章　変形性膝関節症の外来診療

これらの臨床症状は，X線のOA Gradeの進行とともに増強するが，両者が乖離する場合や時間経過のなかで臨床症状が寛解と増悪を繰り返す場合もあり注意を要する．また，安静時痛や夜間痛，著明な腫脹や熱感など膝OAに非特異的な症状がみられた場合には，後述する鑑別疾患を念頭に置く必要がある．

### 3）補助検査

#### ①MRI

膝OAの画像診断におけるMRIの最大の目的は関節軟骨変性の評価である．このほか，半月板変性，滑膜増殖，骨髄内病変，神経や血管，靱帯・腱・筋肉など関節外の軟部組織の評価にも有効である．軟骨の評価は，脂肪抑制2D fast spin echo（FSE）のプロトン密度強調像とT2強調像，脂肪抑制3DのT1強調像（SPGR法など）が一般的に行われている．近年，軟骨のコラーゲン配列やプロテオグリカン濃度，水分含有量を評価可能なdGEMERIC法やT2マッピング法，T1-ρマッピング法が導入され，早期の軟骨変性を含めた詳細な評価が可能となっている（表2）[4]．

#### ②血液，関節液検査

膝OA自体は慢性変性疾患であり，血液検査における特異的な所見はないが，鑑別診断目的に一般検血，血液像，CRP，RF，BUN，UAなどが行われる．また，関節液は主に滑膜から滲出する血漿成分で関節の潤滑機能や関節軟骨の栄養に関与している．関節液の外観や粘稠度，白血球数や含有物の性状は炎症性疾患や化膿性疾患で変化するため，これらの鑑別診断に有用とされる．しかし，近年では次項に述べる各種バイオマーカーが標的となる場合が多い．

#### ③バイオマーカー

関節構成体の代謝を反映するバイオマーカーは病態評価の客観的指標としての有用性が指摘されている．バイオマーカーは2006年に提唱されたBIPEDS分類により6つのカテゴリーに分けられ研究が進んでいる（表3）[5]．現時点での有用性が期待されているバイオマーカーには，尿中CTX-Ⅱ，COMP，血清HA，血清IL-6があり，膝OAとの関連性が報告されている．

表2　変形性膝関節症の軟骨評価に対する代表的なMRI撮像法

| 撮像法 | 評価対象 | 特徴 | 注意点 |
|---|---|---|---|
| dGEMERIC | 軟骨中のグリコサミノグリカン（glycosaminoglycan：GAG） | 早期軟骨変性の評価に有効 | 造影剤必要<br>撮像時間長い |
| T2マッピング | 軟骨中のコラーゲン配列<br>水分含有量 | 早期軟骨変性の評価に有効<br>造影剤必要なし | マジックアングル効果あり<br>撮像時間長い |
| T1-ρマッピング | 軟骨中のGAG | 早期軟骨変性の評価に有効<br>造影剤必要なし | 撮像条件が可能な施設が限定 |

（渡辺淳也ほか．Bone Joint Nerve 2012; 2: 67-73 [4] を参考に作成）

表3　変形性関節症におけるバイオマーカー研究の区分

| 略称 | 名称 | 内容 |
|---|---|---|
| B | Burden of disease | 疾病重症度判定 |
| I | Investigative | 研究用（治験レベル） |
| P | Prognosis | 予後判定（進行予測） |
| E | Efficacy of intervention | 治療（介入）効果判定 |
| D | Diagnosis | 診断 |
| S | Safety | 安全性 |

（Bauer DC et al. Osteoarthritis Cartilage 2006; 14: 723-727 [5] を参考に作成）

## 1. 診断と専門医への紹介のタイミング

**表4 変形性膝関節症と鑑別すべき疾患**

1. 外傷性疾患
    骨折，骨・軟骨損傷，半月板損傷，靱帯損傷など
2. 炎症性疾患
    関節リウマチ，化膿性関節炎，結核性関節炎，乾癬性関節炎，Behçet病など
3. 代謝性疾患
    痛風，偽痛風
4. 腫瘍および腫瘍類似疾患
    滑膜骨軟骨腫症，色素性絨毛結節性滑膜炎
5. 血液疾患
    血友病性関節症
6. 内分泌疾患
    先端巨大症
7. その他
    全身性変形性関節症，特発性大腿骨顆部壊死，特発性膝関節血腫
    神経病性関節症，ステロイド性骨壊死，脛骨顆部不顕性骨折など

(大森　豪. 変形性膝関節症の保存的治療ガイドブック，岩谷　力（編），メジカルビュー社，p.82-91，2006 [6] を参考に作成)

### 4）鑑別診断

膝OAの約90％は一次性（特発性：primary OA）であり明らかな原因疾患を認めない．二次性（続発性：secondary OA）は既存の原因疾患があるもので，片側性の場合が多い．二次性の膝OAの場合，原因疾患を鑑別することは治療計画を立てるうえでも重要である（表4）[6]

## B 専門医への紹介のタイミング

膝OAは整形外科の臨床において一般的に取り扱われる代表的な疾患のひとつである．したがって，保存療法においては担当医が患者の症状と希望に合わせた治療法を適切に組み合わせることで対処すべきと考えられる．

専門医への紹介を必要とするタイミングとしては，①保存療法にて満足すべき結果が得られず手術療法の適応が考慮された場合，②膝OAの病態としては非特異的な病状を呈している場合，③二次性の膝OAで原因疾患の治療が必要な場合，④患者自身が希望した場合，の4つと考えられる．いずれの場合においても担当医は患者と十分な話し合いを行ったうえで適切な専門医への紹介を行う必要がある．

### 文献

1) Luyten FP et al. Toward classification criteria for early osteoarthritis of the knee. Semin Arthritis Rheum 2018; **47**: 457-463
2) Lawrence JS et al. Osteoarthritis: prevalence in the population and relationship between symptoms and X-ray changes. Ann Rheum Dis 1966; **25**: 1-24
3) Rosenberg TD et al. The forty-five-degree posteroanterior flexion weight-bearing radiograph of the knee. J Bone Joint Surg Am 1988; **70**: 1479-1483
4) 渡辺淳也ほか. 変形性膝関節症のMRI評価. Bone Joint Nerve 2012; **2**: 67-73
5) Bauer DC et al. Classification of osteoarthritis biomarkers: a proposed approach. Osteoarthritis Cartilage 2006; **14**: 723-727
6) 大森　豪. 鑑別診断. 変形性膝関節症の保存的治療ガイドブック，岩谷　力（編），メジカルビュー社，p.82-91，2006

第3章　変形性膝関節症の外来診療

# 2　保存療法

## ❶ 自然経過

### ここが大事！

■ 変形性膝関節症の自然経過は基本的に緩徐である.

■ 発症予防と進行抑制を加味した保存治療が極めて重要である.

### 最新のトピック

■ 近年，早期膝 OA（early knee OA）という概念が注目され，その定義についての様々な議論がなされている. 現時点では，Luyten らが提唱した，①最近 1 年間で 10 日以上続く膝痛のエピソードが 2 回以上，②立位膝 X 線で Kellgren-Lawrence（K-L）分類 Grade 0〜2 の膝 OA，③関節鏡による軟骨変性あるいは MRI による軟骨，半月板，骨髄の変化を認めるものを早期膝 OA とするという定義がなされている[1].

■ しかし，膝 OA の診断が早まることは同時に治療介入のタイミングも早まることを意味しており不要かつ過剰な治療も懸念される.

■ したがって，早期膝 OA については膝関節の経年変化と影響因子についての多方面からの詳細かつ慎重な検討が必要と考えられる.

　変形性膝関節症（膝 OA）の自然経過については欧米においていくつかの報告がなされている. いずれも 100〜200 例程度の母集団に対する 10〜20 年の経過で，経年的に膝 OA が発症・進行し，多くが手術治療にいたるもしくは保存的に経過した例でも疼痛や可動域制限が悪化するとされている[2〜4].

　著者らは，1979 年以降新潟県松代地区で継続的に行っている検診（松代膝検診）において初回検診時に K-L 分類で Grade 0 もしくは 1 と判定された 227 膝の変化を 21 年後の第 4 回膝検診（2001 年）にて評価した. その結果，21 年後の K-L 分類で Grade 0 が 0.6%，Grade 1 が 26.7%，Grade 2 が 43.9%，Grade 3 が 20.3%，Grade 4 が 8.4% となっていた. また，K-L 分類では Grade 2 以上を膝 OA と定義することが多く，これに従えば 21 年の経過でも膝 OA が未発症もしくは発症しても軽度の Grade 2 にとどまるものが全体の 71.2% を占めていた（図 1）. この結果は，膝 OA の自然経過は比較的緩徐であり，本症への対応は発症予防と進行抑制を加味した保存治療が極めて重要であることを示しているといえる.

98

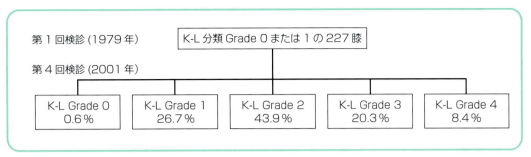

図1 変形性膝関節症の自然経過—松代膝検診の結果より

## 文献

1) Luyten FP et al. Definition and classification of early osteoarthritis of the knee. Knee Surg Sports Traumatol Arthrosc 2012; **20**: 401-406
2) Hernborg JS et al. The natural course of untreated osteoarthritis of the knee. Clin Orthop Relat Res 1977; **123**: 130-137
3) Odenbring S et al. Prognosis for patients with medial gonarthrosis: A 16-year follo-up study of 189 knees. Clin Orthop Relat Res 1991; **266**: 152-155
4) Thorstensson CA. et al. Natural course of knee osteoarthritis in middle-aged subjects with knee pain: 12-year follw-up using clinical and radiographic criteria. Ann Rheum Dis 2009; **68**: 1890-1893

第3章　変形性膝関節症の外来診療

# 2 保存療法

## ❷ 生活指導

### ここが大事！

- 日常生活においては，膝OAの危険因子（肥満，筋力低下，内反変形，可動域低下など）にどれだけ適切に対応できるかが重要である．

### 最新のトピック

- 近年，肥満を伴う有症状の膝OA患者に対し食事のみによる減量群と食事＋運動群，運動のみ群の3群による18ヵ月間のRCTが報告された[1]．その結果，X線およびMRIによる関節裂隙や軟骨厚さ変化など膝関節の構築的な変化は3群間で差がないことが示された．すなわち，食事制限と運動による減量は膝関節への荷重負荷を減らし，膝OAによる疼痛や腫脹など臨床症状の改善には有効であるが，膝OA自体の病態改善や進行抑制に有効であるかどうかについては疑問が呈され更なる研究が必要とされている．

### ガイドラインでの位置づけ

- OARSI（国際関節症学会）の勧告およびそれをもとに作成された日本整形外科学会の変形性膝関節症ガイドラインでは，非薬物療法としての減量や歩行の調整など生活様式の工夫や変更は推奨度A（SOR：97%）となっている[2]．
- また，AAOS（米国整形外科学会）の膝OAに対するガイドライン第2版では，適度な運動や筋力訓練は推奨度Strong，減量についてはBMI＞25の肥満において推奨度がModerateとなっている[3]．

変形性膝関節症（膝OA）の発症と進行には多くの因子が関与し，その結果膝関節の基本機能である「支持性」と「可動性」の破綻が生ずる．したがって，日常生活において膝OAのリスクファクターにどれだけ対処できるかは，本症の保存療法として極めて重要である．

## A 減量（体重コントロール）

日常生活動作において膝関節には，立位歩行時で体重の2～3倍，階段昇降時で4～6倍，走行やジャンプでは7～10倍の荷重負荷がかかるとされる．また，近年の欧米のレビューではBMI（body mass index：体格指数）≧30の場合BMI＜25に比べて膝OAの危険率が約7倍増えると報告されている[4]．一方，日本のROADスタディではBMIが1上がると膝OAの発生リスクが2.4倍増加し，更に著者らが行った松代膝検診ではBMIと膝痛の関連性が示されている[5,6]．日本

**100**

ではBMI≧25が肥満と定義されており，膝OAの場合BMIの標準と判定される18.5以上25未満を目標値として減量することが勧められる．

減量の第一は食事制限であるが，一般的な摂取カロリー制限では体重減少と同時に筋量も減少することが指摘されているため，筋肉の栄養素となる蛋白質摂取が必要である．更に，短期間の急激な減量も筋量減少に影響するといわれている．したがって，膝OAに対する体重コントロールは，蛋白質摂取を心がけたカロリー制限に後述する適度な運動を加え時間をかけて継続して行うことが最適と考えられる．また，近年，食物繊維の摂取が体重減少と抗炎症作用の点から膝痛改善に効果があることも示されている[7]．

## B 歩行補助

歩行は日常生活のなかで最も重要かつ頻度の高い活動のひとつである．しかし，既述したように歩行時には膝関節への荷重負荷がかかるため，膝OAでは必要に応じて歩行時の膝への負担を軽減する必要がある．

### 1）歩行杖

一般的に杖を歩行補助具として用いた場合，約20～30％の免荷が可能とされるため長時間歩行時には使用が推奨される．従来のT字杖や4点支持杖のほかに，折り畳み式や腰かけ付き，車輪付きなど様々なタイプが使用されている（図1）．

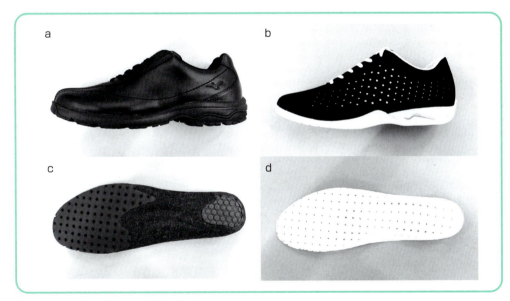

図1 ウォーキングシューズとインソール
　a：長距離歩行用ウォーキングシューズ
　b：カジュアルウォーキングシューズ
　c：アーチサポートインソール
　d：通常のEVA（エチレンビニルアセテート）インソール

## 2) 歩行器，歩行アシスト

変形が高度な膝 OA の場合，歩行時の疼痛軽減や転倒防止の目的からより免荷機能の高い歩行器が使用されている．また，近年，工学的な歩行理論やロボット工学を応用した歩行補助装置が開発導入されている．

## 3) 靴

膝 OA への対処を目的とした場合，靴に求められる機能には，靴自体の軽量化，クッション性向上，アライメント調整があげられる．靴の軽量化は有用であるが，歩行の場合遊脚期における靴自体の振り子効果や装着時の安定感から，ランニングシューズと異なり極度の軽量化は必要性が少ないという意見もある．クッション性にはインソールの材質が重要で，近年ラテックスやシリコン，ジェルやソルボなど各種の衝撃吸収素材や低反発素材が開発・使用されている．アライメント調整にはやはりインソールの形状が重要で，個人の足部形状を測定しフィッティングをよくしたうえで，膝アライメント矯正のための楔状ウェッジを加える（図 2）．

## C 運動や労働

日常生活における身体運動が健康に有益であることは明らかである．膝 OA にとっても減量や下肢筋力強化のために運動は有効であるが，一方で運動に伴う荷重負荷の影響も無視できない．運動と膝 OA の関連性については，膝関節への負荷が軽度である運動は膝 OA と無関係かもしくは予防的な効果が示されている[8]．逆に高負荷の運動については，若年時の場合には早期に X 線上の膝 OA が発症することや中高年以降も継続した場合には膝 OA の発症・進行に影響

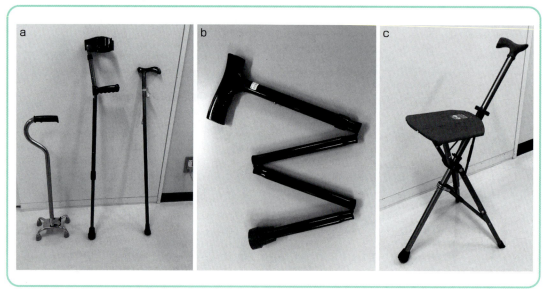

図2　各種の歩行杖
a：右から，T 字杖，ロストランド杖，四脚杖
b：折り畳み T 字杖
c：腰かけ付き T 字杖

**表1　各スポーツ種目の膝関節への運動強度**

| 軽度 | ウォーキング，ゴルフ，水中運動，自転車，ゲートボール，乗馬など |
| --- | --- |
| 中等度 | ジョギング，ボーリング，エアロビクス，ダンス，テニス，アイススケート，スキー，卓球など |
| 高度 | サッカー，ラグビー，バスケットボール，バレーボール，野球，バドミントン，レスリング，柔道など |

するという報告があるが，許容度に関して明確な結論は得られていない[9]．労働についても，重量物の移動運搬や膝の屈伸を伴う重労働の継続は膝OAへの危険因子であるという研究はあるものの，それ以上のエビデンスは得られていない．

　これらの点を考慮すると，膝OAが未発症もしくはX線上のOAはあるものの無症状である場合には運動や労働の内容に制限はないが，有症状の膝OAの場合には膝関節への負荷を考慮し，個々の膝の状態と希望に見合った適度な運動を選択して継続することが勧められる（表1）．

# Ｄ　その他

## 1）運動療法の日常生活への積極的導入（ホームエクササイズ）

　膝OAの運動療法として筋力訓練や可動域訓練，ストレッチなどが医療機関で理学療法士により指導される．日常生活においてもこれらの訓練を積極的に行うことが膝OAの保存療法として極めて大切である．しかし，自宅での訓練の場合，自己流の方法と頻度になりやすく，効果が上がらないばかりか，時には症状を悪化させる危険性もある．したがって，ホームエクササイズ用のパンフレットやビデオなどが作成されている．

## 2）住居や生活器具の工夫

　バリアフリーは転倒予防目的で有用であるが，膝OAの場合，適切な歩容を維持するという点では完全なバリアフリーではなく危険な段差を軽減することが大切と考えられる．このほか，階段や浴室，トイレの手すりなどは立ち上がり時の補助設備として有用であり，椅子についても低過ぎる椅子は起立時の負担になるため昇降機能がついた座椅子などが開発されている．

### 文献

1）Hunter DJ et al. The Intensive Diet and Exercise for Arthritis (IDEA) trial: 18-month radiographic and MRI outcomes. Osteoarthritis Cartilage 2015; **23**: 1090-1098
2）川口　浩．変形性関節症治療の国内外のガイドライン．日関病誌 2016; **35**: 1-9
3）AAOS　http://www.aaos.org/Research/guidelines/TreatmentofOsteoarthritisofthekneeGuideline.pdf（2019年1月閲覧）
4）Lee R et al. Obesity and knee osteoarthritis. Inflammopharmacology 2012; **20**: 53-58
5）Muraki S et al. Incidence and risk factors for radiographic knee osteoarthritis and knee pain in Japanese men and women: a longitudinal population-based cohort study. Arthritis Rheum 2012; **64**: 1447-1456
6）Omori G et al. Association of mechanical factors with medial knee osteoarthritis: a cross-sectional study from Matsudai Knee Osteoatomy Survey. J Orthop Sci 2016; **21**: 463-468
7）Dai Z et al. Dietary fiber intake in relation to knee pain trajectory. Arthritis Care Res (Hoboken) 2017; **69**: 1331-1339
8）Lane NE et al. The relationship of running to osteoarthritis of the knee and hip and bone mineral density of the lumbar spine: a 9 year longitudinal study. J Rheumatol 1998; **25**: 334-341
9）Kuijt MTK et al. Knee and ankle osteoarthritis in former elite soccer players: A systematic review of the recent literature. J Sci Med Sport 2012; **15**: 480-487

第3章　変形性膝関節症の外来診療

# 2　保存療法

## ❸ 運動療法・物理療法

### ここが大事！

■ 変形性膝関節症の保存的治療では運動療法が最も有効であることを認識し，運動療法を実際に指導できることが重要である．

### 最新のトピック

■ 膝 OA の最終的結末は，全膝人工関節置換術（TKA）であり，現在日本では年間約 80,000 件施行されており成績も安定している．

■ Skou ら[1] は，膝 OA の 100 例について TKA と非手術的治療を比較する RCT を行った．12 ヵ月の観察の結果，治療成績は QOL 評価で有意差を認めず，重篤な有害事象では TKA 群 24 例に対して非手術群では 6 例であり TKA で有意に多かった．安易な TKA は行うべきではないと述べた．

■ 患者はできれば手術などしたくないと考えており，また医療経済的理由からも，保存的治療を適切に行って TKA をしないで元気に一生過ごせるように努力することは重要である．

### ガイドラインでの位置づけ

■ 診療ガイドラインとしては，日本整形外科学会が 2008 年 OARSI（Osteoarthritis Research Society International）をもとに変形性膝関節症診療ガイドライン策定委員会によって 2011 年策定されたガイドライン（日本整形外科学会）[2]，2013 年発表の AAOS（American Academy of Orthopaedic Surgery）による膝 OA ガイドライン（AAOS）[3]，そして 2014 年発表の OARSI による膝 OA のガイドライン（OARSI）[4] がある．

■ ガイドラインでは，変形性膝関節症に対する運動療法は，日本整形外科学会では推奨度 A，AAOS では推奨（We recommend），OARSI では推奨（appropriate）であり，各ガイドラインで有効性を認めている．

## A 適応

　運動療法・物理療法の適応は K-L 分類の Grade 0 から 4 まですべての変形性膝関節症（膝 OA）に対して適応がある．運動療法の禁忌[5] である状況でなければすべての症例に適応がある．

　X 線検査から K-L 分類で Grade 0 か 1 の場合，ほとんどの症例において，運動療法で症状が軽快する．まず 1 ヵ月しっかり大腿四頭筋エクササイズを行うように指導する．K-L 分類 Grade 2,

2. 保存療法

3の場合，生活指導，特に体重を減少させること，運動療法をしっかり行うこと，NSAIDs の処方を行うが，説明としては大腿四頭筋エクササイズを基本とした運動療法をしっかり行うことで，かなりの症例で症状が軽快する．K-L 分類 Grade 4 の場合は，最終的に手術になっても運動療法を行っておくことは有利であると説明して，やはり運動療法を勧める．体重減少も手術の効果を上げるために大切である．

## B 期間

膝 OA という診断が確定したら，行うべきである．大腿四頭筋エクササイズなどは，できれば症状がない時点から行うほうが予防にもなる．運動療法を行う期間は，膝痛という症状があり膝 OA という診断が確定したときから，生活の一部として一生続けるべきである．

## C 具体的な方法

### 1) 運動療法

運動療法とは，「運動によって身体機能障害を改善，維持したり，運動機能を改善する療法」と定義される．膝 OA に対する運動慮法としては，関節可動域エクササイズ，筋力維持・強化エクササイズ，バランスエクササイズなどがある．運動療法の禁忌としては，アンダーソン・土肥の基準（表1）[5] あるいは日本リハビリテーション医学会の基準（表2）[5] がある．その他の禁忌としては，眼疾患，腎疾患，肝疾患，発熱，化膿性疾患などで安静が必要な場合がある．

#### ①関節可動域エクササイズ

関節可動域（ROM）の維持・改善のために行う．患者自身が行う自動運動，患者の動きに介助

**表1　アンダーソン・土肥の分類**

1. 運動を行わないほうがよい場合
   1) 安静時脈拍数 120/ 分以上
   2) 拡張期血圧 120mmHg 以上
   3) 収縮期血圧 200mmHg 以上
   4) 労作性狭心症を現在有するもの
   5) 新鮮心筋梗塞 1 ヵ月以内のもの
   6) うっ血性心不全の所見の明らかなもの
   7) 心房細動以外の著しい不整脈
   8) 運動前にすでに動悸，息切れのあるもの
2. 途中で運動を中止する場合
   1) 運動中，中等度の呼吸困難，めまい，嘔気，狭心痛などが出現した場合
   2) 運動中，脈拍が 140/ 分を超えた場合
   3) 運動中，1 分間 10 回以上の期外収縮が出現するか，または頻脈性不整脈（心房細動，上室性または心室性頻脈）あるいは徐脈が出現した場合
   4) 運動中，収縮期血圧 40mmHg 以上または拡張期血圧 20mmHg 以上上昇した場合
3. 次の場合は運動を一時中止し，回復を待って再開する
   1) 脈拍数が運動時の 30％を超えた場合．ただし，2 分間の安静で 10％以下に戻らない場合は，以後の運動は中止するか，極めて軽労作のものに切り替える
   2) 脈拍数が 120/ 分を超えた場合
   3) 1 分間に 10 回以下の期外収縮が出現した場合
   4) 軽い動悸，息切れを訴えた場合

（土肥　豊. Medicina 1976; 13: 1068 を参考に作成）

**3 変形性膝関節症の外来診療**

第3章　変形性膝関節症の外来診療

**表2　日本リハビリテーション医学会による中止基準**

1. 積極的なリハを実施しない場合
   - ①安静時脈拍40/分以下または120/分以上
   - ②安静時収縮期血圧70mmHg以下または200mmHg以上
   - ③安静時拡張期血圧120mmHg以上
   - ④労作性狭心症の方
   - ⑤心房細動のある方で著しい徐脈または頻脈がある場合
   - ⑥心筋梗塞発症直後で循環動態が不良な場合
   - ⑦著しい不整脈がある場合
   - ⑧安静時胸痛がある場合
   - ⑨リハ実施前にすでに動悸・息切れ・胸痛のある場合
   - ⑩座位でめまい，冷や汗，嘔気などがある場合
   - ⑪安静時体温が38℃以上
   - ⑫安静時酸素飽和度（SpO$_2$）90％以下

2. 途中でリハを中止する場合
   - ①中等度以上の呼吸困難，めまい，嘔気，狭心痛，頭痛，強い疲労感などが出現した場合
   - ②脈拍が140/分を超えた場合
   - ③運動時収縮期血圧が40mmHg以上，または拡張期血圧が20mmHg以上上昇した場合
   - ④頻呼吸（30回/分以上），息切れが出現した場合
   - ⑤運動により不整脈が増加した場合
   - ⑥徐脈が出現した場合
   - ⑦意識状態の悪化

3. いったんリハを中止し，回復を待って再開
   - ①脈拍数が運動前の30％を超えた場合．ただし，2分間の安静で10％以下に戻らないときは以後のリハを中止するか，または極めて軽労作のものに切り替える
   - ②脈拍が120/分を超えた場合
   - ③1分間10回以上の期外収縮が出現した場合
   - ④軽い動悸，息切れが出現した場合

4. その他の注意が必要な場合
   - ①血尿の出現
   - ②喀痰量が増加している場合
   - ③体重増加している場合
   - ④倦怠感がある場合
   - ⑤食欲不振時・空腹時
   - ⑥下肢の浮腫が増加している場合

（www.jarm.or.jp/nii/iinkai/sinryo-guide/risk-manage_GL_draft.pdf より引用）

を加えて行う自動介助運動，介助による他動運動などがある．

　ⅰ）**自動運動**：自動運動が可能な場合，まず選択すべき方法である．手術後などでは，関節の運動方向・角度に制限が必要な場合もある．TKAや骨切術の術後で，うまく自動可動域エクササイズが行えない場合には，円柱を用いて膝屈伸運動を行うこと（図1）が有効な場合がある．

　ⅱ）**自動介助運動**：自動運動が十分できない場合や，可動域に制限があり，可動域を獲得したい場合などに用いる．関節面の滑る方向を考慮して愛護的に介助することが大切である（図2）．

　ⅲ）**他動運動**：麻痺や手術後の疼痛などで関節を動かすことができない場合，意識障害や疼痛が強い場合など自動運動が困難な場合に介助による他動運動を行う．TKAなど膝手術の直後から行うCPM（図3）が代表的である．愛護的に行い，痛みを出してはいけない．

　ⅳ）**ストレッチ**：関節拘縮や関節の動きが悪い場合にはストレッチを行う．温熱を加えると効果的である．大腿膝蓋関節の動きにも注意を要する．疼痛が強く，なかなか膝屈曲角度が獲得できないような場合，端座位でベッドから足を垂らし，足の重みでリラックスしながら可動域を獲得していくようなことも考慮すべきである．

**106**

2. 保存療法

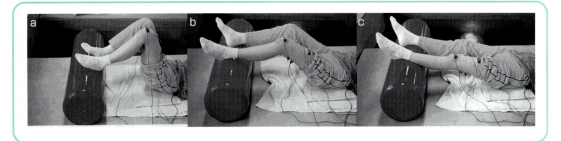

図1　円柱を用いた自動膝屈伸運動

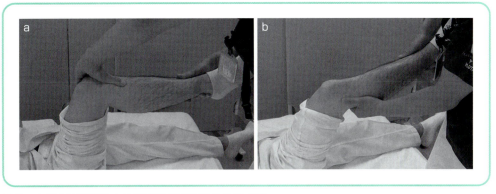

図2　自動介助運動による膝関節可動域エクササイズ
　a：膝関節屈曲の自動介助運動
　b：膝関節伸展の自動介助運動

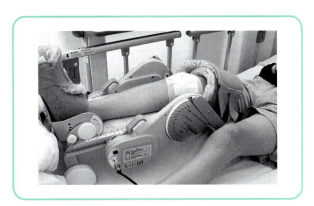

図3　CPMによる他動的膝屈伸運動

＜注意事項＞可動域が思うように改善しないからといって，暴力的に可動域を獲得しようとすることは禁忌である．痛みを伴う関節可動域エクササイズは避けるべきである．意識がない場合や麻痺のある場合に，無理な可動域エクササイズを行うと異所性化骨の原因になり注意を要する．他動運動を加える場合には，関節の面を滑らせるように力を加えることが大切である．

第3章 変形性膝関節症の外来診療

②筋力維持・強化エクササイズ

　体の各部位の筋力を向上させるためのエクササイズである．筋力を向上させることで，機能の向上や疼痛の緩和を期待し，その結果としてADL・QOLを向上させる．膝OAに対する筋力維持・強化エクササイズでは，大腿四頭筋エクササイズが最も有名であり，重要である．膝周囲の筋力強化やエクササイズのみならず，全身的な運動でも有効性を認めている．膝OAでは通常，徒手筋力テストが3以上であり膝関節の自動運動はできる場合がほとんどである．

○徒手筋力テストが0（筋収縮を認めない）の場合：他動運動を行う．患者の関節を他動的に動かす運動であるが，筋力が0であっても意識を集中させ，動かそうと努力しながら行うことが重要である．

○徒手筋力テストが1あるいは2（筋収縮は認める，あるいは重力を除けば全可動域動く）の場合：自動介助運動を行う．筋収縮を行わせながら，関節運動を介助する．患者は筋収縮の感覚を覚え，繰り返す．ゆっくりとした運動で，筋収縮の感覚を把握する．

○徒手筋力テストが3（重力に抗して全可動域運動できる）の場合：自動運動を行う．関節を自動的に動かす運動を行う．筋疲労に注意しながら，繰り返して行うことで，筋力向上を目指す．

○徒手筋力テストが4以上（抵抗を加えても重力に抗して全可動域動かせる）の場合

　筋力増強エクササイズとして，等尺性，等張性，あるいは等運動性エクササイズを行うことが一般的である．新しいトレーニング法として，加圧トレーニング，ハイブリッドトレーニング法などがある．膝OAに対するopen kinetic chain exercise（OKC）とclosed kinetic chain exercise（CKC）については詳しく記載する[6]．

ⅰ）等尺性筋力増強訓練（isometric exercise）：関節の運動を伴わない，筋肉の長さが一定の運動による筋力強化訓練である．たとえば，腕相撲のときの上腕二頭筋，大腿四頭筋エクササイズ（セッティング）時の大腿四頭筋などである．日本整形外科学会によって，膝OAに対する大腿四頭筋エクササイズ，下肢伸展挙上エクササイズ（SLR）は，有効性がRCTにより証明された[7]．筋力増強の効果は比較的早期に得られるが，血圧を上昇させるため，循環器疾患の患者には注意を要する．

ⅱ）等張性筋力増強訓練（isotonic exercise）：筋肉に対する張力は一定で，関節の動きを伴う運動による筋力増強訓練である．筋肉の長さが短縮し，筋肉の起始と停止が近づく求心性収縮と，筋肉が伸張し起始と停止が遠ざかる遠心性収縮がある．筋力増加の効果としては，遠心性＞等尺性＞求心性の順である．

ⅲ）等運動性筋力増強訓練（isokinetic exercise）：等運動性負荷装置（Cybexなど）を用いて，角速度が一定の運動による筋力強化訓練である．等尺性，等張性より筋活動は増加しており，運動に参加する運動単位の数がより多い．角速度では，収縮速度が速いほど筋トルク，活動電位とも減少する．収縮速度が速い運動を数多く行うほうが，筋持久力は向上しやすい．

ⅳ）加圧トレーニング[8]：「圧を加えた」状態で行う筋力トレーニングである．四肢の基部を加圧し，主として静脈の血流を一時的かつ適度に制限する．加圧することにより，軽い運動でも激しい運動したときと同じような効果が得られる．加圧した状態では，筋への酸素供給が低下し，乳酸などの代謝産物のクリアランスが阻害され，速筋線維を含む多くの運

動単位が動員される．その結果，タイプⅠ，Ⅱ両線維またはタイプⅡ線維の肥大が起こる．激しい運動ができない場合でも，加圧トレーニングを適切に行うと効率的な筋力増強が得られる可能性がある．

ⅴ）ハイブリッドトレーニング[9]：筋を収縮させる際に，電気刺激を対向する拮抗筋に与えることにより，収縮させる筋に運動抵抗を起こし，収縮すべき筋に負荷を与えることで筋力増強を目論むトレーニング法である．宇宙空間での骨格筋廃用萎縮予防目的に開発された．宇宙空間での実証実験が行われており，宇宙長期滞在に向けてのトレーニングとして有力視されている．

ⅵ）変形性膝関節症に対する closed kinetic chain exercise[6]：膝 OA の運動療法としては従来 open kinetic chain（OKC）での大腿四頭筋筋力増強訓練が指導されてきた．一方，1955 年に Steindler によって紹介された closed kinetic chain（CKC）のコンセプトは，1980 年代後半から欧米を中心として前十字靱帯再建術後のリハビリテーションとして注目を集めることになった．OKC においては四肢の最遠位に位置する体節の動きは自由であり，CKC は最遠位部の体節に自由な動きを制限する外力がかけられた状態とされている．OKC 運動の例としては手を振っている動作や歩行中の遊脚期の状態などがあげられ，座位での膝関節伸展運動が OKC の定義を代表する運動である．CKC 運動の例としては歩行中の立脚期などがあげられ，スクワット運動が代表的な運動である（図 4）．

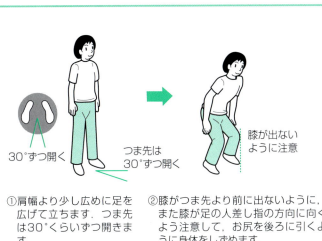
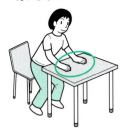

図 4　スクワット
（ロコモパンフレットを参考に作成）

第3章 変形性膝関節症の外来診療

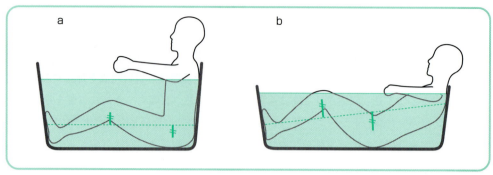

**図5　入浴エクササイズ**
a：両足底をバスタブの前方の壁に当て，腰部と足底で突っ張るように体を固定する．
b：浅くて広い浴槽では，肩と足底で押し合うように固定する．
　足底からの反力が膝関節と股関節に均等にモーメントを生じるようにして等尺性にリズミカルなレッグプレス動作を行う．膝に痛みが出ない程度の強さでゆっくり30回程度行う．

　CKCの基本的理論は大腿四頭筋とハムストリングの共同収縮によって膝関節が安定し保護されるというものである．人間にとって最も日常的な運動である歩行や椅子からの立ち上がりなどすべてCKCの運動であることから，近年膝OAの運動療法としてもCKCに分類される歩行や自転車エルゴメーターなどが取り入れられ，その有効性を支持する報告が次第に増えている．入浴好きの日本人のホームエクササイズとしては入浴時にバスタブでレッグプレスを行う入浴エクササイズ（NY Ex.）が効果的である（図5）．
　筋収縮についてはCKCで出力が行われるときには下肢筋群は共同収縮を示すが，広筋群などの単関節筋が筋収縮を示す一方で大腿直筋などの二関節筋は抑制される．OKCの運動では膝伸筋，膝屈筋いずれかの単独収縮であるが単関節筋と二関節筋の別なく同様の収縮を示す．高齢者の運動としては，OKCは時にオーバーユースとなることがあり，CKCのほうが適している．CKCの運動では大腿四頭筋のうち単関節筋である広筋群を効果的に鍛えることができる．内側広筋斜頭は従来膝関節伸筋と考えられていたが，筋電図学的研究により膝蓋骨が外側へ脱臼しないように制御・支持する役割を担っていることが判明した．単関節筋は機能的運動時に関節を直接固定して保護する役割を果たしている．このような筋群は膝OAにおいて，ダイナミックなスタビライザーとして関節を制御する．
　生体力学的には膝OAでは関節軟骨が損傷しているので特定の部位に過大な負荷がかかることは極力避けなければならない．通常のOKC運動を行った時にみられる大腿四頭筋の単独収縮時には，大腿脛骨関節面では荷重面が不均一で関節面の前方部分に過大な負荷がかかり，後方部分には不安定性が生じる（図6a）．レッグプレスのようなCKCでは大腿四頭筋とハムストリングの共同収縮を引き起こし，OKCでみられた荷重の不均一は解消される．関節面全体としてはより大きな力が働くが，均等に負荷がかかるので単位面積あたりでは特定の部位に高い圧が加わるということはなくなる（図6b）．
　膝関節軟骨に着目すると，歩行においては約4 MPaの圧縮刺激を繰り返し受けている．関節軟骨は血管やリンパ管を持たず，荷重による圧縮刺激が引き起こす関節液の流れが軟骨代謝に貢献していると考えられている．

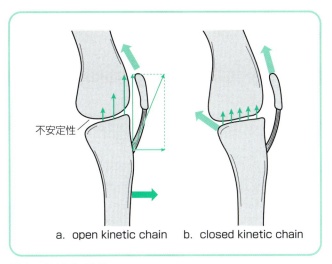

図6 OKCとCKC

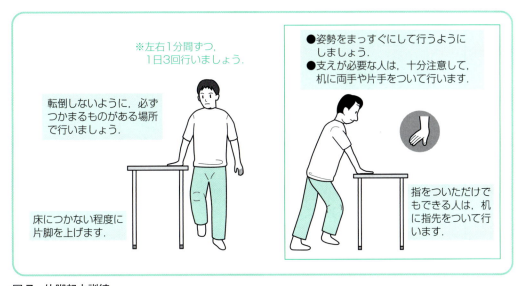

図7 片脚起立訓練
（ロコモパンフレットを参考に作成）

　膝OA患者では，NY Ex.のように膝関節軟骨に過大な圧迫刺激が加わらないように工夫すれば，CKC運動は非常に有効な運動療法になりうる．

③バランスエクササイズ

　立位（座位）の不安定性，易転倒性に対して安定性を得るために行うエクササイズである代表的なバランスエクササイズの方法を記載する．

　　i）片脚起立練習（ダイナミックフラミンゴ療法）：1分間の開眼片脚起立運動を左右とも1日3回施行する．片足で立ち他方の足を軽く上げる（図7）．転倒しないように必ずつかまるものがある場所で，床に足がつかない程度に片足を上げる．片脚起立ができない場合は，

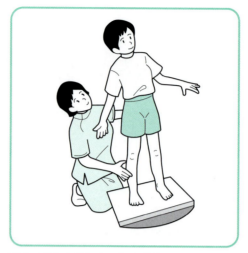

図8　不安定板による起立訓練

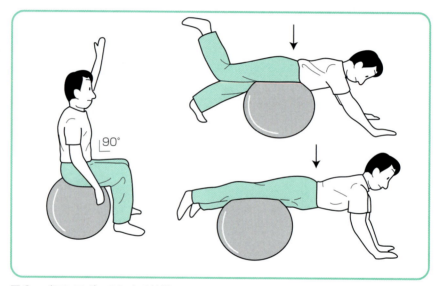

図9　バランスボールによる練習

何かにつかまって行う．
ⅱ）不安定板による練習：不安定板（板の下にボールを半切したものを装着したもの）などを用いて立位訓練を行う（図8）．平行棒内で行うと安全に行える．
ⅲ）バランスボールによる練習：ボールの上に乗り，両手を離し，体を支える．あるいは，ボール上で四つ這いポジションをとる．体幹筋を鍛えバランス能力を得る体操（図9）．
ⅳ）太極拳：単独で転倒予防のエビデンスを有している．目と手・目と足の協調運動に特徴があり，足のステップには必ず両手が連動し視線も連動する．上肢でバランスを取るだけでなく，転倒時の受け身にもつながる．通常の歩行の際には足を出す時点で重心は支持脚から前方に移動するが，太極拳ウォーキングでは，出した足が正しく接地するまで重心は

支持脚にある．太極拳での歩行では，常に重心は支持面の領域にあるため安定である．ゆっくりした動きであり，多くの筋肉が作用しており筋力向上にも効果的である．

＜注意事項＞易転倒性がある患者が多く，転倒についての安全を確認しながら行うこと．たとえば，片脚立位を行う場合には，壁，机，しっかりした椅子などを配置したうえで行うことや，訓練時に倒れそうな場合に対処できるように配慮する．

④運動療法の EBM（evidence based medicine）[10]

ⅰ）RCT（randomized controlled trial），および systemic review による変形性膝関節症に対する運動療法のエビデンス：膝 OA に対して，適切な指導のもとに行われた運動療法は，膝 OA の疼痛をはじめとする機能障害の改善に有効であり，ADL や QOL の改善につながることが RCT（randomized controlled trial）により証明されている．Ettinger は，60 歳以上の膝 OA に対する RCT で，エアロビックエクササイズ（117 名），抵抗運動（120 名），健康教育（127 名）の介入を行った．その結果，エアロビックエクササイズと抵抗運動で痛みや機能の改善を認めたと報告した．Maurer は，50 歳から 80 歳までの膝 OA に対する RCT で，等運動性エクササイズ（49 名）と教育的講義（49 名）を比較し，等運動性エクササイズのほうが有効であったと報告した．Petrella [14] は，65 歳以上の片側膝 OA に対し，漸増的エクササイズ（91 名）と NSAIDs（88 名）を比較する RCT を行った．その結果，エクササイズ群のほうが，疼痛，機能とも有意に改善したと報告した．Van Baar は，systemic review から膝 OA に対し，運動療法が有効であることを報告した．日本整形外科学会は，151 名の膝 OA に対し大腿四頭筋訓練（図 10），SLR 訓練（図 11）と NSAIDs を比較する RCT を行い，運動療法と NSAIDs が同様の効果があると報告した[7]．日本整形外科が行った日本における RCT は意義深い．日本人においても膝 OA に対する運動療法は有効であるというエビデンスを示した．Farr らは，初期膝 OA に対する RCT で，171 名に漸増的抵抗運動トレーニングを施行し，対照群（self management 群）と比較した．その結果，すべての日常的な活動は，抵抗運動を行った群のほうが良好であった．Bennel と Hinman は，膝 OA に対する

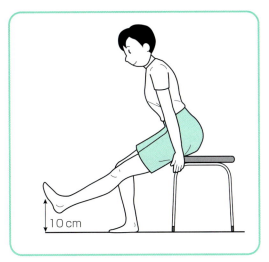

図 10　大腿四頭筋エクササイズ

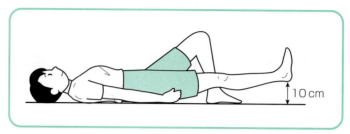

図11　SLRエクササイズ

エクササイズについてsystemic reviewにより，有効であることを報告した．なかでも，継続が重要であり，継続していくための方法についても言及している．膝OAに対する運動療法の有効性に関する多くのRCTおよびsystemic reviewがあり，運動療法は有効であるというエビデンスがあるといえる．

ii）RCTで有効性が確かめられた運動療法：RCTで有効性が確かめられた運動療法の内容は，下肢を中心とした筋力強化運動，歩行や自転車といった有酸素運動，関節可動域運動などがある．筋力強化運動には，大腿四頭筋訓練，下肢伸展挙上訓練，膝伸展等速性運動という膝伸展筋力のみの強化を行ったものや何種類かの運動を組み合わせたものがある．運動の組み合わせには，膝関節伸展筋力に加え，膝関節屈曲筋力，股関節周囲筋力，足関節底背屈筋力などの下肢筋力の筋力強化を行ったもの，下肢筋力に加えて腹筋・背筋の強化を行ったもの，また下肢筋力に加え上腕二頭筋や大胸筋などの上肢筋力強化を行ったものがある．筋力強化の方法では，等尺性運動が主体のもの，等張性運動が主体のもの，等速性運動が主体のものがあるが，その他はこれらの運動の組み合わせたものであった．また，closed kinetic chain exerciseを行ったものやセラバンドを用いたものもあった．有酸素運動では，歩行（aerobic walking, fitness walking），プールでの有酸素運動（aerobic aquatics），自転車による運動などがある．病院などで理学療法士などの指導下に行われたものが多かったが，ホームエクササイズで行われたものも効果を認め，両者の比較では差を認めなかった．このように有効性が認められた運動は多種類ある．膝周囲筋力の向上のみならず，体幹筋・上肢の筋力に関する運動，有酸素運動なども膝OAに有効性を認めている．

iii）RCTに記載されていた運動：①大腿四頭筋訓練（座位，臥位），②ハムストリング訓練，③股関節周囲筋訓練，④足関節底背屈訓練，⑤腹筋・背筋訓練，⑥上腕二頭筋・大胸筋訓練，⑦スクワット・CKC exercise，⑧等速性運動による訓練，⑨セラバンドを用いた訓練，⑩歩行（最大心拍の60〜80％，10〜30分）（fitness walking，30分）（50〜70％HHR，40分）（最高60％HHR），⑪自転車（25分）（最大心拍の50〜60％），⑫水中運動（胸の深さのプール内で，歩行・体操）

⑤なぜ運動療法が有効なのか？[11]

運動療法は，膝OAの痛みや障害に対して有効な治療法である．いくつかのガイドラインでは保存的治療のfirst choiceとされている．しかし運動療法の有効性に関するメカニズムが理解されているとは言い難い．なぜ運動療法が膝OAの痛みや機能障害に対して有効なのか，運動

療法の有効性を論じた報告のなかから，その機序について科学的根拠を考慮して抽出した報告がある．運動療法が膝 OA に対してなぜ有効なのかを各要素別に考えてみる．

＜神経・筋の要素＞

1．筋肉

☑関節周辺の筋肉の収縮力が，軟骨の質を保持するためには重要である．

この記述は Palmoski（1980 年）の仮説による．Palmoski は，イヌで片足を免荷あるいは切断し軟骨の形態学的変化を研究した．ギプスによって 6 日間膝関節を固定すると関節軟骨が萎縮した．また，イヌで片方の足を切断して，3 本足歩行を 6 週間続けた実験では，足がない下肢の膝（可動はするが免荷）では軟骨の萎縮が起こった（図 12）．Palmoski は，関節の動きだけでは関節軟骨の完全性を保つことには不十分であり，大腿四頭筋やハムストリングスの力が必要であると考えた．

☑股関節の外転筋力の弱化は，同側の内側型膝 OA を助長する．

歩行時の片脚立位時に股関節外転筋の筋力低下があると，骨盤は反対側が沈むように傾斜する．体重重心は，遊脚期にある側の下肢に向かうため，立脚期側下肢の膝関節内側への圧迫力が増加するために内側型膝 OA が増悪する．

2．固有受容系，バランス，運動学習

☑運動療法は，膝関節に対する衝撃や衝撃的な負荷を軽減する．

$\alpha$ 運動神経の活動性は筋紡錘，ゴルジ体などの固有受容体に影響を受ける．筋肉を多く使用すると筋肉の固有受容系が活性化する．筋力強化トレーニング後の膝伸展筋の筋力向上に伴って，$\alpha$ 運動神経の活動が増加する．運動療法を行うことで，筋力強化だけでなく，膝伸展筋や他の筋の協調性が改善し関節の負荷が軽減される．

☑関節原性筋肉抑制（arthrogenous muscle inhibition：AMI）について

痛み，関節包の締めつけ，水腫，靱帯の伸長などで固有受容体が刺激され，そのために起こる筋肉の神経原性抑制である．症状のない段階の膝 OA で，大腿四頭筋の筋力低下が起こるのはこのメカニズムである．痛みは筋力低下につながる．

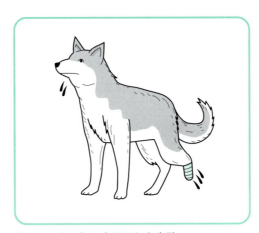

図 12 イヌを 3 本足にした実験

第3章　変形性膝関節症の外来診療

### 3. エネルギー吸収能力

☑大腿四頭筋の筋力低下は，踵接地時の膝関節に対する衝撃を増加させる．

関節の衝撃に対するエネルギー吸収には健常な軟骨や軟骨下骨，また遠心性の動きをするときの筋肉や腱も必要である．筋萎縮はショック吸収能力としての筋肉の機能を減少させる．強力な筋肉は衝撃の吸収能力も高い．

### 4. 安定性

☑運動療法により膝関節の安定性が得られ，膝 OA の症状を改善させる．

筋力低下や筋力不均衡は，関節の不安定性を生じ関節内で過負荷の部位ができる．運動療法で関節における負荷を均一化できる．膝関節伸展・屈曲筋の運動療法は，膝 OA の安定性を改善させ，安定性の獲得は膝 OA の悪化を防止できる．膝 OA の変性は，関節の不安定性・不均一性で普通の負荷でも助長される．

### <関節周囲の要素>

### 1. 骨以外の結合織

☑運動療法は結合織を刺激し，その結果痛みが緩和される．

膝 OA の ADL 制限に対する運動療法の予防的効果として，柔軟性の向上がある．

### 2. 骨

☑運動療法は骨密度を増加させ，膝 OA の症状緩和につながる．

骨密度の増加が膝 OA の症状軽減に対する pathway は明らかではない．

### <関節内の要素>

### 1. 軟骨

☑運動療法の効果は，軟骨の形態的・構造的な改善によって説明できる．

運動療法により，軟骨のプロテオグリカン含有量が高まり，軟骨変性が予防できる．また，蛋白欠損への効果的影響，PH の増加，ヒアルロン酸の分子量増加が起こる．軟骨細胞は刺激の強さや頻度を認識でき，機械的刺激は軟骨細胞の蛋白同化あるいは異化に直接影響する．ハムスターにおける研究で，不動の生活では関節軟骨のプロテオグリカン含有量は低くなるが，毎日リング走行エクササイズを行うと回復し軟骨の変性が防止できた．イヌで後肢をギプス固定すると軟骨プロテオグリカン含有量や合成能は減少するが，6 週間ギプスを巻いたあと，外せば 2 週間でもとに戻る．コントラストエンハンス MRI による研究で，運動療法を行うことで軟骨のグルコサミノグリカン（GAG）が増加する．GAG は，プロテオグリカンを形成するのに関係しており，軟骨の重要な粘弾性の性質のために必要である．膝 OA で水腫のある 17 名の関節液中のコンドロイチン硫酸のレベルが，12 週間の大腿四頭筋エクササイズで低下し関節軟骨や関節内の要素の破壊を防いだ．

### 2. 慢性炎症（全身的な慢性炎症については後述）

☑慢性炎症では，筋萎縮が起こり，結果的に関節の破壊につながる．運動療法は，この慢性炎症の影響を減少できる．

### 3. 関節液

☑運動療法では，関節液のポンプ効果で関節軟骨への栄養供給に有効である．

ハムスターでの不動の生活様式では関節液の量は減少した．

☑膝 OA ではヒアルロン酸の分子量は減少するが，12 週間の大腿四頭筋エクササイズでヒアルロン酸の分子量が増加した．高分子量のヒアルロン酸になることで痛みも低下した．

　高分子量のヒアルロン酸は，低分子量のヒアルロン酸と比較して除痛効果に優れている．運動療法により，関節液の粘性を増加させ，そのことが除痛効果につながる．

＜全身的健康＞

　1．同時罹患率

　☑運動療法は，心血管疾患，呼吸器疾患，糖尿病，骨粗鬆症，高血圧，高コレステロール血症に対してもよい．

　2．体重減少

　☑運動療法は，体重減少に効果的である．

　105 名の肥満で関節の痛みがある対象に，胃を小さくする手術を行った結果，22.5 ヵ月後，体重減少は 44 kg で，対象の 89％に関節の痛みが消失した．

＜精神的な要素＞

　☑運動療法は，幸福感の高揚を通じて膝 OA の症状に影響を与える．

　感情の改善は，痛みに影響を与える．

　運動療法は自己自信，自己有効性認識，自己有効性を向上させ，うつを減少させる．

　65 歳以上の人において，抵抗運動プログラムに参加したあと，うつ的な気分は減少した．

　運動療法は．HPA の活性化を低下させ，結果としてうつ状態を改善する

＜運動療法の全身的効果＞

　膝 OA において，膝関節周囲の筋力トレーニングはもとより，エアロビックエクササイズなどの全身運動や上肢の運動も効果を認める報告が多い．Handschin と Spiegelman [12] は，不動やそれによる肥満という状態が，慢性炎症（chronic inflammation）を引き起こし，慢性炎症が，adipocyte に作用すればインスリン抵抗性や 2 型糖尿病を引き起こし，免疫細胞に作用することで動脈硬化に，脳細胞に作用するとアルツハイマー病，ハンチントン病，パーキンソン病などの原因になり，また全身的なあるいは局所的なサイトカインの集中はがんの原因となると報告した（図 13）．また，運動することで筋肉中に PGC1$\alpha$（Peroxisome Proliferator Activated Receptor Gamma Coactivator 1$\alpha$）が増加し，PGC1$\alpha$ が chronic inflammation を抑制すると 報告した．運動すること，筋肉を働かせることで，様々な病態を予防できる可能性があり，膝 OA の症状改善のみならず，全身に対してよい影響を得ることができる可能性がある．

⑥日本整形外科学会の推奨エクササイズ

　ⅰ）大腿四頭筋エクササイズ：座位で，片方の脚の踵を床から 10 cm の高さまでゆっくりあげて膝伸展位，足関節背屈位で 5 秒間静止したあとに，ゆっくりおろす運動である（図 10）．左右交互に 20 回ずつ，朝，夕の 2 クール行う．指導する時には，実際に大腿四頭筋エクササイズを行ってもらい，膝蓋骨を触診し大腿四頭筋に十分力が入っていることを確認する．

　ⅱ）SLR：仰臥位で，片方の膝を直角に曲げ，他方の下肢を膝伸展位で床から 10 cm までゆっくりと挙げる．5 秒間静止し，その後ゆっくりおろす（図 11）．左右交互に 20 回ずつ，朝，夕の 2 クール行うように指導する．

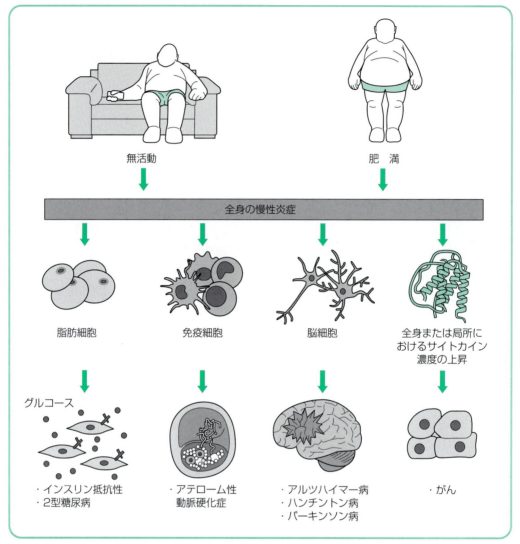

図13　無活動，肥満による影響
(Handschin C, Spiegelman BM. Nature 2008; 454: 463-469 [12]) を参考に作成）

## 2）物理療法

　物理療法とは，温熱，電気，光線，水などの物理的エネルギーを生体に与えて疾患の治療や予防を行う治療体系である．膝OAに対しては，主に温熱療法が用いられる．疼痛を緩和させる作用のほか，血流改善や筋の緊張を低下させる．また，軟部組織の伸長性を上昇させ，筋肉や関節のこわばりや拘縮を改善させる作用があり，運動療法の準備としても有効な治療法である．

### ①温熱療法

　温熱療法の効果は，①軟部組織の伸長性増加作用，②鎮痛作用，③局所血流増加作用，④炎症賦活作用，⑤組織代謝亢進作用，⑥筋のリラクセーション，⑦腹部臓器への血流減少作用などがある．

　＜禁忌＞温熱療法の禁忌は，①感覚障害，②意識障害，③循環障害，④急性炎症，⑤悪性腫

瘍，⑥出血傾向，⑦適応禁止部位（脳実質，性腺，子宮，胎児など）

ⅰ）表在性温熱療法

1. ホットパック：湿熱式ホットパックでは，シリコンゲルが入ったパックを加温槽で65度程度に温めて，6〜7枚のタオルで包んで患部に用いる．15〜20分温める．乾熱式ホットパックでもタオルに包んで用いる．過熱に対する注意が必要であり，低温火傷にも注意する．

2. パラフィン浴：パラフィンとミネラルオイルの混合（7：1）したものを50〜55℃に温めて溶かす．患部を5〜10秒浸し，外気でパラフィンを固まらせ，また浸す．この動作を10回繰り返し，ビニールで包んで15〜20分動かさない．凹凸のある部位でも均等に加温できるので，手足の治療によく用いられる．引火しやすいので注意が必要である．

ⅱ）深達性温熱療法

1. 超短波療法（超短波ジアテルミー療法）：通常27MHzで，10〜20分主観的な温かさを確認しながら行う．深達度は2〜3cmである．

   ＜禁忌＞　心ペースメーカー，人工関節などの生体内金属，眼球など

2. 極超短波療法（マイクロウェーブ療法）：通常2,456MHzで，アプリケータを皮膚から10cm離して20分程度照射する．深達度は2〜3cmである．

   ＜禁忌＞　心ペースメーカー，人工関節などの生体内金属，眼球など

3. 超音波療法：通常0.8〜1.5MHzで，超音波用のクリームを患部に塗り，アプリケータを直接当てて円を描くように5分間程度行う．深達度は5cm程度まで期待できる．生体内金属があっても使用可能である．

②電気刺激療法

ⅰ）低周波パルス電流（低周波治療）：目的は，筋力の維持・増強，持久力の向上あるいは痛みの軽減である．筋力の維持・強化に関しては，正常な筋肉の場合，自動抵抗運動のほうが効果的である．通常100Hz以下が用いられる．

ⅱ）機能的電気刺激法（functional electrical stimulation：FES）：麻痺した神経・筋を電気刺激し制御することで，失われた機能を回復しようとする方法である．筋疲労が起こりにくい20Hz前後の周波数を用いることが多い．

ⅲ）治療的電気刺激法（therapeutic electrical stimulation：TES）：FESと同様に電気刺激により麻痺筋を治療するが，筋力の強化，筋痙縮の抑制，不随意運動の抑制などの治療効果も図るという面で異なる．

ⅳ）経皮的電気刺激療法（transcutaneous electrical nerve stimulation：TENS）：経皮的に電気刺激を行い，痛みを緩和する方法である．刺激していない部位での疼痛緩和効果や効果の持続から，内因性エンドルフィンの関与が考えられている．

＜電気刺激療法の禁忌＞①ペースメーカー装着，②重篤な不整脈，③血栓性静脈炎，④刺激部位での皮膚疾患，⑤妊娠，⑥頚動脈洞の上での刺激

③光線療法

ⅰ）低出力レーザー：人工的につくられた同一波長，同一位相であり，高い指向性を持つ光線である．波長は830nm前後，一般的には100mW以下が用いられる．疼痛緩和，血行改

第3章　変形性膝関節症の外来診療

善，抗炎症，創傷治癒促進目的に用いられる．

＜禁忌＞眼球，性腺，甲状腺，胎児への照射は禁忌．

#### ④水治療法

水治療は，水の浮力，粘性抵抗，静水圧，水流，温熱などを利用して行う物理療法である．水温は33〜36℃前後とする．股関節の免荷程度は首まで浸かって約90％，胸まで浸かって約60％である．腋下まで浸かったときの，低速歩行（2.5km/時）では陸上歩行の約3倍の負荷であり最大酸素摂取量の60〜70％の運動に相当する．静水圧は深いほど強く，静脈還流が増し，右心負荷が増す．

＜注意事項＞レジオネラ菌，緑膿菌などの細菌感染に注意する．排水口付近，噴流装置内で増殖しやすい．ハバードタンクは毎日水を入れ替えて消毒し，プールでは1/100万程度の塩素濃度を保つ．

#### ⑤寒冷療法

寒冷療法の作用は，末梢血管収縮，浮腫伸展抑制，代謝抑制，痙縮抑制，疼痛域値上昇などがある．対象疾患としては，外傷・火傷の急性期，関節手術直後，関節炎（関節リウマチ），痙縮などである．

＜禁忌＞①虚血，②感覚障害，③レイノー現象，④寒冷に対する昇圧反応，⑤寒冷アレルギーなど．

## D 他の保存療法との併用

K-L分類Grade 2〜3の場合の具体的な処方を提示する．まず，生活指導，特に体重コントロールの重要性を説明する．肥満は，膝OAを増悪させるので，食事療法と運動療法を組み合わせて行うことが大切であることを理解してもらう．痛みが出やすい和式トイレや正座は避けることを勧める．歩行時痛が強いようであれば，杖を勧める．運動慮法として，大腿四頭筋エクササイズを実際にさせて指導する．足関節は背屈位でしっかり膝を伸ばすように指導する．朝20回ずつ，夕20回ずつを目安にする．しっかり1ヵ月行えばかなりよくなる人が多いと説明する．関節水腫がある場合には，穿刺・排液した後にヒアルロン酸を注入してもよい．痛みが強い場合は，NSAIDsの内服や外用薬を胃薬とともに処方する．骨粗鬆症もチェックしておいたほうがよい．骨粗鬆症があれば，治療を開始するべきである．膝装具や足底板も考慮する．2週間後か4週間ごとに診察し，経過を確かめる．

## E 手術治療のタイミング

膝痛を訴えて来院した患者に，X線検査や関節液の検査などで膝OAと診断した場合，まず生活指導，運動療法，NSAIDsなどの処方で治療を開始する．1，2ヵ月治療を行って改善しない場合は専門医を紹介したほうがよい．非常に強い症状の場合やX線所見が膝OAとは異なる場合も専門医を紹介すべきである．鑑別疾患の項でも記載したように，膝痛を示す疾患は多くあり診断に苦慮する場合もある．少しでも異常な徴候があれば専門医を受診することを勧める．

2. 保存療法

変形性膝関節症の診断のもと，少なくとも3ヵ月は保存的治療で頑張っても効果がなく，患者が希望すれば手術的治療を勧めている．多くの場合は全人工関節置換術になるが，信頼できる医師に紹介するようにしている．手術に際しても，運動療法や保存的治療の考え方は重要であるということを説明し継続するように勧める．

膝OAは適切な対策を講じなければ，加齢に伴って増悪する．増悪を助長する因子としては，肥満，筋力低下，使い過ぎなどがあり，骨粗鬆症なども影響を与える．膝OAによる膝痛や変形のために歩行困難，移動困難になり，要支援・要介護状態になってしまう可能性もある．ロコモティブシンドロームの重要な疾患のひとつである．最終的にはTKAを行えば多くは自立した歩行能力を獲得できるが，全例が良好とは限らず[1]，できるだけTKAにいたらないように早期発見・早期治療を行うことが大切である．

## 文献

1) Skou ST et al. A randomized, controlled trail of total knee replacement. N Eng J Med 2015; **373**: 1597-1606
2) 日本整形外科学会変形性膝関節症診療ガイドライン策定委員会．変形性膝関節症の管理に関するOARSIによるエビデンスに基づくエキスパートコンセンサスガイドライン（日本整形外科学会変形性膝関節症診療ガイドライン策定委員会による適合化終了版）日本整形外科学会ホームページ 2012
3) Treatment of osteoarthritis of the knee. Evidence-based guideline 2nd edition, Adopted by the American Academy of Orthopaedic Surgeons Board of Directors, 2013
4) McAlindon TE et al. OARSI guideline for non-surgical management of knee osteoarthritis. Osteoarthritis Cartilage 2014; **22**: 363-388
5) 堅山佳美．運動療法の禁忌．変形性膝関節症の運動療法ガイド，千田益生（編），日本医事新報社，p.110-114，2014
6) 河村顕治．Closed Kinetic Chain エクササイズ．変形性膝関節症の運動療法ガイド，千田益生（編），日本医事新報社，p.88-93, 2014
7) 黒澤　尚ほか．変形性膝関節症に対するSLR訓練の効果―多施設RCTの結果．日整会誌 2005; **79**: S9
8) 佐藤義昭ほか（編）．加圧トレーニングの理論と実際，講談社，2007
9) 志波直人．宇宙環境で有効な筋骨格系維持装置の研究．Space Utiliz Res 2006; **22**: 190-191
10) 千田益生．運動療法のエビデンス．変形性膝関節症の運動療法ガイド，千田益生（編），日本医事新報社，p.62-68，2014
11) 千田益生．運動療法がなぜ変形性膝関節症に有効なのか．変形性膝関節症の運動療法ガイド，千田益生（編），日本医事新報社，p.115-121，2014
12) Handschin C, Spiegelman BM. The role of exercise and PGC1alpha in inflammation and chronic disease. Nature 2008; **454**: 463-469

3

変形性膝関節症の外来診療

第3章　変形性膝関節症の外来診療

# 2 保存療法

## ❹ 薬物療法（内服・外用薬・注射薬）

### ここが大事！

■ 非薬物療法である減量などの患者指導や運動療法と併用して行う.

■ 薬物の鎮痛効果のベネフィットと，有害事象のリスクとのバランスのなかで的確に選択する.

### 最新のトピック

■ 膝 OA で生じる疼痛は侵害性疼痛が主と考えられているが，膝関節のみならず中枢神経を含めた感作によって慢性疼痛が修飾・変容されていくことを理解すべきである.

■ 膝 OA における慢性疼痛は脳に機能的・器質的変化をもたらす可能性があり，QOL の向上のため疼痛管理は重要である.

■ ヒアルロン酸関節内注射には軟骨保護効果の可能性がある.

### ガイドラインでの位置づけ

■ 非選択的 NSAIDs は合併症のない膝 OA および多関節 OA に，COX-2 阻害薬はこれに加え，合併症のある多関節 OA に推奨される.

■ NSAIDs 外用薬は，合併症の有無にかかわらず膝 OA に推奨される.

■ アセトアミノフェンは合併症のない膝 OA および多関節 OA に推奨される.

■ デュロキセチンは合併症のない膝 OA および多関節 OA に，COX-2 阻害薬はこれに加え，合併症のある多関節 OA に推奨される.

## A 適応

　変形性膝関節症（膝 OA）の治療目標は，本症に生じる疼痛や腫脹などの症状を緩和・除去し，病変の進行を阻止することによって，日常生活動作（activity of daily living：ADL）障害を軽減させ，生活の質（quality of life：QOL）を向上させることにある.

　英国の National Institute for Health and Clinical Excellence（NICE）や Osteoarthritis Research Society International（OARSI）[1~3]，日本整形外科学会[4]，および米国整形外科学会（American Academy of Orthopaedic Surgeons：AAOS）[5,6] などの各ガイドラインにおける治療体系では，まず患者教育がなされ，薬物療法は患者教育や減量指導などの患者指導，運動療法および装具療法などの非薬物療法と併用することが推奨されている（p.59 の図 1 参照）.　そのうえで薬物療法が無効であったり，病態の進行によって QOL が著しく低下したりする場合に手術が考慮され

**122**

る．すなわち，薬物療法のみで本症を治療することは不十分であって，患者教育や運動療法および装具療法などと併用すべきである[2,4]．

## B 期間

薬物療法では本症に対する各薬剤の有効性や有害事象，患者の年齢や生活環境，ADL/QOL障害および基礎疾患を総合的に勘案して，薬剤の選択や処方量および投与期間を判断すべきである．

膝OAにおいては腫脹や膝蓋跳動などの炎症がある時期には抗炎症作用の持つ薬剤を選択し，慢性疼痛を訴えるものの膝関節に炎症所見が乏しい場合には疼痛の感作状態にも考慮をして薬剤を選択する必要がある．

## C 具体的方法

### 1）非ステロイド抗炎症薬（non-steroidal anti-inflammatory drugs：NSAIDs）
#### ①作用機序
侵害刺激である物理的・化学的刺激が膝関節を形成する細胞や炎症細胞の細胞膜に加わると，細胞膜のリン脂質にエステル結合しているアラキドン酸がホスホリパーゼ $A_2$ によって細胞外に遊離される．遊離したアラキドン酸は膜結合蛋白であるシクロオキシゲナーゼ（COX）の COX 活性部位によってプロスタグランジン $G_2$（$PGG_2$）に代謝されて細胞膜内に移行する．移行した $PGG_2$ は COX のペルオキシダーゼ活性部位によってプロスタグランジン $H_2$（$PGH_2$）に変換される．その後，細胞質へ移動した $PGH_2$ は各種酵素により $PGE_2$ やプロスタグランジン $I_2$（$PGI_2$：プロスタサイクリン）などのプロスタグランジン PG 類およびトロンボキサン $A_2$（$TXA_2$）へ代謝され，種々の生理活性を示す（図 1，アラキドン酸カスケード）．このうち $PGE_2$ や $PGI_2$ は血管拡張や血管透過性増加作用を有し，浮腫や白血球遊走による細胞浸潤が生じて炎症を発生させる．

また，$PGE_2$ は膝関節の滑膜，骨膜，骨髄，半月板，靱帯などにある痛覚神経の自由神経終末の G 蛋白質共役受容体と結合し，発火させ，疼痛シグナルを生じさせる[7]．また，$PGE_2$ は自由神経終末のイオンチャネルの閾値を下げて侵害刺激に対する感度を高める[7]（図 2）．

COX には COX-1 と COX-2 の 2 つのアイソフォームがあって，それぞれ約 600 アミノ酸残基からなるが，その作用部位や機序は異なる．COX-1 は構成型 COX といわれ，全身のほぼすべての組織の細胞小胞体に常時一定量存在する．しかし，炎症刺激では誘導されることはなく，ステロイドではその活性はほとんど抑制されない．

一方，COX-2 は脳や脊髄，腎，精巣には常時発現しているものの発現量は低い．局所の炎症刺激によって生じたサイトカインや増殖因子によって COX-2 の発現が誘導される．このため COX-2 は誘導型 COX と呼ばれる．なお，この活性はステロイドで抑制される．

アスピリンなどの非選択的 NSAIDs は COX-1 活性をも抑制し，$PGE_2$ の持つ胃粘膜保護作用や腎血流を阻害し，消化性潰瘍・穿孔，胃腸出血などの消化管障害や腎機能障害を生じる．

一方 COX-2 選択的阻害薬は COX-2 活性のみを抑制するためこのような副作用が少ないとい

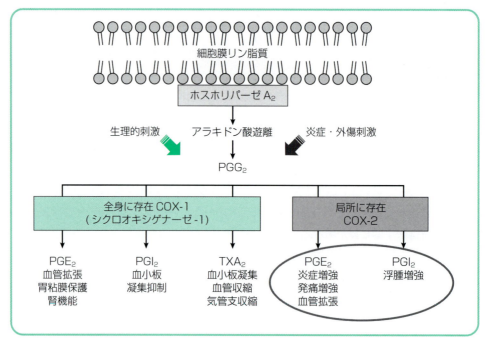

**図1 アラキドン酸カスケード**
PG：プロスタグランジン，COX-1：シクロオキシゲナーゼ-1，COX-2：シクロオキシゲナーゼ-2，TX：トロンボキサン

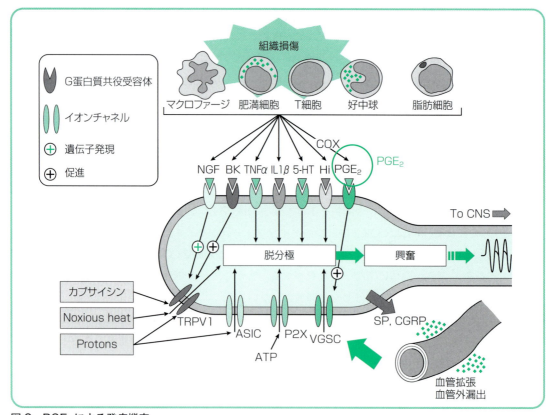

**図2 $PGE_2$ による発痛機序**
（Broden E et al. Nor Tannlegeforen Tid, 2016 を参考に作成）

う．ただし，心血管イベントに関しては COX-2 選択的阻害薬が血小板凝集を防ぐプロスタサイクリン（$PGI_2$）を阻害しながら，COX-1 が関与する血管収縮・血小板凝集を起こすトロンボキサン $A_2$（$TXA_2$）を阻害しないためにこのリスクが高いと報告された．しかし，その後このリスクは COX-2 選択的阻害薬に特異的なものではないことが判明し，現在ではアスピリンを除く NSAIDs 共通にみられる潜在リスクとして認識されている．

膝 OA では MRI 上，約 80％に滑膜炎が認められること，OA 軟骨は正常の 50 倍量，サイトカイン刺激の 18 倍量の $PGE_2$ を放出することや $PGE_2$ mRNA の発現が正常より亢進していることなどが報告されている．更に，滑膜炎を生じさせる $PGE_2$ は炎症のみならず，痛覚神経の自由神経終末における膝関節痛の発生にも関与している．したがって，これら炎症や疼痛を引き起こす $PGE_2$ の生合成や作用を阻害して抗炎症鎮痛作用を持つ NSAIDs は症状緩和させる薬物，symptom-modifying OA drugs（SMOADs）といえる．

### ②内服薬の有効性と課題

2010 年に OARSI が 2006 年以降の研究を加えたガイドライン[2]（日本整形外科学会ガイドライン[4] は OARSI のガイドラインをベースに日本用に適合化したもの）によれば，NSAIDs の疼痛に対する effect size（ES；効果の大きさを示す指標）は 0.32，COX-2 選択的阻害薬では 0.44 であってアセトアミノフェン（ES＝0.14）の 2～3 倍の疼痛緩和効果があることが示されている（表1）．2014 年の OARSI ガイドライン[3] では鎮痛の ES が非選択的 NSAIDs が 0.37，COX-2 選択的阻害薬が 0.44 と中等度に有効であった．

一方，AAOS ガイドライン（2008 年）[5] では症候性膝 OA では禁忌でなければ NSAIDs の使用を推奨すると記載している（表2）．これは 2013 年に発表された第 2 版ガイドライン（AAOS ガイドライン 2013）[6] においても同様で，症候性膝 OA に対する NSAIDs は内服薬でも外用薬でも強く推奨するとしている（表3）．

一方，有害事象ではアスピリン喘息またはその既往のある患者に対して本剤を投与することは禁忌である．また，NSAIDs 単独では消化管穿孔，潰瘍，出血の相対リスクは約 3～5 倍あるものの，$H_2$ ブロッカーや PPI の併用でそのリスクを半分以下に低減できるといわれ，COX-2 選択的阻害薬は非選択的 NSAIDs よりも消化管障害が 1/2 と低い[2]．

このため，AAOS ガイドライン 2008 では 60 歳以上で内科的疾患の併発や消化性潰瘍や出血の既往，ステロイドや抗凝固薬を服用中であればアセトアミノフェン内服や NSAIDs 外用薬，非選択的 NSAIDs と胃粘膜保護薬，COX-2 選択的阻害薬の内服を勧めている[5]（表2）．

表 1　疼痛，機能，こわばりに対する Effect size

| | 疼痛（平均） | | | 最高値 | | | NNT |
|---|---|---|---|---|---|---|---|
| | ～ 2006 | 2009 | ～ 2014 | 疼痛 | 機能 | こわばり | |
| アセトアミノフェン | 0.21 | 0.14 | 0.18 | 0.14 | 0.09 | 0.16 | 3 |
| NSAIDs | 0.32 | 0.29 | 0.37 | 0.49 | | | |
| COX-2 | | | 0.44 | 0.55 | | | |
| topical NSAIDs | 0.41 | 0.44 | NA | 0.44 | 0.36 | 0.49 | 3 |

NNT：number needed to treat
（文献 1 ～ 3 を参考に作成）

第3章　変形性膝関節症の外来診療

表2　AAOSI ガイドライン 2008 での薬物療法に関する勧告

| 勧告内容 | エビデンスレベル | 推奨度 |
|---|---|---|
| 症候性の膝 OA 患者に対して，禁忌でなければ以下の鎮痛薬のうち，いずれかを投与することを推奨する．<br>・アセトアミノフェン≦4g/日<br>・NSAIDs | II | B |
| 消化管障害リスクのある患者（60 歳以上，併発内科疾患，消化性潰瘍・出血の既往，現在副腎皮質ステロイドおよび/あるいは抗凝固薬の併用）では，以下の鎮痛薬のうち，いずれかを投与することを推奨する．<br>・アセトアミノフェン≦4g/日<br>・NSAIDs 外用薬<br>・NSAIDs＋消化管保護薬<br>・COX-2 阻害薬 | II | B |
| ステロイドの関節注射は短期的には症候性の膝 OA 患者の疼痛を緩和させる． | II | B |
| 軽度および中等度の疼痛のある症候性の膝 OA 患者に対する HA 関節注射の推奨には賛否両論がある． | I あるいは II | 未確定 |

(American Academy of Orthopaedic Surgeons. Treatment of osteoarthritis of the knee (non-arthroplasty) full guideline, adopted by AAOS Board Directors, 2008 [5] を参考に作成)

表3　AAOS ガイドライン 2013 での薬物療法に関する勧告

| 勧告内容 | 推奨度 |
|---|---|
| 症候性の膝 OA 患者に対して，NSAIDs（内服あるいは外用）もしくはトラマドールを推奨する． | Strong |
| 症候性の膝 OA 患者に対して，アセトアミノフェン，オピオイド，pain patch は推奨できない | Inconclusive |
| 症候性の膝 OA 患者に対して，ステロイドの関節注射は推奨できない． | Inconclusive |
| 症候性の膝 OA 患者に対して，ヒアルロン酸の関節注射は推奨できない．<br>＊効果のある患者群は存在する． | Strong |
| 症候性の膝 OA 患者に対して，成長因子や PRP の関節注射は推奨できない． | Inconclusive |

(American Academy of Orthopaedic Surgeons. Treatment of osteoarthritis of the knee Evidence-based guideline 2nd edition. adopted by AAOS Board Directors, 2013 [6] を参考に作成)

　また，NSAIDs 内服薬の処方は腎機能の低下した高齢者や慢性腎臓病（CKD）患者に対しては十分注意が必要である．なお，CKD とは，CKD 診療ガイド 2012 によれば，腎臓の障害（蛋白尿など），もしくは GFR（糸球体濾過量）6 mL/分/1.73m² 未満の腎機能低下が 3 ヵ月以上持続するものと定義されている．NSAIDs による腎障害は 1〜5%と消化管障害の次に多く，NSAIDs は PG の低下により腎血流の低下を招き腎虚血となり，進行すれば腎前性急性腎不全に，重症となると急性尿細管壊死をきたす危険性がある．また，薬物アレルギーとして急性間質性腎炎をきたすこともあり，まれではあるがネフローゼ症候群を呈することもあるという．したがって，CKD 患者に対しては同ガイドによれば NSAIDs はできるだけ内服させないことが推奨されている．腎機能障害の有無を症状のみで推量することはできないため，腎機能障害の疑いのある患者に対しては NSAIDs 処方時には腎機能をモニタリングし，NSAIDs による腎障害を認めれば直ちに薬物を中止し，腎機能の推移を慎重にフォローアップして，必要に応じて腎臓専門医に相談することが望ましい．

　更に，心血管障害リスクに関しては，前述のとおり COX-2 選択的阻害薬と非選択的 NSAIDs

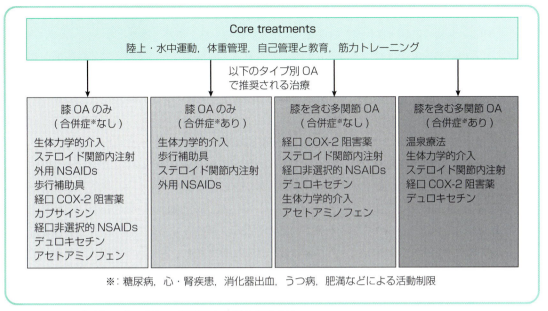

**図3 OARSIガイドライン2014が推奨する保存的治療法**
(McAlindon TE et al. Osteoarthritis Cartilage 2014; 22: 363-388 [3] を参考に作成)

の間に差がなくアスピリンを除くNSAIDs共通にみられる潜在リスクとして注意喚起がなされている．American Heart Associationでは，心血管疾患を合併した運動器疾患に対する鎮痛薬としてのNSAIDs処方に対して血栓症リスクの低い患者を選択し，最小量を処方し，リスクが高い場合にはアスピリンやPPIを併用するように勧告されている．

以上から，OARSIガイドライン2014において非選択的NSAIDsは合併症（糖尿病，心・腎疾患，消化器出血，うつ病，肥満による活動制限）のない膝OAおよび多関節OAに，COX-2選択的阻害薬はこれに加え合併症のある多関節OAに推奨されている[3]（図3）．

なお，軟骨代謝に対するNSAIDsの作用が in vitro および in vivo 研究で報告されている．培養軟骨細胞を用いた添加実験ではNSAIDsの種類によって軟骨細胞の基質産生を促進させるものや抑制させるものがあるという．in vivo 研究ではインドメタシンを4年間服用した無作為比較試験ではプラセボよりもX線学的に悪化することが報告されている．また，軟骨のMRI評価を行った研究では，非選択的NSAIDsを3年間服用するとNSAIDs非使用群に比べ約3倍の軟骨消失の危険性がある一方，COX-2選択的阻害薬の服用では非使用群とに間に軟骨消失の危険性に差がなかったという．

したがって，NSAIDs処方する際にはNSAIDsが膝OA患者にもたらす抗炎症鎮痛効果のベネフィットと，消化管障害や腎機能障害，心血管障害などの有害事象のリスクとのバランスのなかで的確に選択し，できるだけ短期間を処方すべきである．

**③外用薬の薬物動態**

NSAIDs外用薬の経皮吸収の経路は①角質層から浸潤・透過，②毛囊，汗腺，皮脂腺からの浸潤・拡散，および③細胞間隙への透過・拡散の3経路があり，このうち，角質層からの経路

第3章　変形性膝関節症の外来診療

が主で，貼付された NSAIDs はまず角質層に貯留され，その後体内に浸透するものと想定されている．薬物の組織内移行濃度は皮膚，皮下脂肪組織，筋，滑膜と深部になるにつれ低くなり，これらの組織内濃度は血中濃度よりも高いとされる．膝関節などの皮膚と関節内距離が比較的短い部位では，薬剤の有効濃度を保ちつつ，血中濃度を副作用が生じる濃度以下に抑えることができれば，内服薬で生じる有害事象を外用薬は低減できると考えられる．

④外用薬の有効性と課題

　OARSI ガイドライン 2010 では NSAIDs 外用薬は疼痛，機能，こわばりに対する ES はそれぞれ 0.44, 0.36, 0.49 であり，アセトアミノフェンの 3～6 倍の有効性があることが示されている[2]．また，その効果は NSAIDs 経口薬と同等であって[2]，有害事象が少なく，より安全といえ，number needed to treat（NNT）は 3 であった（表1）．NSAIDs 外用薬の有効性については AAOS ガイドライン 2008，2013 でも高く評価され，その使用を推奨している[5,6]（表2）．日本整形外科学会のガイドラインでは NSAIDs 外用薬は経口抗炎症鎮痛薬との併用あるいは代替薬として有効であるとされ，その推奨度は 82％ である[4]．一方，安全性については皮膚炎，瘙痒感などがあるものの，胃腸障害や腎機能障害の発生率を内服薬より低減できる可能性がある．OARSI ガイドライン 2014 では合併症の有無にかかわらず膝 OA に対する薬物として推奨されている[3]（図3）．

## 2) アセトアミノフェン

### ①作用機序

　本剤は 100 年以上前に発見され 50 年以上臨床使用されている．歴史が古く，安全性が広く，長期投与が可能で，消化器系や腎機能への影響が少ないという．しかし，COX 阻害による抗炎症作用はなく，鎮痛機序については中枢の疼痛閾値上昇や下行性疼痛抑制作用が想定されているものの，いまだ不明である[7]．

### ②有効性と課題

　鎮痛効果は NSAIDs の 1/2 程度であるものの，消化管穿孔や潰瘍および出血の相対リスクも NSAIDs 単独の 1/2 以下といわれ，欧米のガイドラインでは鎮痛薬の第一選択薬として推奨されてきた[1,2]．また，European Society for Clinical and Economic Aspects of Osteoporosis and Osteoarthritis（ESCEO）でのアルゴリズムでも疼痛軽減のための最初の薬剤はアセトアミノフェンを投与するとしている[8]．日本では 2011 年に鎮痛薬としての適応が追加され，上限 4g/日まで投与可能となっている．一方，AAOS ガイドライン 2013 ではアセトアミノフェンについては未確定としている[6]が，これは長期高用量では腎機能低下や肝機能障害のリスクがあるため，現在 FDA は 1 日 3g までとしており，プラセボとの RCT がひとつしかなかったからである．2015 年の BMJ のメタアナリシスでは，膝 OA に対してアセトアミノフェンは疼痛緩和と機能改善に有意な効果があるものの，肝機能異常値を示すリスクは 4 倍あるという．したがって，アセトアミノフェン投与はできるだけ短期間で少量の投与が望ましいと考える．

　OARSI ガイドライン 2014 では疼痛緩和効果は ES 0.18 と NSAIDs の 1/2 で[3]，胃腸障害や多臓器不全への副作用に注意すべきで，合併症のない膝 OA や多関節 OA に推奨されている（図2）．

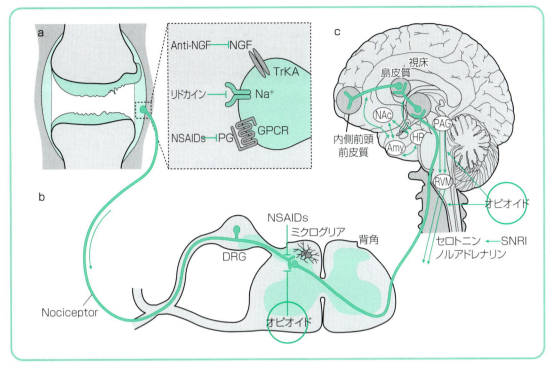

**図4 オピオイドの鎮痛作用部位**
(Malfrait A et al. Nature Reviews Rheumatology, 2013 を参考に作成)

### 3) オピオイド

#### ①作用機序

　オピオイドはオピオイドレセプターと結合することで神経細胞の過分極を招来し痛覚の神経伝達系を抑制したり，下行性疼痛抑制系を賦活化したりすることで鎮痛作用を生じるという（図4）．トラマドールはオピオイド受容体のひとつである μ 受容体に弱い親和性あるが一般薬に分類されている．

#### ②有効性と課題

　オピオイドの ES について，OARSI ガイドライン 2010 では鎮痛・機能に対する ES が 0.78，0.31 と報告され，疼痛緩和に大きな効果と機能にも軽度の改善効果があることが示されていた[2]．ただし，これはオピオイド全般に対する ES であった．また，同ガイドラインでは弱オピオイドや麻薬性鎮痛薬は他の薬物が無効あるいは禁忌の場合には考慮されてもよいと勧告され，その推奨度は 82% であった[2]．一方，薬物乱用の懸念から AAOS ガイドライン 2013 ではトラマドールのみが症候性膝 OA で推奨されている[6]．

　OARSI ガイドライン 2014 ではトラマドールの疼痛軽減効果は ES 0.36～0.51 と中等度に効果がある[3] という．しかし，悪心，便秘，めまいなどの副作用による中断例が多いことも指摘されている[3] ため，有害事象については十分説明し，制吐薬や緩下薬の併用も考慮すべきである．

　なお，トラマドール/アセトアミノフェン配合剤は，3ヵ月間では X 線学的な OA の進行はなかったものの，フェンタニルパッチには悪化例が 51 人中 3 人あったと報告されており，短期的

第3章　変形性膝関節症の外来診療

には神経障害性関節症発症の危険性は低いと考える．

　米国老年医学会による高齢者の疼痛治療ガイドラインでは，高齢者の慢性疼痛に対し NSAIDs を漫然と長期間投与することに警鐘を鳴らし，中等度から高度の痛みと，それに伴う機能障害にはオピオイド使用を考慮すべきとしている．ただし，最近の NSAIDs とオピオイドとの RCT のメタアナリシスでは同等の疼痛緩和効果があった[10]とされ，更なる有効性と安全性に対する医学的根拠の蓄積が必要である．

### 4）ワクシニアウイルス接種家兎炎症皮膚抽出含有製剤
#### ①作用機序および臨床効果

　本剤はノルアドレナリン下行性疼痛抑制系を賦活化して脳への侵害刺激の伝達を用量依存的に抑制する[11]という．臨床効果は術後疼痛や脊柱管狭窄症に有効であるほか，軽～中等症膝 OA に症状を57.9%改善させて61%が有用だったとする報告や膝 OA に対するインドメタシンとの RCT で有効かつ安全であって，人工膝関節術後疼痛にも有効であることなどが報告されている．

### 5）デュロキセチン
#### ①作用機序

　OA では痛覚に関する感作が生じ，その原因に脊髄後角での下行性疼痛抑制系の機能低下が想定されている．本剤は下行性疼痛抑制系におけるセロトニンとノルアドレナリンの再取り込みを阻害し，減弱した下行性疼痛抑制系を賦活化し，痛みを抑制する力を強めることで鎮痛効果を発揮するという．

#### ②有効性と課題

　本症に対する有効性についてはプラセボ対照 RCT で疼痛および機能改善に有効であったことが報告されている[12]．OARSI ガイドライン2014においては，合併症のある膝 OA 以外の3つのカテゴリーで推奨されている[3]（図3）．日本では2016年12月に OA での効能が追加され，3ヵ月以上疼痛を有する OA に処方することとされている．日本で行われたプラセボ対照臨床試験では本剤は投与2週後より有意に鎮痛効果を示し，50週まで効果の減弱はなかったという．また，有害事象には傾眠，便秘，口渇，悪心，倦怠感などがあったものの，投与2週間未満に漸減したという．本剤は NSAIDs で効果がなく感作状態にあると考えられる慢性疼痛を有している膝 OA に対して効果が期待できる．

　なお，高齢者の慢性疼痛に対する薬物療法について，JAMA では，侵害受容性疼痛の場合，第一選択はアセトアミノフェンであり，効果が不十分であれば NSAIDs の外用薬か，トラマドールが推奨される．経口 NSAIDs の長期使用は推奨せず，適切な条件（慢性痛で急性に疼痛増悪，短期のリハビリテーション，急性外傷）のもとで使用されるべきとしている．それでも効果がなければデュロキセチンそして，最後にオピオイドとされている（図5）．

### 6）ヒアルロン酸（hyaluronic acid：HA）関節内注射
#### ①作用機序

　HA は1934年，Meyer K と Palmer J によってウシ眼硝子体より，ウロン酸を含むムコ多糖が

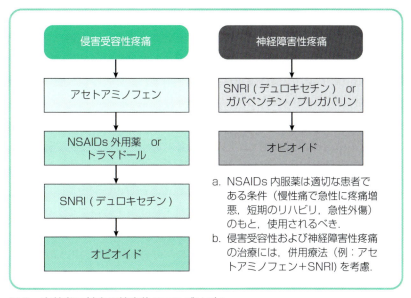

図5 高齢者に対する鎮痛薬のアルゴリズム
(Makris UE et al. JAMA 2014; 312: 825-836 [9]) を参考に作成)

発見されたことから,「HYALOID(硝子体)＋URONIC ACID(ウロン酸)＝HYALURONIC ACID(ヒアルロン酸)」と命名されたものである．化学的にはD-グルクロン酸-$\beta$-1,3-D-N-アセチルグルコサミン-$\beta$-1,4という2種類の単糖が1万単位で直鎖状に連なった高分子ポリマーである．したがって,ヒアルロン酸は粘性と弾性の両方の性質を持つ粘弾性体であって,高速で衝撃を与えると主に弾性体,低速では粘性体となる性質を持つ．正常での滑液は約2mLであり,ヒアルロン酸は滑液中には2.5～4.0mg/mL存在し,その分子量は約500万ダルトンである．

また,軟骨内ではプロテオグリカンがコア蛋白に多数結合し,試験管ブラシのような構造のアグリカンを形成し,これがリンク蛋白を介してヒアルロン酸に結合して,大きなアグリカン凝集体を形成して軟骨基質を構成している．プロテオグリカンには陰性荷電を持つ硫酸基を多く持ち,これが水分子の陽性荷電を引きつけ,軟骨は膨張する．これをコラーゲンが押さえることで軟骨に弾性が生じる．荷重を加えると水は軟骨外に押し出され,加重による衝撃が吸収される．したがって,ヒアルロン酸は軟骨基質の弾性と衝撃吸収にも重要な役割を果たしているといえる．

更に,ヒアルロン酸は細胞表面のCD44と結合し,細胞とマトリックスとの接着に関与する．ヒアルロン酸が低濃度であれば,細胞間距離は短くなり細胞凝集に,高濃度になれば細胞分離に働く．この特性は関節腔が形成されるときに出現する．関節は未分化間葉系細胞の凝集後,軟骨分化と大量のヒアルロン酸による細胞分離によって関節腔が形成される．進化の過程でヒアルロン合成を確認できるのは初期脊椎動物からといわれ,魚のヒレが動く部位に関節として発現する．一方,ヒアルロン酸合成酵素のないノックアウトマウスでは四肢の発育不全を生じる．このようにヒアルロン酸は関節発生およびその維持には不可欠な存在といえる．

膝OAでは滑液中のHAの分子量や粘弾性が低下するが,HAの関節注射は低下した濃度や

粘弾性を上げることが知られ，OA モデルでは軟骨変性の抑制効果も示されている．しかし，関節内注射したヒアルロン酸の半減期は正常膝では 21 時間，実験的に作製した関節炎では 11.5 時間であるのに対して，臨床的には膝 OA に対する関節注射の効果は約 6 ヵ月の長期にわたりあることから，ヒアルロン酸の作用は関節内注射されたヒアルロン酸による滑液の粘性・弾性の回復だけではないと考えられる．

HA には抗炎症効果があることが知られ，HA が細胞表面レセプター CD44 と結合して細胞内シグナルとなって，貪食や接着，抗原活性などの炎症性細胞の機能を阻害する．

また，HA の関節内注射は滑膜細胞の HA 産生を高めることが報告されている．このため，注入された HA 酸が消失しても，このような positive feedback の機序によって滑膜細胞によって産生された HA がその粘性・弾性の回復や抗炎症効果を持続させうると考えられる．

更に，HA は OA の軟骨の基質分解を阻害する作用がある．基質分解に作用する matrix metalloprotease（MMP）を阻害し，NSAIDs 単独投与で刺激産生された MMP を HA は抑制するという．加えて，ヒト OA 関節軟骨細胞を用いた ADAMTS の発現抑制実験では，HA が ADAMTS を mRNA レベルで抑制することが報告されている．このほか HA はプロテオグリカンの軟骨からの遊離を防ぐ作用や OA モデルに対する HA 関節投与で軟骨破壊抑制作用が報告されている．

加えて，HA は侵害受容器を感作するプロスタグランジン $E_2$ を抑制するとともに，HA はサブスタンス P との結合に関与して疼痛シグナル伝達を阻害するともいう．このような侵害性受容器や痛覚神経を介しての直接的な鎮痛効果もある可能性がある．

②有効性と課題

これまで HA の鎮痛効果は NSAIDs と同等であり，効果発現に時間が必要であるが，長期にわたり症状緩和に有効とされてきた[2]．しかし，最近の欧米のガイドラインでは否定的見解が示されている[5,6]．しかし，米国では HA を薬剤ではなくインプラントと見なしており，NSAIDs 無効の進行例に使用されている可能性がある．日本での早期膝 OA から適応とされ使用されている実態とは異なっており，臨床効果が異なっていると考えられる[2]．

OARSI ガイドライン 2014 では疼痛軽減効果は ES 0.37～0.46，機能改善には 0.33～0.31 と軽度から中等度に効果がある[3] というものの，フレアなどの有害事象への考慮からどのカテゴリーでも推奨薬としては記載されていない[3]．

一方，2015 年発表の Bannuru らの 137 研究によるネットワークメタアナリシスでは，HA の ES は経口偽薬に対して 0.63，関節注射偽薬に対して 0.34，他の NSAIDs に比しても有意に勝り，ステロイド関節内注射に対しても非劣性であって，日本整形外科学会では 87％の推奨がある[4]．

HA の OA 進行抑制効果について，関節鏡や MRI での報告の他に最近のビッグデータを用いたメタアナリシス[13] では，HA 投与が 1～2 年 TKA を遅らせることが報告されている．現在の薬物療法のなかで，HA は OA の病態を変えうる薬剤，disease-modifying OA drugs（DMOADs）であると考える．

## 7）ステロイドの関節内注射

### ①作用機序

ステロイドはアラキドン酸カスケードにおいてホスホリパーゼ $A_2$ を強力に抑制することで PG 類の生合成を低下させ，強力な抗炎症鎮痛作用に働くと考えられている．

### ②有効性と課題

AAOS ガイドライン 2013 ではステロイドの関節内注射は短期間（1～2 週）であれば疼痛緩和に有効であるものの，長期にわたる有効性についてはほとんど根拠がない[3] としている．一方，OARSI ガイドライン 2014 では ES は示されていないものの，短期の効果についてはどのカテゴリーでも推奨されている[3]．しかし，2015 年の Cochrane review によれば，疼痛緩和効果は Visual analog scale（VAS）で 10 cm の 1 cm 分に相当するものの，注射後効果は 1 ヵ月以降，半減し，6 ヵ月では有意差がないとされている[14]．むしろ，長期投与されることでステロイド関節症をきたしたり，糖尿病患者や高齢者など易感染性の患者では化膿性関節炎を生じたりすることがあり，その使用は重度の疼痛や関節水症や局所炎症所見のある患者に限り，考慮すべきである．添付文書には原則として投与間隔を 2 週間以上とすることが明記されている．

## D 他の保存療法との併用

前述のとおり英国の NICE や OARSI[1～3]，日本整形外科学会[4]，および AAOS[5,6] などの各ガイドラインにおける治療体系では，まず患者教育がなされ，薬物療法は患者教育や減量指導などの患者指導，運動療法および装具療法などの非薬物療法と併用することが推奨されている．

## E 手術治療へのタイミング

他の保存療法と併用した薬物療法が無効であったり，病態の進行によって QOL が著しく低下したりする場合に手術が考慮される．ただし，手術によってもたらされる ADL がどのように患者の QOL を改善させるのか，あるいは手術によって生じるリスクはないのか，などを十分に説明し，患者および家族に理解してもらったうえで手術を行う必要がある．

## 文献

1) Zhang W et al. OARSI recommendations for the management of hip and knee osteoarthritis. Part II: OARSI evidence-based, expert consensus. Osteoarthritis Cartilage 2008; **16**: 137-162

2) Zhang W et al. OARSI recommendations for the management of hip and knee osteoarthritis. Part III: changes in evidence following systemic cumulative update of research published through January 2009. Osteoarthritis Cartilage 2010; **18**: 476-499

3) McAlindon TE et al. OARSI guidelines for the non-surgical management of knee osteoarthritis. Osteoarthritis Cartilage 2014; **22**: 363-388

4) 日本整形外科学会変形性膝関節症診療ガイドライン策定委員会．変形性膝関節症の管理に関する OARSI 勧告第 2 版．OARSI によるエビデンスに基づくエキスパートコンセンサスガイドライン
http://www.joa.or.jp/member/frame.asp?id1=82（2019 年 1 月閲覧）

5) American Academy of Orthopaedic Surgeons. Treatment of osteoarthritis of the knee (non-arthroplasty) full guideline, adopted by AAOS Board Directors, 2008

6) American Academy of Orthopaedic Surgeons. Treatment of osteoarthritis of the knee Evidence-based

第 3 章　変形性膝関節症の外来診療

guideline 2nd edition. adopted by AAOS Board Directors, 2013
http://www.aaos.org/Research/guidelines/GuidelineOAKnee.asp（2019 年 1 月閲覧）

7) Jóźwiak-Bebenista M, Nowak JZ. Paracetamol: mechanism of action, applications and safety concern. Acta Pol Pharm 2014; **71**: 11-23

8) Bruyère O et al. A consensus statement on the European Society for Clinical and Economic Aspects of Osteoporosis and Osteoarthritis (ESCEO) algorithm for the management of knee osteoarthritis-From evidence-based medicine to the real-life setting. Semin Arthritis Rheum 2016; **45** (4 Suppl): S3-11

9) Makris UE et al. Management of persistent pain in the older patient: a clinical review. JAMA 2014; **312**: 825-836

10) Smith SR et al. Comparative pain reduction of oral non-steroidal anti-inflammatory drugs and opioids for knee osteoarthritis: systematic analytic review. Osteoarthritis Cartilage 2016; **24**: 962-972

11) Okai H et al. Excitatory effect of Neurotropin® on noradrenergic neurons in rat locus coeruleus. Life Sci 2015; **136**: 79-86

12) Wang G et al. Efficacy and safety of duloxetine in Chinese patients with chronic pain due to osteoarthritis: a randomized, double-blind, placebo-controlled study. Osteoarthritis Cartilage 2017; **25**: 832-838

13) Maheu E et al. Efficacy and safety of hyaluronic acid in the management of osteoarthritis: evidence from real-life setting trials and surveys. Semin Arthritis Rheum 2016; **45** (4 Suppl): S28-S33

14) JJüni P et al. Intra-articular corticosteroid for knee osteoarthritis. Cochrane Database Syst Rev 2015; (10): CD005328

# 2 保存療法

## ❺ 装具療法

### ここが大事！
- 装具療法はすべての変形性膝関節症患者に適応できるが，装具の長所・短所を理解し，自覚症状や生活状況などを検討したうえで処方する．
- 定期的に診察し，装具の適合性を確認することでより有効となる．

### 最新のトピック
- 膝装具は，動作解析をはじめとするバイオメカニクス分野の進歩により，除痛やアライメントの矯正により，効果のある装具が開発されてきた．これに近年は装着性，軽量化などのコンプライアンスの改良も進んできたが，更なる改善が必要なことも事実である．
- 足底板の効果に関する研究では，半月板の損傷や逸脱との関連があるとの報告もあり，今後の更なる研究が期待される．

### ガイドラインでの位置づけ
- 変形性膝関節症の治療ガイドラインでは，装具は比較的その推奨度が高いといえる．
- 膝装具に対する推奨の強さ（SOR）は，日本整形外科学会変形性膝関節症診療ガイドライン76％（95％CI 72〜79），OARSI 76％（95％CI 69〜83）で，日本整形外科学会ガイドラインでの推奨度Bとなっている．
- 一方，足底板のSORは，日本整形外科学会ガイドラインでは81％（95％CI 76〜85），推奨度B，OARSIは77％（95％CI 66〜88）となっている．
- また，日本整形外科学会ガイドラインでは，膝装具に関しては，9件中8件の既存ガイドラインで推奨され，足底板に関しては，13件中12件の既存ガイドラインで推奨されているとの記載がある．

## A 意義

　変形性膝関節症（膝OA）の保存療法には，物理療法や運動療法を含む理学療法と薬物療法，装具療法がある．なかでも装具療法は有力な保存療法のひとつとして臨床で汎用されている．本項では特に日本人に多いとされる内側型膝OAの装具療法について述べる．

　膝OAは加齢による膝関節の退行性変化により疼痛および機能障害を呈する．膝OAの発症や病期の進行には関節軟骨の軟骨細胞の減少，プロテオグリカンなどの細胞外基質の変性，半月板変性などの生物学的な要因と，アライメント異常によるストレスの増大といった生体力学

的な要因など，多くの要因が報告されている．そのなかで装具療法は生体力学的要因にアプローチすることで疼痛軽減や変形予防を図ろうとするものである．

日本人の変形性膝関節症の特徴として，内反変形を呈しやすいことがわかっている（図1）．これは荷重軸が関節面の内側へと変位することにより，膝関節の内側関節面へのメカニカルストレスである膝内反モーメントが大きくなり変形が進行するという病態（図2）と，歩行立脚期にみられる膝関節の外側への動揺（lateral thrust）（図3）による急激な膝関節の内反ストレスに

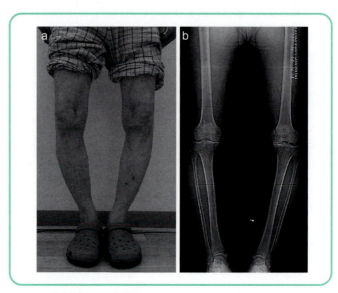

**図1　内側型変形性膝関節症**
　a：78歳男性．両膝．内反変形
　b：同患者．膝X線正面像

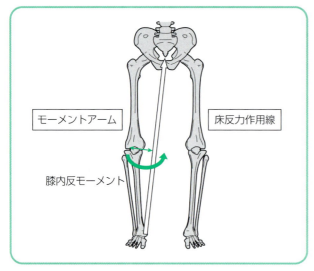

**図2　膝関節内反モーメント**
　膝関節を内反させようとする力は，モーメントアームが大きくなる，つまり荷重軸が内側へ変位すると大きくなる．

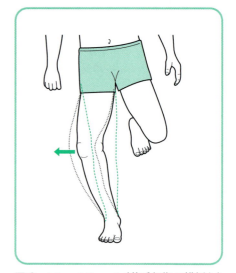

**図3　lateral thrust（荷重初期の横揺れ）**
　内反膝では外側方向への横揺れを生じ，疼痛を誘発する．

2. 保存療法

より，内側関節面への荷重負荷が増大する病態が関与するといわれている．その結果，アライメントの内反変形が進行し，内側関節面への負荷が増大し，更なる変形進行，症状増悪という悪循環が生じる．装具療法はアライメントの矯正やスラストの抑制というバイオメカニクス的な観点から膝 OA を治療する，理にかなったものであるといえる．

## B 適応

装具療法は膝 OA の初期から末期まで行うことのできる保存療法である．

そのなかでも臨床上の指標とすることの多い X 線画像での膝 OA の重症度分類である Kellegren-Lawrence 分類（K-L 分類）において Grade 1〜2 に該当する初期膝 OA には，足底板や軟性膝装具が有効ではないかと考えている．特に著者らの最近の研究では，初期膝 OA かつ MRI 上内側半月板の逸脱のない症例が足底板での効果が得られやすいことがわかった[1]．

一方で中等度から進行した膝 OA（K-L 分類で Grade 3〜4）の症例には患者のコンプライアンスに応じて，支柱付軟性装具や硬性装具（膝外反装具）が適応と考えられる．スラストの大きい症例には支柱付軟性装具でのスラスト抑制が期待でき，疼痛の軽減につながる．また，手術適応がない患者や本人の希望などがあれば，重症度にかかわらず各種装具の処方をすることも必要であり，装具療法の利点であると考える．

## C 期間

一般的に装具療法の適応は，軽〜中程度の膝 OA である．装具で OA の進行を抑制することはできないため，これらの症例では，手術までの期間の time saving として用いられることとなる．しかし重症例の場合でも，心疾患などの重篤な合併症や社会的な背景により手術を行えない症例は装具療法の対象となることがある．つまり，装具は，軽症例から重症例までの幅広い症例に適応があり，かつ，その適応期間あるいは装着期間は，装具療法では効果が得られにくい状態になるまでといえる．

## D 具体的方法

### 1）装具療法の効果

膝 OA に対する装具の役割として，以下のことがあげられる[2]．

①変形の矯正と予防

②関節の運動制限と固定

③関節の運動補助

④免荷

このような効果のもと，下肢アライメントの異常に対して矯正を加えることで内側への荷重負荷が分散し，疼痛の軽減をもたらすとされている．更には活動時の除痛効果により日常生活における身体機能が向上し，QOL の改善を図ることができ，膝 OA の病態進行を抑える可能性

がある．臨床現場で多くの膝装具が処方されているが，そのアライメント矯正力を有効に機能させるためには装具の特性や効果を把握し，その問題点を考慮したうえで患者に適した装具を選択しなければ有効な治療効果は得られない．最近では膝 OA の多くを占める高齢者向けにデザインされた装具も数多く開発されており，装具療法は日進月歩であるといえる．

膝 OA に対する装具には軟性装具，硬性装具（機能的膝装具），外側楔状足底板などがあり，それぞれ異なる機能と効果を持つ．以下に各装具について，その作用機序などをこれまでの研究などを踏まえて述べる．

## 2）装具の種類
### ①軟性装具

軟性膝装具はポリプロピレン製などのやわらかい素材で膝全体を覆うタイプの装具であり，伸縮性の素材でつくられたいわゆるサポーターのようなものや継手がついていないもの，もしくは簡単なヒンジがつけられているものがある（図4）．

軟性膝装具は軽量でやわらかく，生理学的膝軸への追従性がよく，その装着感のよさや簡易に装着可能であるという点から好んで使用する高齢者も多いが，直接的な外反矯正力は少ない．その機能は保温が主たる要因でなく，装具装着による安心感や，膝周囲筋の圧迫による膝関節固有感覚の向上が痛みを誘発する lateral thrust の軽減や転倒予防に働くとの報告もあるが，明確な見解は得られていない．また，装具装着により即時的な疼痛軽減効果があったという報告があるが，その作用機序に関しては明確ではない．

ⅰ）側方支柱付き軟性装具：著者らは側方支柱付き軟性膝装具を用いて，膝 OA 患者の歩行時痛に対する疼痛軽減に関する調査を行った．内側型膝 OA 患者（6名6膝）を対象とし，

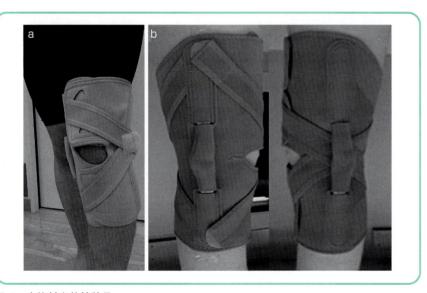

**図4 支柱付き軟性装具**
 a：支柱付き軟性装具．装着時
 b：支柱付き軟性装具．側面像．簡単なヒンジがある．

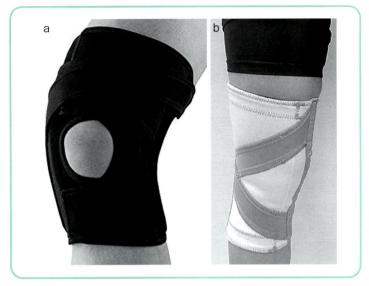

**図5 サポーター型装具**
a：サポーター型装具
b：外反ストレスがかるように改良したサポーター型装具

　三次元動作解析装置を用いた歩行解析を行い，側方支柱付き軟性膝装具装着が，歩行と疼痛にどのような影響を及ぼすかを検討した．その結果，装具装着時で歩行時の lateral thrust が減少し疼痛も改善した．一方で膝内側関節面へのストレスの指標であり，疼痛との関連性が報告されている膝関節内反モーメント[3]の値には有意な変化がなかった．以上より軟性膝装具では即時的に歩行時痛を軽減させることが可能であり，lateral thrust の抑制が疼痛軽減に関与することが示唆された．

　また，内側型膝 OA 患者に側方支柱付き軟性膝装具を装着し膝関節位置覚に与える影響を調べた研究では，装具装着により位置覚の改善がみられ，位置覚の向上が痛みの軽減や関節安定性につながる可能性について述べられている[4]．

ⅱ）サポーター型装具：簡便さから最も多く使用されているサポーター型装具（図5a）はエビデンスが乏しい．著者らはサポーター型装具に改良を加え（図5b），内反変形の矯正や歩行時 lateral thrust の抑制に対する効果を三次元動作解析装置を用いて検証した．即時的効果と長期使用による経時的変化の2つの側面に着目して検証を行い，装具を日常的に装着し，介入開始時，3ヵ月後，6ヵ月後の3時点で測定を行った．

　介入開始時，3ヵ月時では装具装着により即時的に疼痛が有意に減少した．一方で6ヵ月時では疼痛の軽減はあるものの，有意な差は認めなかった．また，膝関節内反モーメント積分値，lateral thrust については3時点すべてにおいて装具装着による有意な減少がみられなかった．このことから装着早期にみられる除痛効果に生体力学的エビデンスを見い出すことはできなかった．著者らの用いたサポーター型装具では歩行時の膝関節運動を制御する効果は少ないことが示唆された[5]．

②硬性装具

膝OAの装具として近年最も進歩してきたのは硬性装具である(図6)．硬性装具に外反矯正力や免荷機能を取り入れた機能的膝外反装具は，生体力学的に膝関節痛の要因を軽減できるようになった．機能的膝外反装具は外反矯正力を持ち，膝関節を安定化させる作用もあり，関節の安定性と除痛効果を得ることができる[6]．硬性装具は様々な種類が存在しているが，アライメント矯正を図るために内側2点，外側1点の3点で圧迫することを原則としている．

臨床で従来用いられているG-ⅡOA braceなどは本来，欧米で靱帯損傷者向けにつくられた膝装具を膝OA用に改良したものである．そのため膝OA患者の大部分を占める高齢者にとっては外観や重量感(700～850g)に問題があり，着用に際して敬遠されがちであった．しかし，最近では当初から膝OAを対象として意匠性にも配慮した膝装具が開発されている．Unloader® One(図7)は従来の膝装具の問題点を改良し，外観，装着の簡易性を追及し，更に重量は約300～400gと従来型の装具と比較すると軽量化されている．また，ストラップ構造により外反矯正力を加えることを可能とするなど，機能面の改善や筋力が低下した高齢者への負担軽減が図られている．

著者らはこの装具に関して三次元動作解析装置を用いて歩行解析を行い，その歩行への影響を検討した[7]．

内側型膝OAと診断された男性2名，女性12名，平均年齢68.4±7.8歳の計14名を対象とし，OAのGradeはKellgren-Lowrence分類でGrade 2が3例，Grade 3が10例，Grade 4が1例であった．硬性装具の効果として，①膝関節屈曲伸展角，②膝関節内外反角，③膝内反モーメント，④歩行時の疼痛(VAS)の4項目を検討した．その結果，歩行時の膝関節屈曲角は歩行期の全相にて有意差はみられなかった．膝関節の内外反角は立脚期の1～35％で，硬性装具装着群で有意に内反角が減少した．内反モーメントは装具装着群で立脚期17～23％と40～53％の

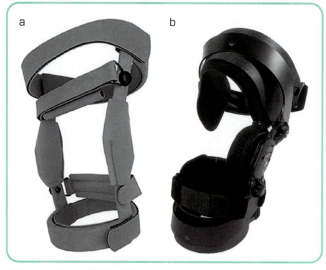

図6　いろいろな硬性装具
　a：両側の支柱により膝の安定性を図るタイプ
　b：内側支柱があり，ストラップなどで膝の安定性を図るタイプ

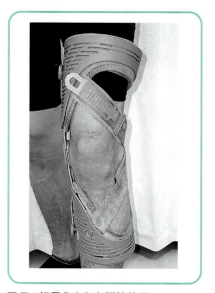

図7　軽量化された硬性装具

間で有意に減少し，最大内反モーメントは装具装着群で7.5％減少していた．歩行時のVASは装具装着群で62.0％の改善がみられた．

この結果から踵接地時に膝内反の減少がみられており，装具による外反矯正機能が作用し，アライメントの矯正が適切に行われていたことが推測される．これは踵接地時に関節裂隙の拡大を報告したKomistekら[8]の見解と一致する．

また，膝屈曲角度に変化はないことから，装具によって屈曲が制限されていないことを示し，膝内反モーメントおよび疼痛の軽減が得られていることがわかった．これらから著者らの用いた装具が即時的に膝OA患者の歩行時運動学および運動力学的な要因に作用し，疼痛減少の効果を与えることがわかった．

また，著者らの行った12ヵ月の介入研究では，股関節外転モーメントが介入開始時に対して12ヵ月後に有意に減少した．このことから硬性装具の長期使用により股関節外転筋群の筋出力が低下し，それらの筋の弱化が起こったと推察でき，他関節への影響が明らかとなった．そのため装具を長期的に使用する際には膝関節以外への影響も考慮する必要があるといえる．

硬性装具による立位下肢アライメントの変化に関してはFTA（femoro-tibial angle）の減少，膝関節内側裂隙角の外反方向への変化，下肢荷重線の外側変移が報告されており，膝関節内側にかかる負荷を軽減させる．歩行時異常運動の制御に関しては立脚初期の膝関節内反の消失，踵接地時の関節裂隙拡大，平均2.2°の関節裂隙の開大などの効果が報告されている[8]．更には長期使用で疼痛や膝OAの臨床症状を主観的に評価するWOMAC（Western Ontario and McMaster Universities Osteoarthritis Index）スコアを改善させ，長期的効果も認められている．一方で硬性装具の問題点としては装具自体の重量が重いことや複雑な装着方法などから患者の装具装着の継続性が低い点があげられる．Brouwerら[9]は硬性装具を用いた12ヵ月間の介入実験において41.7％の被験者が脱落したと報告している．

以上のように硬性装具は力学的な固定・矯正力が高く，安定性の向上や関節へのストレスの軽減に寄与し，それによる疼痛軽減といった点で効果的であると考えられる．

### ③外側楔状足底板

日本で開発された足底板療法は，Yasuda[10]やUchio[11]らの研究によってその有効性が報告されてきた．足底板は足底外側の厚さを7～10mmの楔状にした装具である．距骨下関節の外反誘導により足底から機能的下肢アライメントを矯正し，膝関節の外側動揺を減少させて安定性を得ることで膝関節内側への垂直方向の異常な圧迫力を緩和し，疼痛を軽減させることを目的として広く処方されている（図8）．

その利点は簡単で廉価であること，患者自身が装着管理できること，副作用が少ないなどがあげられる．その臨床的な研究は多く報告されているが，有効性に関しては相反するものがある．足底板は疼痛の緩和のみならず骨破壊の進行が抑制されるとの報告がある一方で，Hinmanら[12]は1ヵ月の足底板装着による動作解析では内反モーメントに対する有意な影響や相関性がないと報告している．また，足底板の使用により歩行時立脚期における外反モーメントが出現しやすくなるが，立脚初期および立脚後期では著明な変化を認めなかったという報告がある．また，足底板装着によって歩行速度，歩調に変化は認めなかったものの，膝関節外側移動距離が有意に減少したという報告もある．このように外側楔状足底板による脛骨軸の直立あるいは，

第3章　変形性膝関節症の外来診療

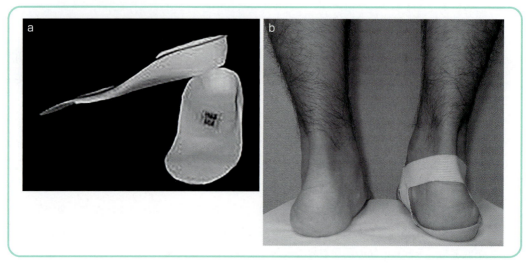

**図8　足底板**
距骨下関節の外反誘導によりアライメントを修正する．
a：靴のなかに挿入する外側楔状足底板
b：固定用バンド付きの楔状足底板

外側支持機構の張力の減少，外側動揺性の制動が膝の除痛効果をもたらすと考えられている．
　足底板処方において注意することとして，著者らの1年間の研究[19]では足底板の装着による効果は3ヵ月，6ヵ月の経過とともに，その効果が減少することが判明している．外側楔状ウレタンが劣化することは少ないが，固定用のバンドが弛緩すること，靴内の装填した場合に靴内でずれていることが考えられ，正しく装着されていることを定期的に患者と医師が認識する必要がある．

## E 他の保存療法との併用

　装具療法は，運動療法，薬物療法，物理療法などの他の保存療法との併用に何ら支障もない．装具を長期間装着することで，膝周囲の筋力低下を招くとの報告もあり，むしろ積極的に運動療法や，それを行うために薬物療法で疼痛を軽減するなど，他の保存療法との併用が勧められる．

## F 装具療法の問題点，手術治療へのタイミング

　装具療法を行ううえで注意すべき点もある．装具の不適合，不適切な装着など（図9）の問題や長期の使用で皮膚刺激が生じる場合もある．更に重要な問題として過去に硬性装具装着によって肺塞栓による呼吸困難の報告もある．加えて臨床上の問題として，対象が高齢者となることが多いため装具の装着が容易ではなく，適切な装着方法に慣れるのに時間を要し，結局使用されていない場合がある．他にも硬性装具が高価であること，美容的に目立つなどが患者の装着

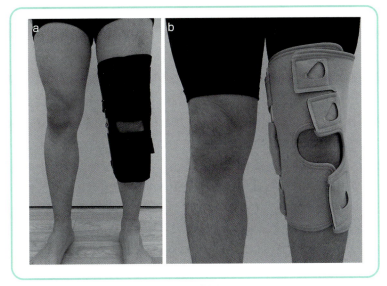

**図9 装具が適切に装着されていない症例**
　a：サイズが合っていないため，装具が下がっている．
　b：ベロクロ部分のとめ方が不十分でゆるみが生じている．

を妨げる問題点としてあげられる．

　また，身体への影響も報告されている．膝装具の長期的な使用による下肢機能への影響について調べた研究では，男子大学生に8週間軟性膝装具を装着させ，筋力，筋萎縮，刺激反応，関節固有感覚の評価を行った．その結果長期間にわたる膝装具装着の影響として，筋力に変化は認められなかったものの，内側広筋の著明な筋萎縮，姿勢制御の反応の遅延，関節固有感覚における誤認角度の増大が認められた．したがって長期間にわたる膝装具の使用においては筋力や運動制御機能低下による転倒リスクなどが懸念される．

　また，前述したように硬性装具による他関節への影響もあるため，装具の使用のみならず疼痛のない範囲で運動習慣を維持するような指導を行い，必要に応じて薬物療法や理学療法を併用していくことが重要である．

　また，装具では，膝OAの進行を抑制することはできないため，症状のコントロールができなくなった場合などは，人工膝関節置換術や骨切り術などの適応となる．

## G 今後の課題

　膝OAの治療において保存療法が第一選択となる．装具療法は保存療法の有効な方法であるが，臨床においては装具の長所・短所を理解し，患者の重症度や自覚症状，生活状況などを総合的に検討したうえでの選択が重要である．また，装具療法をより有効にするためには患者を定期的に診察し，装具の適合性を確認する必要がある．

　また，患者に対し装具を使用する目的や装具のメカニズム，装着方法などの指導を行い，装具使用についての理解を得ることが必要である．臨床では膝装具を装着するのみでは求めてい

第3章　変形性膝関節症の外来診療

る結果が得られないことも多く，装具の性能を更に引き出すためには義肢装具士，理学療法士と検討しながら，適切な評価を行い，患者に応じた装具の選択が必要である．患者個々に応じたアプローチを考え，適応性を高めることが重要と考える．また，装具装着による姿勢や歩行をはじめとした動作への影響を観察し，身体機能が適切に制御されるように装具の調整，更に筋力低下，他関節や体幹などの代償を考慮して運動療法を並行して行うことが重要である．装具療法に加え各種保存療法を組み合わせて膝 OA の病態，症状の進行，腰部や足・股関節などの他の身体部位の関節疾患の発生を防ぐことによってはじめて膝 OA の病態進行の抑制，症状の緩和が可能になると考える．

　また，装具療法の研究面としては，いずれの装具においても，装具装着後のアライメント変化や動作の評価を行う必要があると考える．

　膝関節運動は単純な屈曲・伸展のみでなく，それに伴う回旋運動も生じている．装具による外反矯正力は膝の三次元的なアライメント変化をもたらすと考えられるため，装具装着前後のより詳細な三次元的な運動解析を行い，矯正メカニズムに関する研究を進めていく必要があると考える．

### 文献

1) Ishii Y et al. Effects of lateral wedge insole application on medial compartment knee osteoarthritis severity evaluated by ultrasound. Knee 2017; **24**: 1408-1413
2) 寺島和浩ほか．変形性膝関節症に対する装具療法の生体力学的検討．日臨バイオメカ会誌 1999; **20**: 459-463
3) 木藤伸宏ほか．内側型変形性膝関節症の外部膝関節内反モーメントと疼痛，身体機能の関係．理療科 2008; **23**: 633-644
4) 青木　修ほか．重度変形性膝関節症患者の膝関節位置覚に対する装具療法の効果．理療科 2008; **23**: 491-494
5) 岡本卓也ほか．歩行解析を用いた変形性膝関節症に対する装具療法の検討．別冊整形外科 2015; **67**: 121-124
6) 長崎浩爾ほか．変形性膝関節症に対する装具療法の効果発現機序に関する生体力学的検討．日臨バイオメカ会誌 2000; **21**: 247-252
7) Deie M et al. The effects of an unloading knee brace and insole with subtalar strapping for medial osteoarthritis of the knee. Int J Clin Med 2013; **4**: 6-12
8) Komistek R et al. An vivo analysis of the effectiveness of the osteoarthritic knee brace during heel-strike of gait J Arthroplasty 1999; **14**: 738-742
9) Brouwer RW et al. Brace treatment for osteoarthritis of the knee: a prospective randomized multi-centre trial Osteoarthritis Cartilage 2006; **14**: 777-783
10) Yasuda K, Sasaki T. The mechanics of treatment of the osteoarthritic knee with a wedged insole. Clin Orthop Relat Res 1987; **215**: 162-172
11) Uchio Y et al. Effectiveness of an insole with a lateral wedge for idiopathic osteonecrosis of the knee. J Bone Joint Surg Br 2000; **82**: 724-727
12) Hinman RS et al. Laterally wedged insoles in knee osteoarthritis: do biomechanical effects decline after one month of wear? BMC Musculoskelet Disord. 2009; **10**: 146

3. 手術療法

# 3 手術療法

## ❶ 手術適応と治療法

### ここが大事！

- 変形性膝関節症（膝OA）に対する手術治療では手術手技のみならず，患者選択が最も重要である．
- 手術適応および手術によって期待される効果を患者と十分話し合ったうえで手術を行うか否かを決定する．

### 最新のトピック

- 現在の膝OAに対する手術治療は変性した半月板の切除や下肢アライメントの矯正，人工関節置換術が主流である．
- 近年では種々の幹細胞を利用した半月板再生，軟骨再生に関する研究が進められており，将来的には再生医療が外科的治療の選択肢のひとつになることが期待される．

### ガイドラインでの位置づけ

日本整形外科学会委員会によるOARSIガイドラインの推奨事項の評価

- 膝OAに対する鏡視下デブリドマンの効果に関しては短期的な症状緩和効果は示されているが，プラセボ効果に起因する効果である可能性も示唆されており，日本整形外科学会委員会による推奨度はCとなっている．
- 内側型膝OAによる症状が著しい若年患者では高位脛骨骨切り術（HTO）を行うことにより関節置換術の適応を約10年遅らせることができる場合があり，日本整形外科学会委員会による推奨度はBとなっている．
- 単顆膝関節置換術（UKA）は膝関節の内または外側どちらかに限定された膝OA患者に有効であり，日本整形外科学会委員会による推奨度はCとなっている．
- 内側型膝OAに対し非薬物療法と薬物療法の併用によって十分な疼痛緩和と機能改善が得られない膝OA患者においては人工関節置換術を考慮するべきであり，日本整形外科学会委員会による推奨度はAとなっている．

### Ａ 手術適応

　変形性膝関節症（膝OA）は日常診療において遭遇する頻度の高い疾患であり，有症状の膝OAに対する治療の第一選択は，減量，生活指導，筋力強化，リハビリテーション，装具療法，薬物治療といった保存治療である．しかしながら，これらの保存治療に抵抗する症例に対しては

**145**

第3章　変形性膝関節症の外来診療

種々の手術治療を選択することになる．膝OAにおける手術治療として，鏡視下デブリドマン，高位脛骨骨切り術（HTO），人工膝単顆置換術（UKA），人工膝関節全置換術（TKA）があげられる．手術適応を決定する際には多岐にわたる膝OAの病態を理解し，患者背景も考慮する必要がある．また，各術式の適応，有用性，合併症や後療法，予後について熟知しておかなければならない．

# B 治療法

## 1）関節鏡視下デブリドマン

　関節鏡視下デブリドマンでは，関節洗浄，変性断裂した半月板の切除，変性あるいは剝離した軟骨の切除，軟骨欠損部に対する骨穿孔術やマイクロフラクチャー法，遊離体の除去，滑膜切除などが一般的に行われる手技である．また，膝蓋大腿関節（PF関節）に関節症性変化を認める症例では外側膝蓋支帯切離も選択肢となる．膝OAに対する関節鏡視下デブリドマンは低侵襲手術であるため，比較的早期の膝OAで下肢アライメントが保たれている症例で，変性断裂した半月板や関節内遊離体による引っかかり感，嵌頓症状といった機械的要因やそれに伴う滑膜炎が生じている場合に適応となる．進行期の膝OAであっても，併存する合併症や様々な理由によって骨切り術や人工関節置換術が施行できない場合，十分なインフォームドコンセントを行い，患者の理解が得られれば選択可能な治療法のひとつとなる．

### ①関節洗浄

　関節洗浄は既存のガイドラインにおいて膝OA患者に有用な治療とされており，内側型膝OAに対する関節洗浄では10％程度の症例で短期的な疼痛緩和効果があるとされている．しかしながら，皮膚切開を伴うプラセボ手術と比較して術後のアウトカムに有意差を示さなかったという報告もあり[1]，関節洗浄単独による治療効果にはプラセボの影響がある可能性がある．

### ②半月板切除（図1）

　一般的に膝OAに合併する半月板損傷は，内側半月板中節〜後節で無血行野であるwhite-white zoneに変性断裂を認め，断裂部の治癒は困難である場合が多い．radiofrequency（RF）は変性断裂した半月板の毛羽立ちや切除縁をトリミングすることに有用なデバイスであり，断裂部の安定化にも効果があるとされている．しかしながら，RFによって発生する熱の関節軟骨への影響が懸念され，RFの使用によって大腿骨顆部の骨壊死が生じた例も報告されている[2]．したがって，RFの使用は必要最小限にとどめるべきであり，定期的に灌流液を関節外へ流出させるといった配慮が必要である．

　半月板部分切除の術後成績に関してYimら[3]は術後2年の時点でリハビリテーションのみを行った群と比較して疼痛，膝関節機能，患者満足度において差がなかったこと，Sihvonenら[4]は鏡視下半月板部分切除とシャム手術の術後成績を比較し，いずれの群においても術後1年での疼痛，Lysholmスコアは有意に改善したが群間に有意差は認めなかったことを報告している．一方，Gauffinら[5]は鏡視下半月板部分切除を行った群が保存治療群と比較して疼痛スコアの改善が有意に大きかったことを報告しており，半月板部分切除単独における短期臨床成績に関しては統一した見解がないといえる．半月板部分切除後の人工関節置換術にいたるリスクを検討

**146**

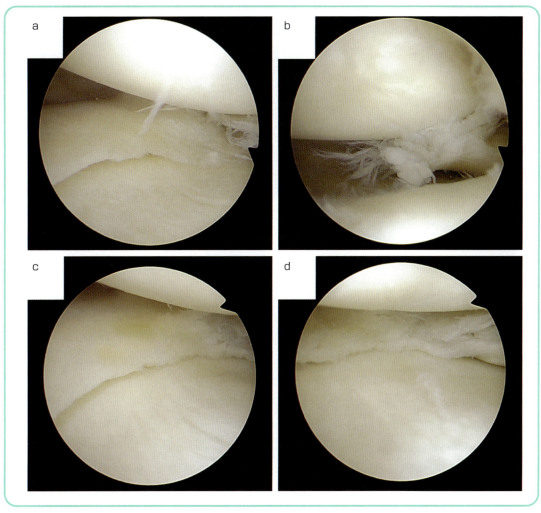

**図1　内側半月板変性断裂に対する部分切除術**
　a, b：内側半月板後節に変性断裂を認める.
　c, d：部分切除後.

した多施設調査では，半月板部分切除を施行された群ではハザード比が3.03倍であったという報告もある[6]．これらの過去の報告から，膝 OA に対する鏡視下半月板部分切除術は除痛が得られる術式であることに異論はないが，その改善の程度は保存治療とほぼ同等であると考えられる．変性断裂した半月板によるロッキング症状を認める症例ではよい適応であるものの，混在するその他の病態も総合的に判断したうえで適応を判断する必要がある．

③変性軟骨の切除および軟骨欠損部に対する骨穿孔術・マイクロフラクチャー法（図2）

　関節鏡所見にて剥離しかけている軟骨や変性軟骨を鋭匙や電動シェーバーを用いて郭清し，軟骨下骨を露出させる．アイスピック様のオウルを用いて軟骨下骨に穴をあけるマイクロフラクチャー法は Steadman によって提唱された術式であり[7]，この専用器具は大腿骨側のみならず，脛骨や膝蓋骨の穿孔にも有用である．手技が終了したあとには灌流液を止めて穿孔部からの出

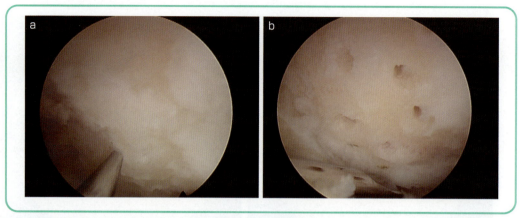

図2 軟骨欠損部に対するマイクロフラクチャー

血を確認する．本術式は骨髄組織からの幹細胞を誘導し，線維軟骨によって軟骨欠損部を被覆することを目的に行われるものであるが，正常の硝子軟骨とは生体力学的に異なる．術後の長期成績が良好であったという報告も存在するが，軟骨損傷に対するマイクロフラクチャー法は年齢が高くなるほど，損傷部位が大きくなるほど術後成績が不良であるとされている[8]．したがって高齢者の膝 OA に対して安定した成績が得られるかどうかは不明な点もあり，年齢や関節症の進行度，術前画像評価による軟骨欠損のサイズなどを総合的に判断し手術適応を決定する必要がある．

④遊離体除去（図3）

関節内遊離体によるロッキング症状を伴う膝 OA で適応となる．術前準備として単純 X 線，CT，MRI 所見から遊離体の位置を確認しておく．術前の待機期間中に遊離体が移動している可能性があるため，術直前に再度画像検査を行うことも術中トラブルを回避するためには重要である．特に遊離体は内・外側谷部に認めることも多いため，この部位を注意深く観察する．遊離体の摘出にはグラスパーや髄核鉗子を使用するが，小さな皮切から無理に摘出を試みると遊離体が関節包に引っかかり，見失う危険性があるため遊離体の大きさに応じてポータルの皮切を拡大しておく必要がある．

⑤外側膝蓋支帯切離

PF 関節における内圧を減少させることを目的とし，外側膝蓋支帯を頭尾側方向へ切離する．PF 関節 OA に対する外側膝蓋支帯切離術の短期成績は良好であると報告されているが，Aderinto ら[9]は 60 症例中 4 例（6.7％）は術後平均 13.8 ヵ月で症状が再燃したために TKA を施行したと報告している．Fosco ら[10]は鏡視下外側膝蓋支帯切離術にヒアルロン酸関節内注射を併用することで疼痛 VAS が 68.5％改善し，Kujala スコアは 45.8 点から 82.7 点へ有意に改善したことを報告している．しかしながら外側膝蓋支帯切離術の長期成績に関しては明らかではない．

## 2）高位脛骨骨切り術（high tibial osteotomy：HTO）

HTO は内反変形した脛骨に対して外反骨切りを行うことで，内側にシフトした下肢機能軸

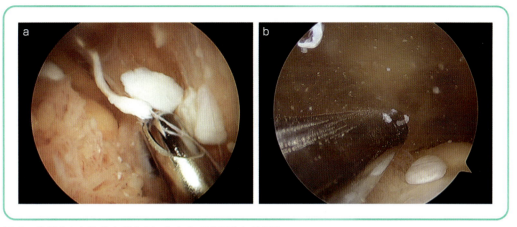

図3 谷部(a)や膝蓋上嚢(b)に存在する遊離体と軟骨片

(Mikulicz 線)を外側へ移動させることが基本的な概念である．最大の利点は膝関節を温存することで高い活動性も維持することが可能である点である．骨切りの方法に関しては様々な報告があるが脛骨近位内側部を骨切りする opening wedge HTO（OWHTO）と脛骨近位外側部を骨切りする closed wedge HTO（CWHTO）の 2 つの手技に分類される．OWHTO の利点として腓骨の骨切りを必要としない，腓骨神経損傷のリスクが低い，下肢の短縮が生じない，骨欠損が生じないといったことがあげられるが，骨移植が必要となるため骨癒合不全の問題があげられる．CWHTO では OWHTO と比較して大きな矯正が可能であり，骨癒合の観点からも優れているが腓骨の骨切りが必要であることや腓骨神経損傷のリスクがあること，下肢短縮といった問題点がある．

①適応

大腿脛骨関節の内側コンパートメントに限局した OA 変化を認め，大腿脛骨角（femoro-tibial angle：FTA）185°以下の内反変形を有する症例がよい適応である．外側大腿脛骨関節や膝蓋大腿関節は正常あるいは変性が軽度である症例が望ましい．年齢に関しては 50〜60 歳代以下が一般的な適応となる．術前の徒手検査あるいはストレス撮影にて著しい膝関節不安定性を認める場合は適応外となる．過去には前十字靱帯（ACL）機能不全がある場合は HTO の適応外と考えられてきたため，ACL 再建術との同時手術も報告されている．近年では ACL 不全膝に対する HTO 単独手術では脛骨関節面の後方傾斜を減少させることで膝関節安定性が改善するという報告もある[11]．膝関節可動域に関しては屈曲 90°以上，伸展 −15°以下が適応とされている．肥満症例や隣接関節（股関節・足関節）に障害がある場合は成績不良因子となる．本手術では術後の免荷が必要であり，後療法への理解が必要であるため認知症の高齢者では適応外となる．また，関節リウマチのような炎症性疾患や神経病性関節症，脳血管障害による重度の麻痺がある症例も適応外である．術中の骨切りや矯正操作，術後の骨癒合に影響するため骨粗鬆症の評価も術前に行っておく必要がある．

術前プランニングでは FTA 170°を目標に矯正角度を決定し，術前に骨切り部の開大距離を計測しておく．

②術後成績

　TKA への conversion をエンドポイントとした生存率に関して，Weale ら[12] は術後 5 年で 89％，10 年で 63％，Hernigou ら[13] は術後 5 年で 94％，10 年で 85％，15 年で 68％，Akizuki ら[14] は術後 10 年で 97.6％，術後 15 年で 90.4％であったと報告している．一般的に HTO 後 10 年間の成績は良好であるが術後 15 年以降には生存率が低下してくるとされている．

　CWHTO と OWHTO の比較では，Schallberger ら[15] は 16.5 年の経過観察で生存率，臨床スコアに差がなかったと報告している．また，Duivenvoorden ら[16] は術後 6 年の経過で疼痛，膝関節機能，患者立脚型評価において両術式間に差はなかったことを報告している．しかし，合併症の発生率は CWHTO の 9％に対して OWHTO では 38％と有意に高かったこと，TKA への conversion は CWHTO の 22％に対して OWHTO では 8％と有意に低かったと述べている．

③症例提示：50 歳女性

　【病歴】2 年前から持続する左膝痛を主訴に受診した．職業はデスクワークであったが趣味でダンス，よさこいを行っていた．

　【身体所見】膝関節可動域は伸展 0°，屈曲 145°であり深屈曲時に疼痛の増悪を認めた．膝蓋跳動が陽性で内側関節裂隙に圧痛を認めた（図 4，図 5）．

　【経過】初期 OA の診断で OWHTO を施行した（図 6，図 7）．

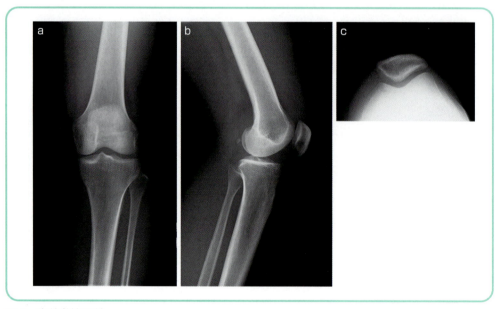

図 4　術前単純 X 線
　　　FTA は 178°であり内側関節列隙の狭小化を認める．PF 関節に OA 変化は認めない．

3. 手術療法

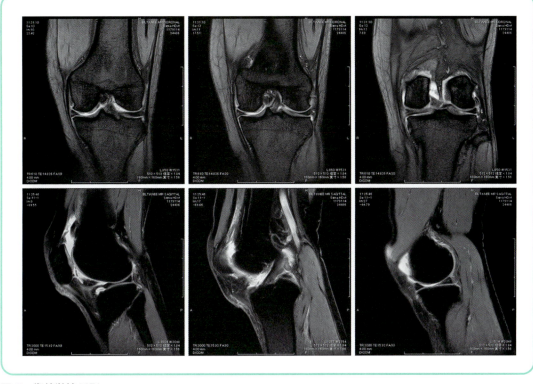

図5　術前単純 MRI
　内側コンパートメントにおいて軟骨の菲薄化と内側半月板の輝度変化を認める．ACL の描出は良好であり，外側コンパートメントには OA 変化は明らかでない．

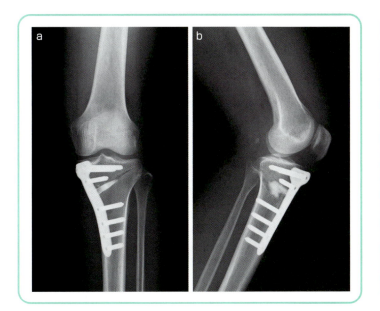

図6　術後単純 X 線
　FTA は 171°へ矯正された．

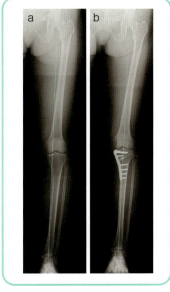

図7　術前後下肢全長単純 X 線
　a：術前の Mikulicz 線は内側から 34%を通過．
　b：術後は内側から 52%を通過．

3　変形性膝関節症の外来診療

第3章　変形性膝関節症の外来診療

### 3）人工膝単顆置換術（unicompartmental knee arthroplasty：UKA）

#### ①適応と術前計画

　UKA は変性した単顆のみ置換する術式であり，後述する TKA と比較して骨切除量も少なく低侵襲な手術である．UKA の利点として ACL，PCL 機能の温存により生理的な roll back 機能が温存される点，術後可動域の損失が少ない点，低侵襲手術であるため出血量や感染といった合併症のリスクが TKA と比較して少ない点があげられる．近年では機種や手術手技の発展から良好な長期成績も報告されているが，UKA において安定した臨床成績を得るためには患者選択が重要である．手術適応に関する重要な点は年齢，体重，活動性，可動域や変形の程度である．様々な機種や手術手技における長期成績から，報告によって手術適応は若干異なるものの，基本的には 1989 年に Kozinn ら [17] が提唱した classical indication が現在まで継承されてきている（表 1）．

　機種選択に関しては fixed bearing 型 UKA と mobile bearing 型 UKA のそれぞれの特徴を理解する必要がある．fixed bearing 型 UKA はポリエチレンインサートが平坦であるため大腿骨コンポーネントとは点接触となる．したがって，摩耗に対しては不利でありインプラントのゆるみによる再置換のリスクが生じる．mobile bearing 型 UKA はポリエチレンの摺動面が ball and socket の形状になっているため摩耗に対しては有利である．しかしながら，内側側副靱帯や軟部組織のバランスが不良であれば bearing 脱臼の危険性がある．

　ⅰ）適応疾患：UKA は内側あるいは外側の単顆に生じた膝 OA と特発性骨壊死が適応となり，関節リウマチなどの炎症性疾患は関節全体に障害をきたすため適応外となる [17]．偽痛風に関してはその他のコンパートメントにも炎症が波及している可能性がある．術後に症状が出現する可能性もあり UKA の生存率が低下するという報告があるが，症例を選べば必ずしも適応外ではないという報告もあり，統一した見解はない．

　ⅱ）年齢・活動性：患者の年齢や活動性に関しては一定の基準は存在せず，近年では若年者に対する UKA の適応が拡大しているが，若年者ほど再置換率が高くなることも報告されている．UKA は骨切除量も少なく，HTO に比較して TKA への conversion も比較的容易であることから欧米では若年者に対する time saving surgery とする考えもある．しかし，患者にとっての final surgery とするためには活動性の高くない高齢者が適応であるとする考えが一般的である．

### 表1　UKA の適応

| 年齢 | 60 歳以上 |
|---|---|
| 体重 | 82kg 未満 |
| 患者活動性 | 非常に高い活動性や重労働者は適応外 |
| 患者 | 安静時に少なく，荷重時や歩行で増強する |
| 可動域 | 90°以上で屈曲拘縮が 5°未満 |
| 変形 | 15°未満（内反 10°，外反 15°未満）<br>ACL/PCL 機能が保たれている<br>非置換側と膝蓋骨に OA 変化がない<br>炎症性疾患は除外 |

（文献 17，18 を参考に作成）

**152**

iii）可動域：術前に屈曲拘縮が存在する症例では術中に軟部組織の剥離が必要となる．術後に残存する屈曲拘縮は成績不良因子となるため，高度の屈曲拘縮が存在する症例では適応外である．

iv）ACL：ACL不全膝に対するUKAは反対側コンパートメントに障害をきたすため禁忌であることは知られている．しかし，UKAの適応となる年代ではACLの変性が生じている可能性もあり，どの程度の変性まで許容されるかということに関しては明らかではない．膝OAにおいては徒手検査であるLachman testにMRI評価を加えることでACLの状態をより正確に診断できることが報告されていることから，術前MRIは必須の検査であるといえる．

v）障害コンパートメント：膝蓋大腿（PF）関節の変性に関しては，術前にKellgren-Lawrence分類でGrade 2以下のPFOAであればOAがない群におけるUKAと同等の術後成績が得られることが報告されている．PFOAの進行は術後成績不良因子となりTKAへのconversionが必要になる因子のひとつと考えられており，中等度以上のPFOAに関しては適応を慎重に検討するべきである．また，UKAは外側コンパートメントのOAに対しても適応となり，近年では良好な成績も報告されている．

vi）変形・アライメント：UKAは術中の骨棘切除と最低限の軟部組織剥離のみで機能軸の矯正が可能である症例が適応であると考えられる．術中にどの程度矯正が可能であるかを予測するためには術前のストレスX線撮影が有用である．外反ストレスによりFTAの矯正が可能であり，矯正した状態で外側関節裂隙が保たれていることを術前に確認することが重要である．

②術後成績

安定した術後成績が報告されているmobile bearing型UKAの術後10～15年生存率は85～97％であり，再手術にいたる主な原因としては外側コンパートメントのOA進行，無菌性のゆるみ，ポリエチレンインサートの脱臼，疼痛などがある．また，近年の報告ではPF関節の問題やポリエチレンの摩耗による再手術は少ないとされている[19]．mobile bearing型UKAを施行した825膝の検討では膝関節可動域は平均122°であり，患者立脚型評価で86％の症例がexcellentからgoodであったと報告されている[20]．Hamiltonら[21]は，fixed bering型UKAを施行した517例において術後6年のインプラント生存率は92％であり，再手術となった症例の原因は無菌性のゆるみ，OA進行，感染，疼痛，脛骨骨折であったと報告している．mobile bearing型UKAとfixed bearing型UKAの比較では15年以上の経過で生存率，再手術率，臨床スコアに差がなかったという報告がある[22]．

③症例提示：69歳女性

【病歴】1年前から持続する左膝痛を主訴に近医を受診し保存治療を行うも症状の改善がなく当科初診となった．

【身体所見】膝関節可動域は伸展0°，屈曲150°であった．膝蓋跳動が陽性で内側関節裂隙および大腿骨内側顆に圧痛を認めた（図8，図9）．

【診断・治療】大腿骨内顆骨壊死の診断でmobile-bearing型UKAを施行した（図10）．

第3章 変形性膝関節症の外来診療

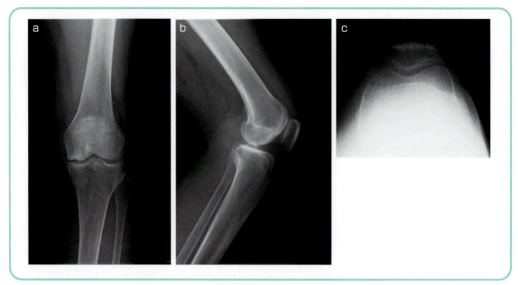

図8 術前単純X線：大腿骨内顆骨壊死

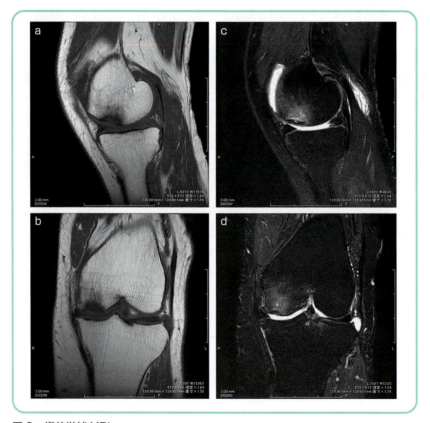

図9 術前単純MRI
　　大腿骨内側顆にT1低信号を示す病巣（a, b）とSTIRで周囲に骨髄浮腫像を認める（c, d）.

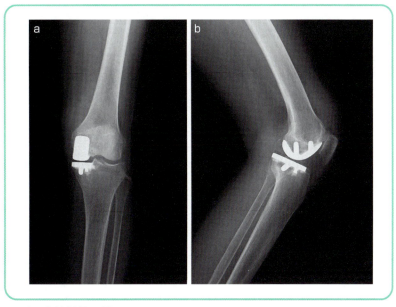
図10　術後単純X線

### 4）人工膝関節全置換術（total knee arthroplasty：TKA）
#### ①適応と術前計画

　TKAの一般的な適応疾患は保存治療に抵抗する膝OAや関節リウマチである（表2）[23,24]．痛みに対する耐用性は患者それぞれによって異なるが，疼痛はTKAの適応を決定するうえで重要な要素である．画像所見や身体所見（可動域・不安定性など）のみならず年齢や体重も考慮して適応を決定する必要がある．近年では人工関節の機種や画像支援機器の改良，手術手技の進歩により従来よりも年齢の適応は低くなってきているが，55歳以下の若年者や高度肥満症例では成績が劣ることを認識しておかなければならない．関節リウマチでは早期に関節破壊や機能障害が生じるため若年でもTKAの適応となることがある．膝OA，関節リウマチのいずれであってもTKAの適応は慎重に決定するべきであり，病期に限らず3～6ヵ月間の保存療法を行い，治療への反応性を確認するべきである．TKA術後の患者満足度は術者が予想するよりも高くない場合があり，術前の治療期間を通して患者と医師の信頼関係を築くという観点からも重要であると考えられる．

　TKAにおいてはインプラント設置位置や軟部組織バランスが術後成績に影響するため綿密な

表2　TKAの適応

| | |
|---|---|
| 病態 | 膝OAまたは関節炎<br>X線変化あり<br>少なくともひとつのコンパートメントは軟骨下骨の露出を伴った状態 |
| 症状 | 治療反応性に乏しい強い膝痛<br>機能障害（歩行距離の減少や仕事の継続困難など）<br>保存治療に抵抗 |
| 手術的要因 | 骨切り術などの他の手術適応がない<br>人工関節置換術が技術的に可能 |
| 患者 | 全身状態に大きな問題がない<br>インフォームドコンセントにより同意が得られている |

（文献23，24を参考に作成）

術前計画を立てることが手術成功の鍵となる．術前には膝関節正面・側面像，膝蓋骨軸写像，下肢全長正面像の単純 X 線画像を撮影し個々の症例の骨形態や骨欠損の有無，下肢機能軸，解剖軸を評価する．関節不安定性のある症例，骨欠損が大きい症例や変形が強い症例ではストレス撮影，CT，MRI 検査も必要である．変形の強い症例においては局所の骨形状に左右されずに下肢アライメントを整えることが可能であり，更に屈曲・伸展位での軟部組織バランスの調整も容易であるナビゲーションシステムの使用も有用である[25]．

術前の可動域や不安定性の評価に加え，これらの画像評価を総合的に判断し手術アプローチの検討も行う．通常の内反膝に対する TKA では内側アプローチで展開を行うのが一般的であるが，外反膝に対する TKA では外側軟部組織の短縮，内側支持機構の弛緩が様々な程度で存在しているため展開の過程で腸脛靱帯の剝離や外側支帯切離などを行うことが可能な外側アプローチが有用である[26]．

テンプレーティングでは単純 X 線画像による二次元テンプレーティング（図 11）が基本であるが，CT 画像による三次元テンプレーティング（図 12）を追加することでより詳細な術前計画を立てることが可能である．三次元テンプレーティングではインプラントの回旋設置角度や骨性被覆について術前に評価できるという利点があり，特に変形や骨欠損が大きい症例では有用である．

②術後成績

TKA のデザインには様々な選択肢があるが，通常の膝 OA に対する初回手術において選択しうる人工関節のコンセプトには cruciate retaining（CR），posterior stabilized（PS），cruciate substituting（CS）がある．TKA 後の臨床成績に関しては機種やデザインコンセプト，手術手技などを比較する報告が多数存在するが，近年の報告では術後約 10 年の生存率は 96〜97％であり[27〜30]，約 15 年の生存率も 95％前後であると報告されている[31,32]．

TKA において膝蓋骨を置換するか否かについては意見が分かれるところである．Mayman ら[33]は術後 8〜10 年の経過で膝蓋骨置換群と非置換群の間には膝関節スコアにおいて差がなかったが，歩行や階段昇降での膝前面痛は膝蓋骨置換群で有意に少なかったことを報告している．

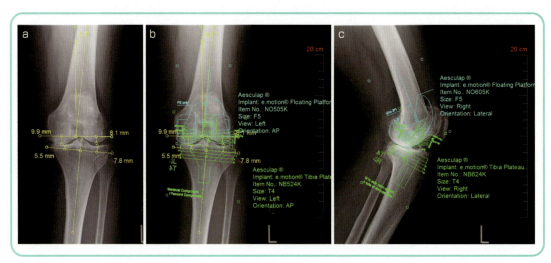

図 11　二次元テンプレーティング

3. 手術療法

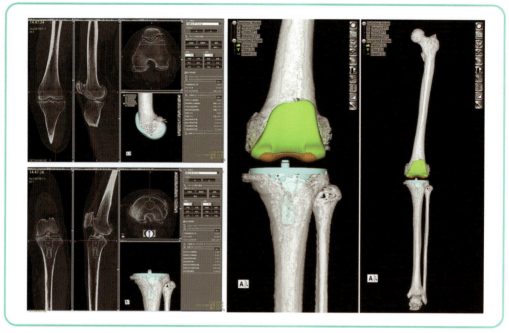

図12 三次元テンプレーティング

Watersら[34]は膝蓋骨非置換群において高率に膝前面痛が発生することから技術的に可能であれば膝蓋骨を置換することを推奨している．しかしながら膝蓋骨置換例では術後の膝蓋骨骨折の発生が有意に増加することも明らかとなっている[35]．近年のメタアナリシスでは膝蓋骨を置換することによって術後の膝関節スコアが高く，再手術率が低下することが述べられている[36]．

③症例提示：77歳女性

【病歴】右膝OAの診断で3年前から近医でヒアルロン酸関節内注射による保存治療を行うも症状の改善がなく当科初診となった．

【身体所見】膝関節可動域は伸展−15°，屈曲110°であった．膝蓋跳動は認めず，内側関節裂隙および外側関節裂隙に圧痛を認めた（図13）．

【診断・治療】Kellgren-Lawrence分類でGrade 4の膝OAと診断しTKAを施行した（図14，図15）．

## 文献

1) Moseley JB et al. A controlled trial of arthroscopic surgery for osteoarthritis of the knee. N Engl J Med 2002; **347**: 81-88
2) Sasaki N et al. Severe valgus knee deformity caused by chondronecrosis after using a radiofrequency device. J Orthop Sci 2014; **19**: 1046-1050
3) Yim JH et al. A comparative study of meniscectomy and nonoperative treatment for degenerative horizontal tears of the medial meniscus. Am J Sports Med 2013; **41**: 1565-1570
4) Sihvonen R et al. Arthroscopic partial meniscectomy versus sham surgery for a degenerative meniscal tear. N Engl J Med 2013; **369**: 2515-2524
5) Gauffin H et al. Knee arthroscopic surgery is beneficial to middle-aged patients with meniscal symptoms: a prospective, randomised, single-blinded study. Osteoarthritis Cartilage 2014; **22**: 1808-1816

第 3 章　変形性膝関節症の外来診療

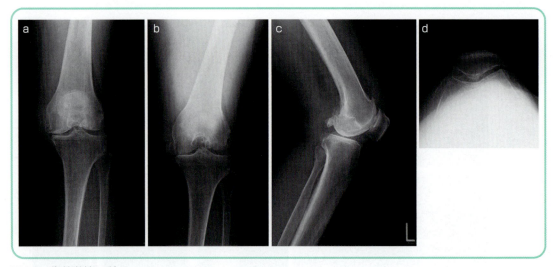

図13　術前単純 X 線
内側コンパートメントでは関節列隙の狭小化と骨棘形成，外側コンパートメント，PF 関節にも OA 変化を認める．

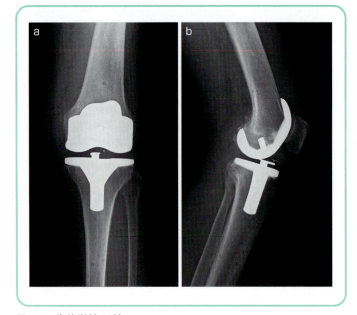

図14　術後単純 X 線

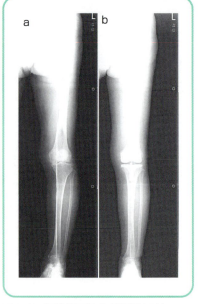

図15　術前後下肢全長単純 X 線
　a：術前の Mikulicz 線は内側から 22％を通過．
　b：術後は内側から 50％を通過．

6) Rongen JJ et al. Increased risk for knee replacement surgery after arthroscopic surgery for degenerative meniscal tears: a multi-center longitudinal observational study using data from the osteoarthritis initiative. Osteoarthritis Cartilage 2017; **25**: 23-29
7) Steadman JR et al. Microfracture: surgical technique and rehabilitation to treat chondral defects. Clin Orthop Relat Res 2001; **391** (Suppl): S362-S369
8) Gobbi A et al. Long-term results after microfracture treatment for full-thickness knee chondral lesions in athletes. Knee Surg Sports Traumatol Arthrosc 2014; **22**: 1986-1996

3. 手術療法

9) Aderinto J et al. Lateral release for patellofemoral arthritis. Arthroscopy 2002; **18**: 399-403

10) Fosco M et al. Proposal of a therapeutic protocol for selected patients with patellofemoral knee osteoarthritis: arthroscopic lateral retinacular release followed by viscosupplementation. Musculoskelet Surg 2016; **100**: 171-178

11) Herman BV et al. High tibial osteotomy in the ACL-deficient knee with medial compartment osteoarthritis. J Orthop Traumatol 2016; **17**: 277-285

12) Weale AE et al. High tibial osteotomy using a dynamic axial external fixator. Clin Orthop Relat Res 2001; **382**: 154-167

13) Hernigou P et al. Open wedge tibial osteotomy with acrylic bone cement as bone substitute. Knee 2001; **8**: 103-110

14) Akizuki S et al. The long-term outcome of high tibial osteotomy: a ten- to 20-year follow-up. J Bone Joint Surg Br 2008; **90**: 592-596

15) Schallberger A et al. High tibial valgus osteotomy in unicompartmental medial osteoarthritis of the knee: a retrospective follow-up study over 13-21 years. Knee Surg Sports Traumatol Arthrosc 2011; **19**: 122-127

16) Duivenvoorden T et al. Comparison of closing-wedge and opening-wedge high tibial osteotomy for medial compartment osteoarthritis of the knee: a randomized controlled trial with a six-year follow-up. J Bone Joint Surg Am 2014; **96**: 1425-1432

17) Kozinn SC, Scott R. Unicondylar knee arthroplasty. J Bone Joint Surg Am 1989; **71**: 145-150

18) 堀内博志, 秋月　章. 人工膝関節置換術の基本手技―人工膝単顆置換術. パーフェクト人工膝関節置換術, 金芳堂, p.62-66, 2016

19) Mohammad HR et al. Long-term outcomes of over 8,000 medial Oxford Phase 3 Unicompartmental Knees-a systematic review. Acta Orthop 2018; **89**: 101-107

20) Alnachoukati OK et al. Eight Hundred Twenty-Five Medial Mobile-Bearing Unicompartmental Knee Arthroplaties: The First 10-Year US Multi-Center Survival Analysis. J Arthroplasty 2018; **33**: 677-683

21) Hamilton WG et al. Mid-term survivorship of minimally invasive unicompartmental arthroplasty with a fixed-bearing implant: revision rate and mechanisms of failure. J Arthroplasty 2014; **29**: 989-992

22) Parratte S et al. No long-term difference between fixed and mobile medial unicompartmental arthroplasty. Clin Orthop Relat Res 2012; **470**: 61-68

23) Carr AJ et al. Knee replacement. Lancet 2012; **379**: 1331-1340

24) 池内昌彦. 人工膝関節置換術の基本手技―適応と禁忌. パーフェクト人工膝関節置換術, 金芳堂, p.62-66, 2016

25) 石橋恭之, 津田英一. Image-free navigation. 人工膝関節置換術―適切なアライメントとバランスの獲得をめざして. OS NOW Instruction 5, メジカルビュー社, p.125-138, 2008

26) 石橋恭之. 困難例に対する人工膝関節置換術―高度外反膝. パーフェクト人工膝関節置換術, 金芳堂, p.156-161, 2016

27) Chang MJ et al. Long-term follow-up and survivorship of single-radius, posterior-stabilized total knee arthroplasty. J Orthop Sci 2018; **23**: 92-96

28) Ulivi M et al. Survivorship at minimum 10-year follow-up of a rotating-platform, mobile-bearing, posterior-stabilised total knee arthroplasty. Knee Surg Sports Traumatol Arthrosc 2015; **23**: 1669-1675

29) Bistolfi A et al. NexGen® LPS mobile bearing total knee arthroplasty: 10-year results. Knee Surg Sports Traumatol Arthrosc 2014; **22**: 1786-1792

30) Schwartz AJ et al. Cruciate-retaining TKA using a third-generation system with a four-pegged tibial component: a minimum 10-year followup note. Clin Orthop Relat Res 2010; **468**: 2160-2167

31) Schiavone Panni A et al. Long-term follow-up of a non-randomised prospective cohort of one hundred and ninety two total knee arthroplasties using the NexGen implant. Int Orthop 2017; **41**: 1155-1162

32) Martin A et al. Long term survivorship following Scorpio Total Knee Replacement. Knee 2015; **22**: 192-196

33) Mayman D et al. Resurfacing versus not resurfacing the patella in total knee arthroplasty: 8- to 10-year results. J Arthroplasty 2003; **18**: 541-545

34) Waters TS et al. Patellar resurfacing in total knee arthroplasty. A prospective, randomized study. J Bone Joint Surg Am 2003; **85-A**: 212-217

35) Grace JN et al. Fracture of the patella after total knee arthroplasty. Clin Orthop Relat Res 1988; **230**: 168-175

36) Tang XB et al. A Meta-Analysis of Patellar Replacement in Total Knee Arthroplasty for Patients With Knee Osteoarthritis. J Arthroplasty 2018; **33**: 960-967

第3章　変形性膝関節症の外来診療

# 3 手術療法

## ❷ 後療法・リハビリテーション

### ここが大事！

- 患者のニーズを把握し，個別に目標設定する．
- 高強度筋力強化と対称性荷重練習で身体活動レベルを向上させる．
- coping skill 習得で恐怖起因性活動制限（fear-induced activity limitation：FIAL）を抑制する．
- self-efficacy 向上でリハビリテーションを継続する．

### 最新のトピック

- 後療法は近年大きく変革している．
- 能動的リハビリテーションを促し，個別目標設定と自己評価により self-efficacy を高め，coping skill を身につけることで痛みや転倒に対する恐怖起因性活動制限を抑制して，退院後数ヵ月間までリハビリテーション継続を目指す．
- 早期機能回復プログラムにより，高強度筋力強化練習で下肢や殿筋と体幹筋を鍛え，歩行再教育での対称性荷重歩行練習や機能的運動療法によりバランスと筋持久力および関節可動性を改善する．
- 痛みのない実用的な日常生活動作の獲得，普通の速度と歩幅での長距離歩行や容易な階段昇降および社会活動への参加など健康関連生活の質（HRQOL）向上を目標とする．

### ガイドラインでの位置づけ

- SOR（strength of recommendation）は OARSI/日本整形外科学会，推奨度は日本整形外科学会/日本理学療法士協会の順に記載する．
- 患者教育と生活指導：SOR；97%/97%，推奨度；A/A
- 運動療法についての理学療法士による評価と指示・助言：SOR；89%/86%，推奨度；B/A
- 定期的な有酸素運動，筋力増強運動，関節可動域運動の実施と継続：SOR；96%/94%，推奨度；A/A
- 標準体重を超過する患者への体重減量療法と維持：SOR；96%/96%，推奨度；A/A
- 以下に日本理学療法士協会の推奨度を示す．
- 術後早期の自動運動による関節可動域運動：A，他動的関節可動域運動：D
- 漸増的筋力増強運動：A，機能的運動療法：A，協調性運動：A，徒手療法：B

160

## 3. 手術療法

## A 高位脛骨骨切り術（HTO）後のリハビリテーション

大腿四頭筋など下肢と殿部の筋力増強練習および膝可動域訓練を術前から積極的に行う．創部の疼痛と腫脹が落ち着く術後1週前後から患肢に部分荷重を開始し，2～3週間で杖を用いて全荷重歩行を許可する．歩行や階段昇降が痛みなく安定して可能となったら退院を許可し，退院後は通院リハビリテーションを術後3ヵ月ほど継続して歩行がバランスよく可能となったら杖を除去する．下肢の筋力と膝の円滑な動きが再獲得されると，速歩やしゃがみ込み動作などが以前の生活に戻ったように痛みなく可能となる例が多い．しかし，術前に膝の伸展制限を有する例では，手術により伸展は改善しないので術前から膝を伸ばしておく練習が必要である．注意点として，術後に過剰な負荷を加えると，骨切りした部のヒンジとなる脛骨皮質骨部に骨折を生じる危険性や変形性関節症が急速に悪化する可能性がある．痛みを訴える部位と痛みの程度を丁寧に確認して，その都度適切なリハビリテーション内容を処方する必要がある．

## B 人工膝関節全置換術（TKA）後のリハビリテーション

### 1）患者満足度とリハビリテーションの目標

患者満足度とは術前の期待度が医療サービスによって満たされる度合いである．膝関節は大腿骨と下腿骨および膝蓋骨の3つの骨で構成されており，それぞれに筋腱と靱帯が付着しているため下肢全体の動きの中心として繰り返す慢性的なストレスの影響を受けやすく，腰椎や他関節の合併疾患も満足度に影響する．中原ら[1]の患者立脚型満足度調査によると，連続した階段昇降や車への乗り降り，横歩きやスクワットなどが満足度に影響していた．術後リハビリテーションは除痛と関節可動域改善，歩行や階段昇降などの基本的活動能力向上，スポーツと旅行を含む社会活動性の改善，すなわち健康関連QOL（health related quality of life：HRQOL）向上を目標とする．

### 2）患者教育と生活指導

術前に患者のニーズを把握し，術後一定期間は疼痛や機能制限が残存することを十分に説明したうえで，運動を含んだ個別のリハビリテーションプログラムを指導することが重要である．飛永ら[2]はTKA患者の退院後における身体活動量は極めて低く，膝伸展筋力と移動能力およびself-efficacy（自己効力感）を高めることが重要と述べている．TKA後1日8,000歩以上に達した者は20％に過ぎず，1日の平均歩数は肥満や女性および併存症の多さと関連しているので，身体活動レベルが低下していることを患者に認識させる必要がある[3]．

### 3）早期機能回復プログラム

従来の入院中心での受動的なリハビリテーションは実用性が低く，HRQOLを高めるには不十分であった．欧米でenhanced recovery program（ERP）やfast-trackと呼ぶ後療法は術後合併症と入院日数の削減を目的として開発されたが，従来法と比べて術後の痛みが少なく満足度が向上したとの報告が多い[4]．

第3章　変形性膝関節症の外来診療

　内容は画一的でなく個別的で，専門チーム（医師，理学療法士，看護師，ソーシャルワーカーなど）による術前教育と目標設定および住宅状況把握とホームプログラム作成，multimodal な疼痛管理，細かな全身管理，麻酔覚醒後数時間からの超早期歩行練習を特徴とする．超早期歩行は疼痛の閾値を上げる麻酔様効果があり，高齢者にも適応可能だが，起立耐性失調からの転倒に注意する必要がある．リハビリテーション内容は能動的で荷重練習が主の漸増的高強度練習で，患者の自己評価によるポジティブフィードバックを重視し，通常補助具を用いて30mほどの歩行と数段の段差昇降が可能となれば退院となる（平均在院日数2〜3日）．退院後は90%が自宅へ戻り，翌日から看護師と理学療法士の訪問サービスか通所でのリハビリテーションが始まり，退院後のリハビリテーション・レジメンを担当医と理学療法士などが共有する．退院後3ヵ月までリハビリテーションを継続し，その後スポーツジムで各自のニーズに合わせた練習を行う．日本と比べて入院期間は極端に短いが，リハビリテーションの質と内容や継続性に関しては濃厚である．

### 4) TKA パスの実際

　当科では片側と両側 TKA でパスに差はなく ERP に準じた後療法を行う．

　術翌日から看護師が起立とトイレまでの歩行器歩行をサポートし，ベッドに腰かけて膝の自動屈伸運動と大腿四頭筋訓練を行う．2日目から理学療法士のサポートによりリハビリテーション室へ移動して歩行器歩行練習を開始する．3日目からリハビリテーション室で可能なら杖歩行と階段昇降練習を開始し，病室では看護師がベッド柵支持での片脚立位練習をサポートする．1日2回各60分以上のリハビリテーション室での筋力強化練習と，ベッドサイドでの筋力と膝可動域の練習や看護師見守りのもと病棟内歩行練習を積極的に行っているので日中ベッドで寝ている時間は少ない．術後1週間で回復期リハビリテーション病棟に移動した後は歩行練習の質と量を上げ，ハーフスクワットや支持なしでの片脚立位ともあげ練習により下肢から体幹筋を含む筋力強化と対称性荷重練習を行う．機能的運動療法でバランス向上と連続歩行距離を伸ばして可能なら退院前に独歩へと導く．このように濃厚なリハビリテーションは看護師や理学療法士など職員のチームワークが重要で，ポジティブフィードバックを同時に行う．患者は通院リハビリテーションを含む多数の TKA 後の人たちと接触して，先輩たちのリハビリテーション経過を観察し，患者間や職員（看護師，理学療法士など）と会話することや自己評価などにより self-efficacy（自己効力感）向上と転倒に対する恐怖心をコントロールする coping skill を自然に身につけるためか，行動に対する恐怖心の軽減が得られて積極的に運動練習に参加する例が多い．在院日数は平均23日間（最短12日〜最長32日）．退院後は後述する通院リハビリテーションを行う．

### 5) 漸増的筋力増強運動について

　大腿四頭筋の筋力低下は起立動作や歩行速度の低下から転倒リスクを高める．漸増的高強度の筋力増強運動は，TKA 術後の臨床結果に短期的にも長期的にも好影響を与え，術後早期に集中的な練習を行うほうが有意義な機能回復が期待できる．高齢者での負荷量設定例として，1RM（1 repetition maximum）の40%程度を10回反復×2セットを週2回から開始して，段階的に

*162*

10 RM（1 RM の 75％程）を 10 回〜20 回反復×3 セットを週 3 回まで負荷を増加すると負荷量が過大とならずに筋力増強効果が得られる[5]．大腿四頭筋の筋力は術前すでに健常者より 20％以上弱く，従来の後療法では術後 1 ヵ月で術前の半分に筋力が低下し，術後 6 ヵ月で術前に近く回復するが，反対膝や健常者のレベルには達しなかった．しかし，漸増的で高負荷の筋力増強運動を週 2〜3 回以上 12 週間継続すると，大腿四頭筋の筋力は，術後 1 ヵ月目の低下量が少なく，3 ヵ月で術前レベルに回復し，6 ヵ月で術前よりも高レベルに達し，従来の治療群より良好な筋力回復と複合運動能力向上が得られアウトカムを改善させた[6]．ゴムチューブを用いた抵抗性運動は簡便に筋力増強練習が行えるのが利点で時間と場所を選ばずに行える．

　股関節外転筋と脊柱起立筋や腹斜筋などの姿勢保持筋の筋力強化練習は歩行や身体パフォーマンスに好影響を与える．TKA 群は対照群と比較して，立脚早期に膝屈曲と股関節屈曲角が小さく，立脚相を通して体幹の屈曲が増大し，膝伸展モーメントは TKA 群に有意な低下を認めたことから[7]，立脚早期における大腿四頭筋の活動に焦点をあてたリハビリテーションが必要であり，著者は片脚立位でのもも上げ練習を勧めている．自重を利用したハーフスクワットや片脚立位でのもも上げ練習により下肢から体幹を含む筋力強化を推奨している（図 1）．

### 6）膝関節可動域練習

　自動関節可動域運動は TKA 後の機能改善に有効であり，理学療法士による他動運動の有意性は認められなかったので，理学療法士は膝関節の他動運動よりも ADL に着目した機能運動に積極的にかかわるほうが好ましい．

　continue passive movement（CPM）装置の使用は，関節可動域に関して有効であるが臨床的意

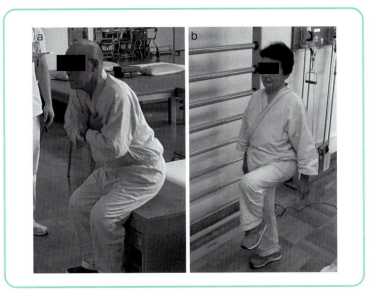

**図 1　自重を利用した荷重練習**
　a：ハーフスクワットによる対称性荷重練習を示す．
　b：片脚立位でのももあげ練習を示す．立脚早期における大腿四頭筋の活動に焦点を当てた運動で，リバランス能力向上と下肢から体幹までの筋力増強が得られる．

義に関しては小さい．椅子などに腰かけて重力を利用した自動的な膝屈伸練習（dangle flexion exercise）は痛みが少なく筋力強化練習も同時に行える．エルゴメーターは荷重量が歩行時の30～70％で膝周囲のこわばり感と痛みの減少に有用で患者自身の達成感に役立つ．

## 7）機能的運動療法（歩行練習とバランス運動）

日常生活活動動作である歩行と階段昇降およびバランス運動に重きを置いた運動療法によって構成される機能的運動療法が有用である．歩行動作には，可動域や筋力のほかに，協調性やバランス機能および感覚機能などが関与しているため，歩行の再教育（歩幅や歩き方，視線の取り方など）に焦点をあてる必要がある．TKA後の歩行速度は健常高齢者群と比較して有意に低下しており，片側TKAにおいて術前から手術側と反対側では歩行時の荷重量が対称ではない．非対称性荷重は跛行や階段昇降能力低下を招く[8]が，立ち座りテストやハーフスクワットなどの際に床反力垂直成分を計測するなどのフィードバックを利用した荷重対称化練習を行えば6ヵ月後には回復することが多い．

## 8）リハビリテーション中の国際的標準評価法
### ①ADL評価法
機能的自立度評価表（functional independence measure：FIM）

機能的評価（Barthel index：BI）
### ②健康プロファイル型尺度の評価
疾患特異的尺度：Western Ontario and McMaster Universities osteoarthritis index（WOMAC），Visual Analogue Scale（VAS）

包括的尺度：The 36-item short form of the Medical Outcome Study Questionnaire（SF-36）
### ③患者立脚型アウトカム評価
2011年度版Knee Society knee Score 2011（KSS2011）

Knee Injury and Osteoarthritis Outcome Score（KOOS）

## 9）課題遂行テスト（performance test）

performance testは機能的運動能力と術後回復経過を知るのに有用で，本項では詳細を省くが，バランスと移動能力の評価はTimed Up & Go Test（TUG）や10m歩行テスト（10MWT），筋力の総合的な評価は30回立ち座りテスト（CS-30），持久力を含む複合的運動能力評価は6分間歩行テスト（6MWT）とstair-climbing test（SCT）や8の字歩行テスト（F8WT）などが簡便で自己評価に有用である．

## 10）通院リハビリテーションの有用性と継続期間

一般的に手術後3～4週間後に杖歩行で退院した後はホームエクササイズを行うことが多い．しかし，TKA後に半数近くが転倒恐怖感のために日常生活活動動作を狭小化してしまう恐怖起因性活動制限（fear-induced activity limitation：FIAL）を生じる．特に退院後に放置されると，いったん得られたcoping skillが低下し，FIALが生じて退院前より歩行能力や可動域が悪化するの

## 3. 手術療法

| 人工膝関節術後評価チャート　　　　　右・左・両方：<br>（外来　1回　　　2回　　　3回） | | | | |
|---|---|---|---|---|

ID　　　　患者氏名 _____

　　　　　　　　　　　　　　評価日 _____　年　　月　　日

自宅で困ったこと：

歩行状態　　□独歩　　　□杖　　　□歩行車・歩行器

| lag | 可　　　　　　不可 | | | |
|---|---|---|---|---|
| ももあげ | 座位：可　　　　　　　不可 | | 立位：可　　　　　　　不可 | |
| TUG | 1回目 | 2回目 | 3回目 | 平均 |
| 片脚立位 | 右 | | 左 | |
| | 可　　　　　不可 | | 可　　　　　不可 | |
| | 秒 | | 秒 | |
| | トレンデレンブルグ　あり　なし | | トレンデレンブルグ　あり　なし | |
| | 膝位伸展にて保持　　可　　不可 | | 膝位伸展にて保持　　可　　不可 | |
| | | | | |
| 立ち上がり | CS-30　　　　　　　　　　　　回<br>cm台より立ち上がり可能<br>（□手すり　　□座面　　□支持なし） | | | |
| 跨ぎ動作 | 立位 | 前方向：可　　　不可　　（支持　□あり　□なし）<br>横方向：可　　　不可　　（支持　□あり　□なし） | | |
| | | | | |
| | 坐位 | 前方向：可　　　不可　　（支持　□あり　□なし）<br>横方向：可　　　不可　　（支持　□あり　□なし） | | |
| 10m歩行 | 秒 | | | |
| 八の字歩行 | 1回目 | 2回目 | 3回目 | 平均 |
| | | | | |

図2　通院リハビリテーション評価表

で，退院後早期から転倒に対する恐怖心をコントロールするための介入が必要である[9]．自宅での機能的エクササイズと通院リハビリテーション時の coping skill 習得は様々な動作に対する恐怖心を少なくする効果がある[10]．当科では退院後週1～2回の通院リハビリテーションを術後3ヵ月まで継続し，課題遂行テストを行って問題点を把握し，またぎ動作あるいは横歩き練習などで複合的な運動能力向上を目指している（図2）．

**3**

変形性膝関節症の外来診療

第3章　変形性膝関節症の外来診療

　　通院リハビリテーションをきっかけとして家に閉じこもらず外出する機会を増やし，手術後3ヵ月以降にはプール内歩行やジムでのトレーニングに移行することで，実用的な日常生活や通常の速さと歩幅での長距離歩行，更には社会活動への参加が可能となり，術後リハビリテーションの目標である HRQOL 向上が達成可能と考える．

## 文献

1) Nakahara H et al. Correlations between patient satisfaction and ability to perform daily activities after total knee arthroplasty: why aren't patients satisfied? J Orthop Sci 2015; **20**: 87-92

2) 飛永敬志ほか．人工膝関節全置換術患者の身体活動量に関連する要因の検討．理学療法―臨床・研究・教育 2017; **24**: 43-47

3) Lützner C et al. Patient Activity After TKA Depends on Patient-specific Parameters. J Clin Orthop Relat Res 2014; **472**: 3933-3940

4) Machin JT et al. Patient satisfaction with the use of an enhanced recovery programme for primary arthroplasty. Ann R Coll Surg Engl 2013; **95**: 577-581

5) Marmon AR et al. Associations between knee extensor power and functional performance in patients after total knee arthroplasty and normal controls without knee pain. Int J Sports Phys Ther 2014; **9**: 168-178

6) Bade MJ, Stevens-Lapsley JE. Early High-Intensity Rehabilitation Following Total Knee Arthroplasty Improves Outcomes. J Orthop Sports Phys Ther 2012; **41**: 932-942

7) Li K et al. Trunk muscle action compensates for reduced quadriceps force during walking after total knee arthroplasty. Gait Posture 2013; **38**: 79-85

8) Christiansen CL et al. Weight-bearing asymmetry during sit-stand transitions related to impairment and functional mobility after total knee arthroplasty. Arch Phys Med Rehabil 2011; **92**: 1624-1629

9) Dominick GM et al. Association of Psychosocial Factors With Physical Activity and Function After Total Knee Replacement: An Exploratory Study. Arch Phys Med Rehabil 2016; **97**: 218-225

10) Monticone M et al. Home-based functional exercises aimed at managing kinesiophobia contribute to improving disability and quality of life of patients undergoing total knee arthroplasty: a randomized controlled trial. Arch Phys Med Rehabil 2013; **94**: 231-239

3. 手術療法

# 3 手術療法

## ❸ 術後留意点・合併症，再手術

### ここが大事！

- 術後合併症でまず鑑別すべきは感染症である．
- 各術式に特有の合併症（人工関節の無菌性ゆるみや不安定性，骨切り術後遷延骨癒合など）を念頭に置き精査する．

### 最新のトピック

- 人工関節周囲感染対策に対する国際コンセンサスが報告され，予防対策だけでなく診断基準や治療に関する指針が提示されている．人工関節術後痛の原因が無菌性ゆるみや不安定性ではっきりしていれば再置換術にて軽快する．一方，再置換術が無効な原因不明の痛みがあることも認識する必要がある．

変形性膝関節症に対する代表的手術として，高位脛骨骨切り術（HTO）および人工膝関節置換術（UKA や TKA）があげられる．術後急性期の合併症には，せん妄，誤嚥，静脈血栓塞栓症・肺塞栓症など全身性のものと手術創の癒合不全や出血，ドレーントラブルなど局所のものがある．これらの合併症の多くは入院中に発症するものであり，本項では術後外来フォローの際にみられる合併症に絞って，見逃してはならないポイントを中心に解説する．

## A 人工膝関節置換術（TKA/UKA）

術後合併症の多くは痛みを伴う．術後痛に対する診断アルゴリズムを図1に示す．人工関節術後合併症のなかで，早期診断が重要で見逃してはならない代表が感染症である．無菌性ゆるみや不安定性，骨折などの合併症は，再置換術や骨接合術などの再手術によって解決する．各種検査を行っても原因を特定し得ない "unexplained pain" の場合には，対症的に保存治療を行う．時間経過とともに痛みが軽快する例もある一方で，長期間にわたって治療に難渋する例もある．更に股関節や腰椎由来の膝痛が残存する症例もあり，人工膝関節術後患者をフォローする際はこれらの痛みを常に念頭に置いておく必要がある．

### 1）人工関節周囲感染

早期対応がなされなければ不幸な転帰をたどるため，術後痛を訴える患者においてはまず感染症を疑わなければならない．術後6週以内に発症する早期感染と術後6週以後に発症する遅発感染に分けられ，後者は更に突然の痛みや腫れを特徴とする急性発症例と骨溶解やインプラ

**167**

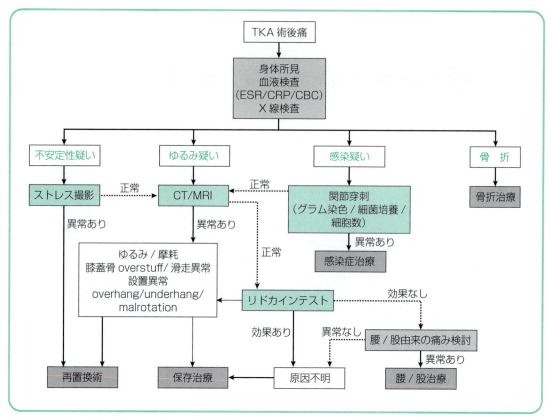

図1 TKA術後痛に対する診断アルゴリズム

ントのゆるみ，瘻孔形成を伴う慢性経過例に分けられる．

　感染症では一般に発熱を伴うと考えられているが，発熱がなくても感染症を否定することはできない．通常のX線検査に加えて血液検査を行い，CRPや赤沈，白血球数などの炎症反応を確認する．更に関節液穿刺にて関節液のグラム染色および細菌培養を行い，併せて白血球数や好中球%を確認する．2018年感染症国際会議において，早期感染と遅発感染別の検査所見カットオフ値(表1)が提案されており参考にされたい[1]．近年，尿試験紙を用いた感染症診断が注目されている．採取した関節液に試験紙を浸し，白血球数強陽性は感染症を示唆する所見であり，これに糖陰性所見を伴えば感染症の可能性は更に高くなる．これらの検査結果が人工関節周囲感染の診断基準(表1)を満たせば，速やかに感染症治療を始める．

　当科の人工関節周囲感染に対する治療方針を図2に示す．早期感染と遅発感染急性発症例においては，まずは人工関節温存を目指し，緊急的に洗浄デブリドマン，ポリエチレンインサートの交換を行う．その後，関節内に留置したカテーテルを介して持続洗浄あるいは高濃度抗生物質局所注入療法を行う．遅発感染で慢性経過例では一般に人工関節抜去を要する．その後，一期的あるいは二期的に再置換術を行う．どの場合にも抗生物質の全身投与は不可欠であり，骨関節移行性やバイオフィルム透過性などを考慮して複数薬剤を組み合わせて投与する．抗生物質は経静脈的に約6週間投与し，その後数ヵ月間経口薬を継続投与することが多い．

表1 人工関節周囲感染の診断基準（ICM 2018）

| major criteria (at least one of the following) | | | | decision |
|---|---|---|---|---|
| two positive growths of the same organism using standard culture methods sinus tract with evidence of communicationto the joint or visualization of the prosthesis | | | | infected |

| minor criteria | threshold acute[※1] | chronic | score | decision |
|---|---|---|---|---|
| serum CRP (mg/dL) or D-ダイマー | 100 unknown | 10 860 | 2 | combined preoperative and postoperative score: ≧6 ; infected 3〜5 ; inconclusive[※3] <3 ; not infected |
| elevated serum ESR (mm/時) | no role | 30 | 1 | |
| elevated synovial WBC (cells/µL) or leukocyte esterase or positive alpha-defensin (signal/cutoff) | 10,000 ++ 1.0 | 3,000 ++ 1.0 | 3 | |
| elevated synovial PMN (%) | 90 | 70 | 2 | |
| signal positive culture | | | 2 | |
| positive histology | | | 3 | |
| positive intraoperative purulence[※2] | | | 3 | |

[※1] : this criteria were never validated on acute infectious.
[※2] : no role in suspected adverse local tissue reaction.
[※3] : consider further molecular diagnostics such as next-generation sequencing

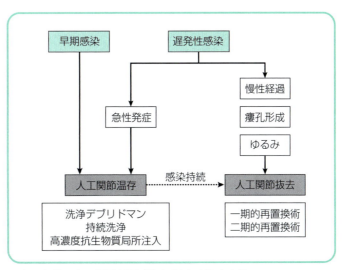

図2 当科の人工関節周囲感染に対する治療方針

## 2) 不安定性

術後早期から痛みや不安定感を生じる病態で、早期再置換術の原因として重要である。手術の技術的問題に起因することが多く、治療は一般に再置換術を必要とする。再置換術の方法は不安定性を生じる原因によって異なるため、術前に身体所見や画像所見を詳細に検討する必要がある。

伸展位のみで不安定性を生じる場合，大腿骨遠位端の骨切り過多か軟部バランス不良の可能性がある．大腿骨遠位端骨切り過多の場合には，ジョイントラインを下げるように金属性オーグメント付き大腿骨部品を用いて再置換する必要がある．軟部バランス不良例には半拘束型インプラントで再置換術を行う．

屈曲位のみで不安定性を生じる場合，大腿骨後顆の骨切り過多，小さ過ぎる大腿骨部品の使用，脛骨部品の後傾過多，CR タイプにおける PCL 断裂などの可能性がある．それぞれの病態に応じた再置換術が必要で，大腿骨後顆の骨切りや大腿骨部品のサイズの問題であれば，屈曲ギャップを縮小するように再置換術を行う．脛骨部品の後傾の問題があれば脛骨部品の再置換も行う．CR タイプにおける PCL 断裂の場合には PS タイプに変更する．

どの膝関節肢位でも不安定で反張を伴うような場合には，ローテイティングヒンジ型など拘束性の高いインプラントを用いて再置換術を行う．

ポリエチレンインサートを厚いものに交換する方法は，再置換術のなかで最も簡単な方法であるが，ポリエチレン磨耗による不安定性など限られた症例にしか適応はない．伸展位あるいは屈曲位のみの不安定性に対して，単に厚いポリエチレンインサートに変えるだけでは問題は解決しないどころか，関節可動域の低下や膝伸展機構の破綻など新たな問題を引き起こすことがあり，注意を要する（図3）．

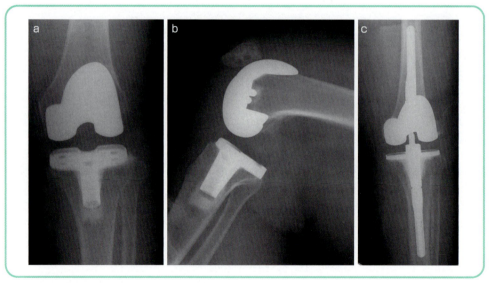

図3　部品設置異常と屈曲位不安定性が残る TKA に対してポリエチレンインサートを厚いものに交換した症例
　　a：術直後．伸展ギャップがタイトなため完全伸展できない．
　　b：術後3週．膝蓋腱断裂をきたし膝脱臼を呈している．
　　c：半拘束型インプラントを用いた再々置換術後

### 3) 非感染性ゆるみ

人工関節再置換術の原因として常に上位にあげられる病態である．部品設置異常，ポリエチレン磨耗と続発する骨溶解，不安定性などが基盤にあることが多い．症状は疼痛，腫脹，水腫などであるが，比較的軽度のことが多く注意を要する．よほどの問題がない限り術後早期に生じることはなく，長期経過例に多い．X線像では人工関節部品の移動や，インプラントと骨または骨とセメントの境界部の進行性の透亮像などがみられる（図4）．通常の2方向撮影に加えて斜位撮影やCT，MRI，骨シンチグラフィーなども診断に有用なことがある．診断が確定すれば，再置換術を要する．再置換術の際には，骨欠損を金属製オーグメントや骨セメント，同種骨などで補填し，ステム付きのインプラントを用いて確実な固定性が得られるよう注意する．

TKA術後にはインプラント周囲に骨粗鬆症化が生じ，非感染性ゆるみの一因になりうる．近年，ビスホスホネート製剤服用例はゆるみ発生率が減少するとの報告があり，骨粗鬆症合併例では骨粗鬆症治療によって長期成績の向上を目指す．

### 4) 金属アレルギー

頻度はまれであるが，TKA術後に皮疹を伴う金属アレルギーが発症することがある．発症機序は遅延型（Ⅳ型）アレルギーとされ，蛋白に結合したイオン化金属が抗原となって，T細胞による細胞免疫の過剰反応を引き起こす．人工関節に使用されるコバルト，クロム，ニッケルなどの金属が原因としてあげられている．手術後数週から数ヵ月で皮疹が発症し，パッチテストが陽性であれば金属アレルギーの可能性が高い．皮疹は自然消退するものもあるが，重症例で対症的に治療しても改善なければセラミック製インプラントを用いた再置換術を要する．

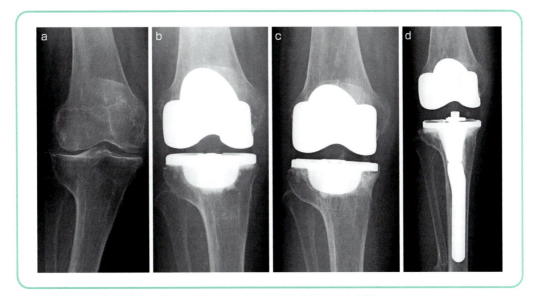

**図4　高位脛骨骨切り術後に対して行われたTKA術後無菌性ゆるみ症例**
a：術前
b：術直後
c：術後4年．脛骨部品の移動を認める．
d：脛骨部品再置換術後

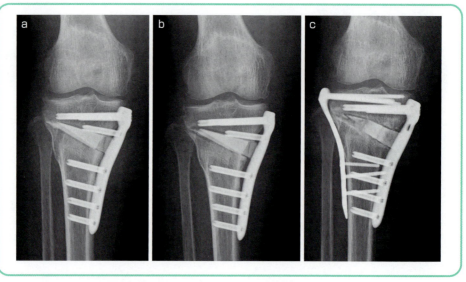

図5 内側楔状開大式高位脛骨骨切り術におけるヒンジ骨折症例
　a：術直後．ヒンジに骨折線を認める．
　b：術後3週．荷重開始後痛み訴えあり．
　c：自家骨移植およびプレート固定による再手術後

## B 高位脛骨骨切り術

　本術式に特有の合併症として腓骨神経麻痺と遷延骨癒合があげられる．

### 1）腓骨神経麻痺
　腓骨骨切りを要する術式（外側楔状閉鎖型骨切り術やドーム状骨切り術など）では，腓骨骨切り部位で腓骨神経麻痺を起こす危険性がある．一時的な麻痺で，のちに回復するものもあるが，約50％は永続すると報告されている．下垂足の場合は装具治療や腱固定術などが行われる．

### 2）遷延骨癒合
　矯正損失や偽関節，内固定剤の破損につながる病態である．喫煙者，高度肥満，楔状骨切りの際のヒンジ骨折（図5）などが危険因子である．荷重時に痛みを伴うことが多く，疑わしい場合には早期荷重や過荷重を避けるべきである．平成28年度診療報酬改訂にて，骨切り術後状態に対する超音波骨折治療法が認められ，偽関節発生率が下がることが期待される．偽関節にいたった場合には，より強固な内固定への変更と自家骨移植術を要する．

### 文献
1）https://icmphilly.com/document/icm-2018-hip-and-knee-document（2019年1月閲覧）

# 第4章
# 変形性足関節症の
# 外来診療

# 1 診断と専門医への紹介のタイミング

**ここが大事！**
- 変形性足関節症の頻度は少ない．
- 身体所見と画像所見を総合的に評価する．
- 隣接関節の評価も忘れずに行う．

## A 変形性足関節症の概要・病態

　足関節は他の荷重関節（股関節・膝関節）に比べると関節症の発症頻度は少ない．その理由としては，足関節周辺に近接する多くの関節により代償機転が働くためといわれている．変形性足関節症（足OA）は外傷などを基盤とした二次性関節症が多いといわれるが，近年の超高齢社会に伴い，高齢者の一次性足関節症を治療する機会も多くなっている．特に一次性関節症の発症は，一部の東南アジア諸国に多くみられることから，正座や胡座などの独特の生活様式が関与している可能性が指摘されている．

　関節症の発症機序としては，特に内反型OAの場合には脛骨遠位天蓋面が内反し内果が末梢開きになると，まずは距骨下関節での代償が行われるが，限界を迎えると荷重が足関節の内側や内果関節面に集中し，関節症を発症するとされている（図1）．症状としては，歩行開始時および長途歩行時の足関節前内側部痛が初発であることが多い．徐々に外側を含む関節全体に疼痛が増強し，腫脹の増悪や足関節可動域制限をきたすようになる．

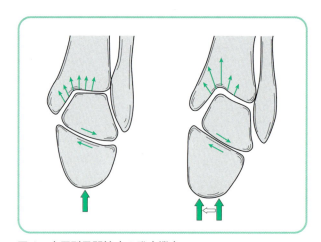

図1　内反型足関節症の発症機序
　　関節面が内反位となると負荷が内側に偏る．

## B 変形性足関節症の診断

　足 OA の診断においては，まずは身体所見が重要となる．距腿関節，特に内側部の圧痛や腫脹の有無により，距腿関節部が focus となる炎症を呈していることを確認する．また，関節可動域を測定し，足関節の機能面を評価する．更に隣接関節の評価も重要である．距骨下関節・距舟関節などに障害をきたしていないか，距腿関節同様に評価を行う．更に足 OA の発症には，足関節不安定性が関与するとの報告もあるため，徒手的に不安定性を評価しておくことも重要である[2]（図 2）．患者 ADL の客観的評価も重要である．日本足の外科学会足関節・後足部判定基準（JSSF ankle/hindfoot scale）や SAFE-Q などを使用して ADL を客観的に評価する．治療効果判定にも使用できるため非常に有用である．次に画像検査を行う．まずは単純 X 線像であるが，立位荷重により評価を行うことが望ましい（図 3）．足 OA は程度により 4 期に分類される

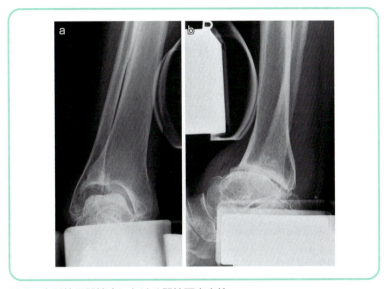

図 2　変形性足関節症における関節不安定性
ストレス X 線でも不安定性が確認できる．a：内反ストレス，b：前方引き出しストレス

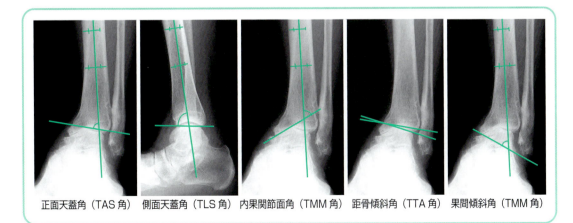

正面天蓋角（TAS 角）　　側面天蓋角（TLS 角）　　内果関節面角（TMM 角）　　距骨傾斜角（TTA 角）　　果間傾斜角（TMM 角）

図 3　足関節の X 線計測各種

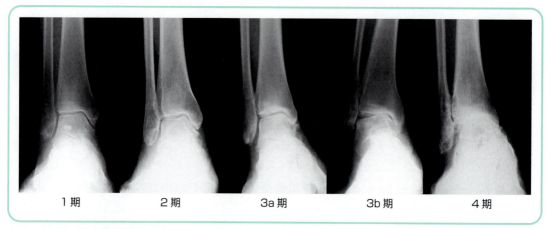

図4 足関節症の病期分類（高倉・田中分類）

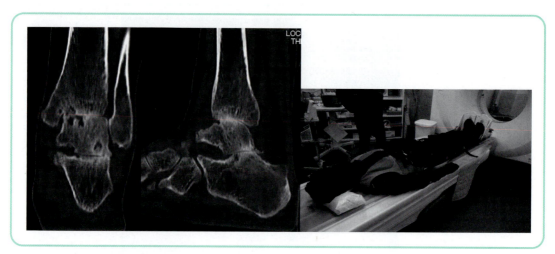

図5 荷重CTでの詳細な骨性評価
　距腿関節とともに距骨下関節の関節症を確認できる．

が，病期に応じて治療法が大きく異なるため，この評価は非常に重要である[3]（図4）．

1期：骨硬化や骨棘は存在するが，関節裂隙の狭小化は認められない
2期：関節裂隙の狭小化が認められるが，軟骨下骨の接触は認められない
3a期：軟骨下骨の接触が内果関節部のみに認められる
3b期：軟骨下骨の接触が天蓋部にも一部及んでいる
4期：関節裂隙が全体的に狭小化し，軟骨部が消失し，骨組織同士の接触がある

ちなみに，1期を初期，2期と3期を中間期，4期を進行期もしくは末期と分類することもある[1]．

単純CT検査も骨性の詳細な評価が可能であり有用である．当科では荷重CT撮影を採用しており，荷重時の詳細な骨性評価が可能となっている（図5）．身体所見にて隣接関節部の症状がみられた際には，距腿関節だけでなく，隣接関節部の評価も詳細に行うことで治療方針を決定

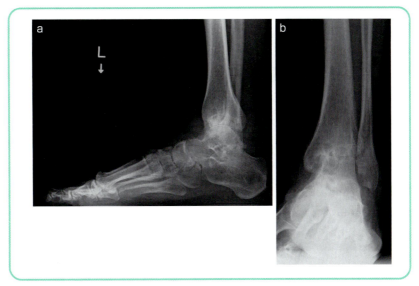

図6　変形性足関節症に付随した隣接関節症
距骨下関節にも関節症をきたしている.

していく(図6).

## C 専門医への紹介のタイミング

　治療として，まずは各種保存療法を開始するが，保存療法に抵抗性となった場合には手術加療を考慮し，専門医への紹介が必要となる.

### 文献
1) 高倉義典. 変形性足関節症. 図説　足の臨床，第3版，田中康仁ほか(編), メジカルビュー社, p.110-116, 2010
2) 勝井建彦ほか. 変形性足関節症のX線学的検討. 日足外会誌 1980; **54**: 52-57
3) Tanaka Y et al. Low tibial osteotomy for varus-type osteoarthritis of the ankle. J Bone Joint Surg Br 2006; **88**: 909-913

# 2 保存療法

## ❶ 自然経過

> **ここが大事！**
> ■ 距骨前方亜脱臼や距骨内反傾斜は変形性足関節症（足 OA）の進行に関与する可能性が高い．

　足 OA の自然経過については田中らの報告[1]によると，まず荷重時単純 X 線にて距骨前方亜脱臼や距骨内反傾斜を認める症例では足関節症の進行を認めることが多いことから，足関節不安定性を認める症例では足関節症が進行する可能性が高い（図 1，図 2）．また，足関節内反変形については，末期関節症となってから急激に進行する可能性が高いと報告されている．これは内反型の関節症では，末期になるまで関節可動域は保たれていることが多く，関節軟骨がなくなると活動性の高い人では剪断力により関節内側が削れ，変形が進行すると推測されている．

### 文献
1) 田中康仁. 内反型変形性足関節症の中・長期自然経過. 関節外科 2003; **22-1**: 65-70

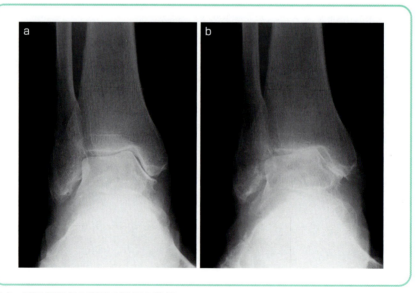

図 1　距骨傾斜角と関節症進行の関係
　a：初診時
　b：初診 5 年後
　距骨内反傾斜を認める症例にて，5 年の経過で関節症の進行を認めた．

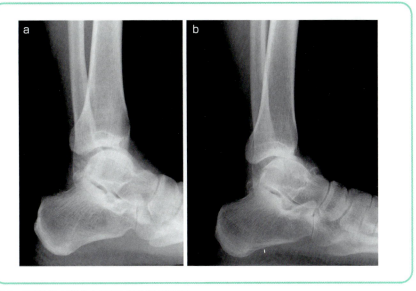

**図2 距骨前方脱臼と関節症進行の関係**
 a：初診時
 b：初診8年後
距骨前方脱臼を認める症例で，8年の経過で関節症の進行を認めた．

第4章　変形性足関節症の外来診療

# 2 保存療法
## ❷ 生活指導

### ここが大事！
- 生活指導は常に行い，変形性足関節症（足OA）の進行予防に努める．

## A 適応

適応は足OAを示す全症例である．

## B 期間

足OAに罹患している間は常に意識しておく必要がある．

## C 具体的方法

足OAの進行を予防するうえで，まずは他の荷重関節同様，体重のコントロールは重要と思われる．また，足関節の不安定性が足OAの進行にかかわるため，更なる靱帯損傷を起こさないよう外傷に注意する必要がある．

## D 他の保存療法との併用

上記のような生活指導項目を守りつつ，足底挿板での後足部アライメント調整，腓骨筋訓練に代表される運動療法，また場合によっては関節内ヒアルロン酸注射での炎症鎮静化を図る．

足底挿板では，外側ウェッジのついた挿板にて足部の内反変形を矯正し，後足部のアライメントを整える．運動療法では，腓骨筋訓練を行うことで足部の内反変形を外反矯正できる筋力を確保し，アライメントを調整するとともに，足関節周囲筋を同時に鍛えることで，外側靱帯損傷の予防を行うことも重要である[1]（図1）．

また，ヒアルロン酸の足関節内投与については，国内外で検討が行われ，臨床症状を改善しうると結論づける論文が散見される．膝関節同様，足関節でも関節内ヒアルロン酸投与は炎症抑制効果が期待できる有効な保存治療と考える．ただ保険適用がないため，使用にあたっては注意が必要である．

詳細については各項目を参照いただきたい．

2. 保存療法

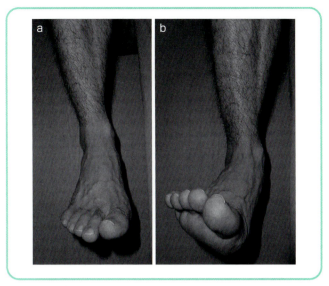

図1　運動療法
　腓骨筋訓練に代表される運動療法で足関節外反筋力を養う．

## 文献
1) 高倉義幸．筋力トレーニング．足の運動療法，高倉義典ほか（編），メジカルビュー社，p.35-36, 2015

第4章　変形性足関節症の外来診療

# 2　保存療法

## ❸ 運動療法・物理療法

### ここが大事！

■ 物理療法による温熱効果が得られている状態で運動療法を併用することで，より高い治療効果が期待できる．

### 最新のトピック

■ 近年，治療効果判定を行う際に患者側の視点に立った評価法が重要視されるようになり，足部足関節領域においても患者立脚型評価法として SAFE-Q が登場した．登場から5年が経過し，手術療法の治療効果判定に SAFE-Q を活用した報告が多くなされている．
■ 保存療法に対する評価に SAFE-Q を活用した報告はまだ少ないが，今後保存療法に対する長期経過観察例に対しても SAFE-Q を活用した報告が多くなるものと予想される．

### EBM について

■ 変形性足関節症（足 OA）に対する運動療法や物理療法の有用性を検証した報告は少ない．
■ 膝領域での運動療法に対するエビデンスを参考にして，足関節周辺の筋力強化訓練や可動域訓練を推奨する文献が多く，今後これらの治療効果を質の高いスタディデザインで検証していくことが望まれる．

## A 適応と期間 [1]

運動療法は高倉・田中分類において，すべての時期に必要とされる．ただし関節可動域や隣接関節の症状などが個々の症例により多様であり，個々の症例に合った治療計画が望まれる．一方で物理療法は比較的早期の高倉・田中分類Ⅰ期〜Ⅱ期の症例に推奨されている．

## B 具体的方法

### 1）運動療法

#### ①内・外がえし運動

内反型の足 OA においては，距骨が内反し足関節アライメントが不良となる．

また，足関節不安定性が背景に存在することもあるため，足関節外旋筋群である長短腓骨筋腱の筋力強化訓練による足関節の安定性強化が重要であり，足関節外がえし運動（図1）を指導する [2]．また，合わせて内がえし運動（図2）の指導も行う．いずれも膝屈曲位で原則実施する [1]．

**182**

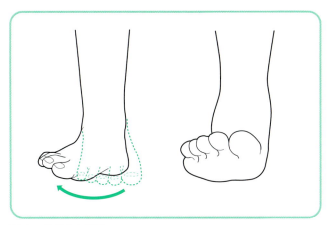

図1　外がえし運動

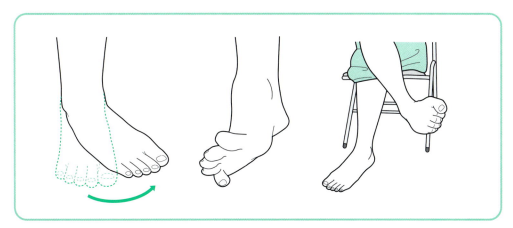

図2　内がえし運動

②底背屈運動[1]

　底背屈運動による足関節可動域訓練も実施する（図3）．この際には，下腿中心軸を意識して，足関節内がえしや外がえしなどの動作が入らないように留意する．

③爪先立ち運動[1]

　足関節周辺から下腿にかけての筋力強化を目的に爪先立ち運動（図4）を指導する．この際にも，下腿中心軸と第2趾のアライメントが一致していることを確認する．また，母趾と小趾に均等に荷重ができていること，足趾が床面を真っ直ぐに押さえていることを確認する．

## 2）物理療法

　超短波療法，極超短波療法，超音波療法などの深部温熱療法，渦流浴，ホットパックなどの表在温熱療法を推奨する報告が散見される[1]．

　これらの物理療法の効能は，主に温熱効果に起因する①組織血流量の増加，②患部の代謝促

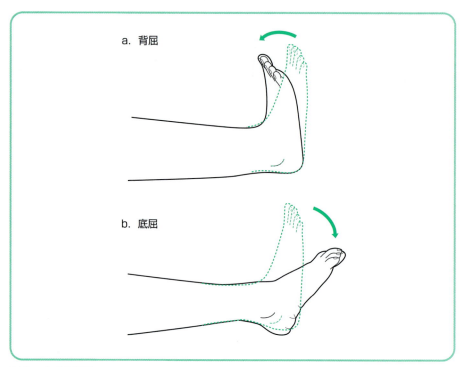

図3　底背屈運動

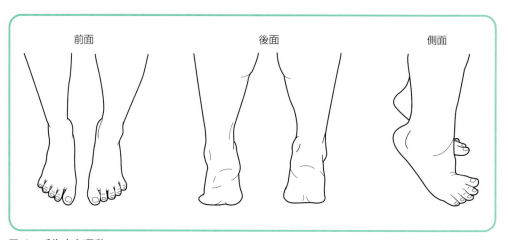

図4　爪先立ち運動

進，③疼痛域値の上昇による鎮痛作用，④筋，関節包，腱などの伸展性増大があげられる[3]．
　いずれの方法にしても，物理療法単独で行うよりも運動療法などの他の治療と組み合わせることでより効果を発揮する[4]．
　渦流浴やホットパックは比較的患部表層を温める方法であるのに対し，超短波療法や極超短波療法は電磁波により体内の水分子を振動させて熱を発生させるため，より深部の筋組織を温めることが可能である．

2. 保存療法

温熱療法で筋組織の柔軟性を改善させ，温熱効果が持続している状態で関節可動域訓練など
の運動療法を併用する．変形性膝関節症の領域では，ホットパックなどの表在温熱療法よりも，
より深部に効果のある極超短波療法のほうが優れるとする報告がみられるが[5]，人工関節置換術
や関節固定を実施した例など，体内金属が入っている症例には使用できないといったデメリッ
トもある．

一方で，渦流浴は温熱効果とともに水がもたらす速度依存性抵抗を利用した筋力強化訓練も
可能であり[6]，体内金属が入っている例にはよい適応と考えられる．

個々の症例に適した治療法の選択を行うことが望ましい．

## C 他の保存療法との併用

物理療法による温熱効果が得られている状態で運動療法を併用することで，より高い治療効
果が期待できる．

また比較的早期の内反型変形性関節症に対しては外側ウェッジ付きの足底挿板との併用が有
効となる[7]．

## D 手術治療へのタイミング[1]

高倉・田中分類Ⅱ期において3ヵ月，Ⅲa期で3ヵ月，Ⅲb期で2ヵ月のリハビリテーショ
ンを実施しても治療効果が得られない場合に考慮される．

また，Ⅳ期に対しては手術待機期間に術前の可動域を獲得するために他動的な可動域訓練の
実施が推奨されているが，愛護的な施術が望まれる．

### 文献
1) 高倉義典ほか．変形性足関節症（OA）．足の運動療法，高倉義典（編），メジカルビュー社，p.58-70，2015
2) 田中康仁．変形性足関節症の治療．日整会誌 2011; **85**: 365-373
3) 庄本康治．温熱療法に必要な物理学と生理学．エビデンスから身につける物理療法，庄本康治（編），羊土社，p.55-68，2017
4) 瀧口述弘．関節可動域制限．エビデンスから身につける物理療法，庄本康治（編），羊土社，p.43-53，2017
5) Rabini A. Deep heating therapy via microwave diathermy relieves pain and improves physical function in patients with knee osteoarthritis: a double-blind randomized clinical trial. Eur J Phys Rehabil Med 2012; **48**: 549-559
6) 吉田陽亮．水治療法．エビデンスから身につける物理療法，庄本康治（編），羊土社，p.82-90，2017
7) 田中康仁．変形性足関節症①基本的治療法．足の外科の要点と盲点，山本晴康（編），文光堂，p.276-279，2006

**4**

変形性足関節症の外来診療

**185**

第4章　変形性足関節症の外来診療

# 2 保存療法

## ❹ 薬物療法（内服・外用薬・注射薬）

### ここが大事！

- 内服療法単独の効果を期待せず，関節内注射や装具療法，運動療法，物理療法との併用が望ましい．

### 最新のトピック

- 変形性足関節症（足 OA）の病態はいまだ完全には解明されておらず，X 線診断に加え CT や MRI 所見から将来の病期進行や臨床症状増悪の因子を探る試みがなされている．保存療法の適応と限界を予測するうえで，従来の X 線診断に加えて，複数の検査手法を活用した新たな診断ツールの開発が期待されている．

### EBM について

- 足 OA に対する内服，外用療法の有用性を検証した報告は少ない．
- ヒアルロン酸関節内注射は，いまだ日本において保険適用となっていない．また，海外においても，ヒアルロン酸は有用であるとする報告がある一方で，否定的な意見もある．
- ただし，いずれの報告も症例数や適応，観察期間などのばらつきの問題から統一した検証が不十分であり，膝や股関節領域のような大規模スタディによる検証が必要である．

## A 適応と期間

　内反型の足 OA では高倉・田中分類（前項参照）で，関節裂隙が保たれている初期変形の I 期から中間期でも比較的変形が軽度である II 期がよい適応とされる[1]．

　ただし，III 期，IV 期でもまず保存療法を実施し，治療が奏効しない場合に手術療法を考慮してもよいと考えられている[2]．

　ヒアルロン酸の関節内注射は，日本での保険適用はないが海外においては有用性を示す報告が散見される．適応に関しては重症度，病期分類ともに報告者間での相違がみられ，統一した見解は示しづらいが，比較的早期から中期に対してヒアルロン酸の関節内注射は有効とする報告が多い．

## 2. 保存療法

## B 具体的方法

### 1）内服・外用療法

#### ①非ステロイド抗炎症薬（NSAIDs）

変形性関節症は，関節軟骨の退行性変化に伴う関節不安定性やアライメント異常による機械的刺激，更に軟骨の変性摩耗に伴う炎症性メディエーターの惹起が二次性の関節滑膜炎を生じさせることで関節痛を引き起こす[3]．このため，抗炎症効果を期待し第一選択としては経口NSAIDs が広く使用されている．

変形性膝関節症における日本整形外科学会のガイドライン[4]でも，NSAIDs は推奨度 A に分類され有用性が高い．

しかし，経口 NSAIDs には消化性潰瘍発生のリスクがあるため，長期投与は可能な限り回避すべき薬剤としても知られ，リスクの高い患者においては選択的 COX-2 阻害薬への切り替えや消化管保護の観点から $H_2$ ブロッカーや PPI の併用を考慮する必要がある[5]．

一方で外用 NSAIDs は経皮的に吸収され患部へ移行するため，経口 NSAIDs に比べて副作用発生リスクの低減が期待できる．また，足関節は皮下組織が薄いために外用薬の効果が発揮しやすいことから，足 OA では特に有用性が高いとの指摘もある[2]．

近年，エスフルルビプロフェン含有の経皮吸収性に優れた外用薬も登場し，足関節領域における効果が期待されている．ただし，同外用薬は吸収性が優れるがゆえに，これまでの外用薬と比較し全身への影響も大きく，経口 NSAIDs との併用は原則避け，高齢者や内科併存症を有す患者への使用は慎重に検討する必要がある[5,6]．

#### ②NSAIDs 以外の内服薬

近年，疼痛に対する考え方として，痛みは「侵害受容性疼痛」，「神経障害性疼痛」，「心因性疼痛」の三要素に分類され，これらが複合的に関与して混合性疼痛を呈すると考えられるようになってきた[7]．

変形性関節症の本態は基本的に「侵害受容性疼痛」であるが，疼痛刺激が慢性的に加わることにより神経系の感作が生じるとされ[8]，painDETECT を用いた変形性膝関節症患者の調査では，5.4％に神経障害性疼痛が認められ，残り 15.2％に神経障害性疼痛の関与が疑われるとする結果がこれを裏づけている[9]．

動物レベルではあるが，足関節の関節炎モデルでも，急性炎症にはみられない脊髄後角神経の感作が確認されており[10]，足 OA においても臨床症状に神経障害性疼痛が関与する可能性は否定できない．

更に，変形性関節症のような慢性疾患は症状の長期化に伴い，不安や抑うつなど心理的な要因が疼痛閾値を低下させ，わずかな侵害刺激も中枢に届くようになると痛みが増幅され，病態が複雑化すると考えられている[5]．このため，変形性関節症の治療においても症状を混合性疼痛と捉え，オピオイドや抗うつ薬など NSAIDs とは作用機序の異なる内服薬の使用を状況に応じて考慮する必要がある．

　ⅰ）オピオイド：オピオイドはこれまで主にがん性疼痛に用いられてきたが，近年，運動器疾患に対する慢性難治性疼痛に対し使用が認められるようになった．NSAIDs や他の治療

**4**

**変形性足関節症の外来診療**

187

法が無効な例やNSAIDsの副作用として知られる消化管出血や腎機能障害などの副作用に対してリスクが高い症例に使用されるケースが多い[11]．

基本的にはトラマドールなどの弱オピオイドが使用され，強オピオイドの使用は限定的である．副作用に悪心，嘔吐，めまい，便秘など特有の症状があり注意が必要である．また，オピオイドは関節破壊進行などの懸念[12]があり長期予後は依然不明な点が多く，適応症例の慎重な選択と投与中の適切な管理が求められる[3]．

ⅱ）抗うつ薬：デュロキセチンは日本ではじめて，疼痛疾患に対して保険適用となった抗うつ薬である[8]．セロトニン・ノルアドレナリン再取り込み阻害作用により下行性疼痛抑制系が賦活化することで鎮痛効果を発揮するとされる[5]．

OARSIの2014年のガイドラインでは，変形性膝関節症患者を，膝以外の部位の変形性関節症の有無と合併症の有無で4つの群に分けて，それぞれの群で推奨する治療法を示している[13]．このなかで，膝以外の部位に変形性関節症を有する群において，治療法のひとつとしてデュロキセチンの投与が推奨されており，足OAへの効果も十分期待できるものと考えられる．

ただし，オピオイド，抗うつ薬いずれの内服薬に関しても，足OAに対しての使用経験や効果に対するエビデンスの蓄積は乏しく，今後これらの薬剤に対する治療効果の検討，またどの程度の病期までがよい適応となるかの検証が必要である．

## 2）関節内注射

### ①ステロイド関節内注射

関節内水腫を伴った，炎症所見の強い症例に有効とされる[2]．

しかし，疼痛改善効果は2〜3週前後と短期間であり[3,14]，症状の急性増悪期や内服などでの疼痛コントロールが不良なケースに限定して使用する．変形性膝関節症のガイドライン[4]でも，1年に4回以上の投与は推奨されておらず，足関節においても頻回な投与は避けるべきであるとの意見が多い[1]．

上記の理由から，ステロイドの関節内注射は臨床症状をよく評価したうえで，適切な時期に限られた回数での実施を検討すべきと考える．

### ②ヒアルロン酸関節内注射

ヒアルロン酸の関節内注射の効果は，関節液の弾性・粘性・潤滑機能の改善，抗炎症作用，軟骨保護効果の主に3つがあげられる[14]．

足関節領域におけるヒアルロン酸注射は日本では保険適用となっていないが，海外では有用性を指摘する報告も散見され，近年，日本国内での保険適用を望む声も大きい．

足OAに対するヒアルロン酸注射の海外の報告は渉猟し得た範囲で13文献であった（表1）．以下，それぞれの文献について様々な角度から検証する．

ⅰ）治療効果に対するエビデンス：エビデンスレベルが高い報告としては，RCTが6文献あり，そのうち3文献が比較対照を生理食塩水とし，それ以外は他の治療法や投与方法の違いで比較する報告であった．

生理食塩水を比較対照として用いた3文献に関して注目すると，DeGrootらの報告[15]で

2. 保存療法

**表 1　主な足 OA に対するヒアルロン酸関節内注射の治療報告**

| No | 発表者 | 年 | study design | n | 適応 | 投与回数 | 分子量(kDa) | 液量(mL) | 比較（コントロール） | 評価 フォローアップ期間 | 評価 スコア | 結果 |
|---|---|---|---|---|---|---|---|---|---|---|---|---|
| 1 | DeGroot et al [15] | 2012 | RCT | 64 | K-L 2~4度 [*a] | 1 | 620~1170 | 2.5 | 生理食塩水投与 | 3ヵ月 | AOS [*b], AOFAS [*c], VAS [*d] | HA群単独で見れば、AOFASスコアは有意に改善、しかし生食投与群との群間比較で有意差なし |
| 2 | Cohen et al [16] | 2008 | RCT | 30 | K-L 2~4度 | 5 | 500~730 | 2.0 | 生理食塩水投与 | 6ヵ月 | AOS, VAS, WOMAC [*e], SF-12 [*f] | AOSスコアとWOMACスコアが有意に改善 |
| 3 | Salk et al [17] | 2006 | RCT | 20 | K-L 2~4度 | 5 | 500~730 | 1.0 | 生理食塩水投与 | 6ヵ月 | AOS, WOMAC, SF-12, EQ-5D [*g] | HA群単独で見れば、AOSスコアは有意に改善、しかし生食投与群との群間比較で有意差なし ただしHA群のAOSスコア改善率は、生食投与群よりもよい |
| 4 | Karatosun et al [18] | 2008 | RCT | 30 | K-L 3度 | 3 | 900 | 2.5 | 理学療法6週間 | 12ヵ月 | AOFAS, VAS | HA群、理学療法群ともにAOFASスコア、VASが改善したが、両群の成績には有意差はみられず 結果に両側例（13例）が含まれている |
| 5 | Sun et al [19] | 2014 | RCT | 75 | K-L 2度 | 1＋理学療法4週 | 500~730 | 2.0 | BoNT-A (Botulinum toxin type A) | 6ヵ月 | AOS, AOFAS, VAS, バランステスト (SLS [*h], TUG [*i]) | 両群間に有意差はなし SLSのみHA群で有意に治療開始1ヵ月の時点で高点数 |
| 6 | Witteveen et al [20] | 2010 | RCT | 26 | Grade Ⅱ (van Dijk分類) | 1または3 | 1000~2900 | 1.0~3.0 | 投与方法の違いで比較. 1mL×1週. 2mL×1週. 3mL×1週. 1mL×3週 | 27週 | VAS (安静時痛と歩行時痛), 4-points scale (general pain) | 3回投与群で有意に歩行時痛と安静時痛が改善 単回投与での効果はみられなかった. |
| 7 | Lucas Y et al [21] | 2013 | Prospective single-arm study | 26 | Grade 1 or 2 (Morrey and Wiedeman 分類) | 3 (15日間隔) | 6000 | 2.0 | なし | 45.5ヵ月 | AOFAS, 4-points scale (患者治療満足度) | AOFASスコアは4, 12ヵ月時点で改善 45.5ヵ月時点でも4-points Scaleで73%の患者は満足している |
| 8 | Sun et al [22] | 2011 | Prospective single-arm study | 50 | K-L 2 or 3度 | 3 | 500~730 | 2.0 | なし | 6ヵ月 | AOS, AOFAS, バランステスト (SLS, TUGなど) | AOS, AOFASスコア, バランステストともに有意に改善 |
| 9 | Witteveen et al [23] | 2008 | Prospective single-arm study | 55 | Grade Ⅱ (van Dijk分類) | 1~2 | 6000 | 2.0 | なし | 6ヵ月 | AOS, VAS, SF-36 [*j] | AOSスコア, VAS, SF-36ともに改善 |
| 10 | Luciani et al [24] | 2008 | Prospective single-arm study | 21 | K-L 2度 | 3 | 6000 | 2.0 | なし | 18ヵ月 | AOS, VAS | 治療開始から6, 12, 18ヵ月の時点でのスコアを測定 6~18ヵ月すべての時点でスコアの改善がみられた |
| 11 | Sun et al [25] | 2006 | Prospective single-arm study | 93 | K-L 1~2度 | 5 | 600~1200 | 2.5 | なし | 6ヵ月 | AOS, AOFAS, ROM | AOS, AOFASスコア, ともに有意に改善 ROMの改善はなし |
| 12 | Han et al [26] | 2014 | Case-Series | 40 | 高倉田中分類を2群化 Ⅰ, Ⅱ期⇒早期群, Ⅲ, Ⅳ期⇒進行期群 | 3 | 3000 | 2.0 | なし | 12ヵ月 | VAS, 4-points scale (患者治療満足度) | 注射後3, 6, 12ヵ月時点でのVASの改善あり 早期群もしくは疼痛発生から1年以内の症例の改善率がよい |
| 13 | Carpenter et al [27] | 2008 | Case-Series | 26 | K-L 2~4度 | 3 | 6000 | 2.0 | 関節鏡手術後. ヒアルロン酸投与群 vs. 非投与群 | 13ヵ月 | 10-points scale (pain score) | 関節鏡手術単独よりも、ヒアルロン酸注射併用群のほうが有意に除痛効果が得られた |

*a）：Kellgren-Lawrence Grade, *b）：Ankle Osteoarthritis Scale score, *c）：American Orthopaedic Foot & Ankle Society clinical rating score, *d）：visual analog pain scale, *e）：Western Ontario and McMaster Universities OA Index, *f）：Short Form-12 Health Survey, *g）：EuroQol, *h）：single leg stance test, *i）：Timed Up & Go Test（TUG）, *j）：Short Form-36 Health Survey

4 変形性足関節症の外来診療

は，ヒアルロン酸単回投与での成績は，ヒアルロン酸投与群（HA群）単独でみればAOFASスコアの改善がみられているものの対照群との統計学的有意差は確認できず，単回投与には明らかな効果はないとしている．

一方，Salkら[17]は複数回投与での効果を検証し，HA群と対照群で比較した場合は両群間に有意差はないものの，HA群単独でみればAOSスコアは有意に改善し，更にスコアの改善率でみると対照群よりもHA群のほうが優れていることから，ヒアルロン酸関節内注射は効果が期待できると結論づけている．

また，Cohenら[16]も同様の試験方法で，更に投与回数を5回に増やした場合，AOSスコアとWOMACスコアいずれもHA群で有意に改善したとしており，複数回投与によるヒアルロン酸関節内注射の有用性を指摘している．

投与回数に注目した報告は他にもヒアルロン酸投与量を1,2,3mL/回の単回投与と1mL×3回の複数回投与群に分けて比較した場合で，複数回投与の優位性が示されている[20]．

これらの結果からは，ヒアルロン酸関節内注射は一定の効果が期待でき，投与形式としては複数回投与が推奨されるものと考えられる．

ⅱ）他の治療法との比較，併用：Karatosunら[18]はKellgren-Lawrence分類（K-L）Grade 3の患者に限定して，理学療法を6週間実施する群とヒアルロン酸の3週間投与群を比較し，AOFASスコア，VASは両群とも治療開始時よりも有意に改善したが，両群間での点数差はみられなかったとしている．

このため，理学療法は侵襲が低く実施可能である点は利点であるとしながらも，3週間で投与が完了するヒアルロン酸投与は有用性が高い治療法であると考察している．

ただし，この報告のなかには，両側例が13例含まれており結果に対する信頼性を疑問視する意見もある[28]．

また，他にも理学療法とヒアルロン酸単回投与を組み合わせた報告[19]や関節鏡手術患者に併用し[27]，良好な成績が得られるとする報告もみられ，ヒアルロン酸注射は運動療法やその他の治療法との併用による治療効果増強も期待される．

ⅲ）長期予後に関する報告：RCTによる生理食塩水との比較試験はいずれも経過観察期間が3〜6ヵ月程度と比較的短期間の効果を検証したものが多い．一方で，高分子ヒアルロン酸を用いた研究では，エビデンスレベル4の報告が大半であるものの，1年以上の長期成績を検証している報告がみられる．

Lucianiら[24]はK-L分類2度の症例に限り，高分子ヒアルロン酸投与後の長期成績を検討したところ，高分子ヒアルロン酸は投与後半年以後，3年にわたり効果が持続するとしている．

更に，Lucasら[21]も比較的早期のOAに限定しているが，45.5ヵ月に及ぶ長期経過において，ヒアルロン酸投与後AOFASスコアは4ヵ月時点で改善し，その後45.5ヵ月経過しても患者立脚型評価で73%の患者が治療に満足しており，長期予後は良好であるとしている．

逆の視点で，ヒアルロン酸注射が効く症例はどのような症例かという点から，Hanら[26]は高倉・田中分類で疾患群を分けて，Ⅰ〜Ⅱ期を早期群，Ⅲ〜Ⅳ期を進行期群として多変量ロジスティック回帰分析を行い，ヒアルロン酸の関節内注射に効果が期待できる症例は，

早期群ないしは疼痛発生から1年以内の症例であるとしている.

これらの結果から，少なくとも適切な症例を選択すれば，ヒアルロン酸注射は実施から1年以上の長期においても良好な成績が得られると考えられる.

## C 手術治療へのタイミング

高倉・田中分類でⅠ期〜Ⅱ期では保存療法の効果が期待できる．しかし，保存療法が無効な例やⅠ〜Ⅱ期でも足関節不安定性を伴う症例には鏡視下滑膜切除や靱帯再建術を考慮する[2].

変形が強くなるⅢ期からは手術療法を治療介入早期から念頭に置くが[1]，距骨下関節の代償機構が残っているⅢa期には，足関節の前内側に集中する荷重圧を分散する目的にウェッジ付きの足底挿板の併用を薬物療法とともに試みる[2].

Ⅲb期以上の症例においても，まずは保存療法を試みるが，無効例には手術療法の提案を行っていく．ただしⅢb期以上，特にⅣ期のような末期例では関節温存手術が困難となり関節固定術や人工足関節全置換術が必要となることから，患者への十分な説明と同意のもとで手術療法の提案，マネジメントを行う必要がある.

### 文献

1) 篠原靖司，高倉義典．足部疾患の最新の治療―変形性足関節症．関節外科 2009; **28**: 33-41
2) 田中康仁．変形性足関節症の治療．日整会誌 2011; **85**: 365-373
3) 泉 仁ほか．変形性膝関節症の疼痛―保存療法．THE BONE 2016; **30** (3): 61-66
4) 変形性膝関節症の管理に関する OARSI 勧告―OARSI によるエビデンスに基づくエキスパートコンセンサスガイドライン（日本整形外科学会変形性膝関節症診療ガイドライン策定委員会による適合化終了版）
5) 富田哲也．保存療法―2. 薬物療法．最新醫學別冊―診断と治療のABC―変形性関節症，田中 栄（編），最新医学社，p.117-122，2017
6) Yabata I et al. The Long-Term Safety of S-Flurbiprofen Plaster for Osteoarthritis Patients: An Open-Label, 52-Week Study．Clin Drug Investig 2016; **36**: 673-682
7) 安部洋一郎．神経障害性疼痛に対する神経ブロック療法およびインターベンショナル治療．医学のあゆみ 2013; **247**: 327-332
8) 杉村夏樹ほか．運動器疼痛性疾患に対する抗うつ薬の使用法と注意点．整・災外 2016; **59**: 189-193
9) Ohtori S et al. Existence of a neuropathic pain component in patients with osteoarthritis of the knee. Yonsei Med J 2012; **53**: 801-805
10) Pinto M et al. Neuronal activation at the spinal cord and medullary pain control centers after joint stimulation: a c-fos study in acute and chronic articular inflammation. Neuroscience 2007; 147: 1076-1089
11) 大谷晃司．運動器疼痛性疾患に対するオピオイドの使い方．整・災外 2016; **59**: 169-177
12) Fujii T et al. Progressive change in joint degeneration in patients with knee or hip osteoarthritis treated with fentanyl in a randomized trial. Yonsei Med J 2014; **55**: 1379-1385
13) McAlindon TE et al. OARSI guidelines for the non-surgical management of knee osteoarthritis. Osteoarthritis Cartilage 2014; **22**: 363-388
14) 古松毅之．関節内注入療法．変形性関節症の診かたと治療，第2版，井上 一ほか（編），医学書院，p.101-106，2012
15) DeGroot H 3rd et al. Intra-articular injection of hyaluronic acid is not superior to saline solution injection for ankle arthritis: a randomized, double-blind, placebo-controlled study. J Bone Joint Surg Am 2012; **94**: 2-8
16) Cohen MM et al. Safety and efficacy of intra-articular sodium hyaluronate (Hyalgan) in a randomized, double-blind study for osteoarthritis of the ankle. Foot Ankle Int 2008; **29**: 657-663
17) Salk RS et al. ISodium hyaluronate in the treatment of osteoarthritis of the ankle: a controlled, randomized, double-blind pilot study. J Bone Joint Surg Am 2006; **88**: 295-302

18) Karatosun V et al. Intra-articular hyaluronic acid compared to exercise therapy in osteoarthritis of the ankle: a prospective randomized trial with long-term follow-up. Clin Exp Rheumatol 2008; **26**: 288-294

19) Sun SF et al. Efficacy of intraarticular botulinum toxin A and intraarticular hyaluronate plus rehabilitation exercise in patients with unilateral ankle osteoarthritis: a randomized controlled trial. J Foot Ankle Res 2014; **7**: 9

20) Witteveen AG et al. Intra-articular sodium hyaluronate injections in the osteoarthritic ankle joint: effects, safety and dose dependency. Foot Ankle Surg 2010; **16**: 159-163

21) Lucas Y Hernandez J et al. Viscosupplementation of the ankle: a prospective study with an average follow-up of 45.5 months. Orthop Traumatol Surg Res 2013; **99**: 593-599

22) Sun SF et al. The effect of three weekly intra-articular injections of hyaluronate on pain, function, and balance in patients with unilateral ankle arthritis. J Bone Joint Surg Am 2011; **93**: 1720-1726

23) Witteveen AG et al. A prospective multi-centre, open study of the safety and efficacy of hylan G-F 20 (Synvisc) in patients with symptomatic ankle (talo-crural) osteoarthritis. Foot Ankle Surg 2008; **14**: 145-152

24) Luciani D et al. Viscosupplementation for grade II osteoarthritis of the ankle: a prospective study at 18 months' follow-up. Chir Organi Mov 2008; **92**: 155-160

25) Sun SF et al. Efficacy of intra-articular hyaluronic acid in patients with osteoarthritis of the ankle: a prospective study. Osteoarthritis Cartilage 2006; **14**: 867-874

26) Han SH et al. Prognostic factors after intra-articular hyaluronic acid injection in ankle osteoarthritis. Yonsei Med J 2014; **55**: 1080-1086

27) Carpenter B et al. The role of viscosupplementation in the ankle using hylan G-F 20. J Foot Ankle Surg 2008; **47**: 377-384

28) Witteveen AG et al. Hyaluronic acid and other conservative treatment options for osteoarthritis of the ankle. Cochrane Database Syst Rev 2015; **17**: 10

2. 保存療法

# 2 保存療法

## ❺ 装具療法

### ここが大事！

■ 装具療法において最も重要なことは，患者のコンプライアンスである．

■ かさばり具合や不快感，靴への装着性，などは患者の理解に寄与する重要な因子である．

■ 関節症の病態や重症度を考慮し，患者の年齢・嗜好・生活様式などに合わせ，コンプライアンスが守られる範囲で除痛が可能な適切な装具を選択する必要がある．

### EBM について

■ 変形性足関節症（足 OA）に対する装具療法と他の保存療法や手術療法との比較試験や，装具デザインの違いによる比較臨床試験の報告は非常に少ない．そのため，現状の装具療法は，整形外科医，義肢装具士，理学療法士などの経験的な根拠によっている．

■ 一方で，単一装具や異なる装具間での足関節や後足部の動きに与える影響を評価しているバイオメカニカルな研究報告や関節リウマチや変形性膝関節症の患者に関する報告は散見されるため，それらの結果を足 OA に応用して考察することが肝要である．

## A 適応・期間

患者が手術を希望しない場合や，再建不能な下肢虚血性疾患などの合併症により手術加療が困難な場合に適応となる．また，手術までの待機期間の治療としても有効である．前者の場合は，永続的な使用を前提とした装具を処方する必要がある．後者の場合は短期間での使用になるが，術後後療法を勘案した装具を処方することが望ましい．

## B 具体的方法

足 OA における装具療法の目的は，後足部の関節制動や歩行時の荷重分散により，立位時や歩行時の鎮痛を図ることである．足 OA の痛みの原因は，足関節の運動とともに生じている関節包の伸長，軟骨下骨の圧の増大，前方の骨棘によるインピンジメント症状などといわれている．足関節の回転軸は脛骨の冠状面に平行に近いため，足関節の主な運動は矢状面での底背屈となる．よって，特に重度の足 OA では，矢状面での強固な関節の制動が必要である．一方で，軽～中等症の非対称性の足 OA では，距腿関節の一部に正常な軟骨面が残存しているため，内外側の楔状足底挿板によって荷重軸を非罹患側にずらすことで，病変部の荷重を減らし，損傷した軟骨下骨の圧を低減できる[1,2]．

4 変形性足関節症の外来診療

第4章　変形性足関節症の外来診療

　足 OA に対する固有の装具はないが，以下のような装具の選択肢があり，これらの内のひとつや複数を病態や痛みの原因に応じて選択し治療を行う．

1）短下肢装具（ankle-foot orthosis：AFO）
2）内外側ウェッジ付き足底挿板（insole with medial or lateral wedge）
3）ロッカーボトム（rocker sole）およびクッションヒール（solid-ankle cushion-heel: SACH）

## 1）短下肢装具（ankle-foot orthosis：AFO）

　足関節の動きを直接制限する装具である．歩行周期のなかで，足関節が中間位のときに，距骨の関節圧が最も上昇するため，足関節を中間位で固定する．固定の程度は，装具のデザインやマテリアルに影響される．多くの選択肢があり，足関節捻挫用のアンクルサポーターからプラスチック製や金属支柱付きまで多岐にわたる．素材が硬く，下腿を多く覆う装具ほど固定性が高いといえるが，足 OA の病態と重症度，および利便性や靴への装着性を考慮し，装具を選択する．

### ①足関節サポーター，ankle brace

　主に足関節不安定症に適応となる．日本ではアンクルサポーター類に代表される．すべて軟性の素材で構成されるものからプラスチックなどの硬性素材と組み合わせたデザインまで数多くの種類が存在する．基本的に足関節捻挫予防を目的としてつくられているため，冠状面での内外返しと横断面での内旋に対する制動が主な機能となる．Eils らは 10 種類のアンクルサポーターの制動効果を検証し，足関節底背屈運動への制動には硬性装具が必要であるとしている[3]．よって軟性の足関節サポーターは，内外反方向の不安定性のみが愁訴である軽症例のみに適応となる．

### ②プラスチック製短下肢装具，molded ankle-foot orthosis（MAFO）

　熱可塑性プラスチック製のカスタムメイドの装具である．日本ではシューホンブレース（shoe horn brace）（図 1）などと呼ばれる．典型的なデザインは，後足部を抑える内外側の壁のあるヒールカップを含み，遠位はショパール関節まで覆う形状である．Velcro のストラップは装具を足に安定させ，硬いプラスチックシェルを簡単に着脱可能とする．硬性装具のため，褥瘡形成を防ぐことが重要であり，特に内果と舟状骨結節の過圧に注意が必要である．

　足 OA に限局した臨床報告は欠いているが，関節リウマチや後足部関節症に対する臨床成績の報告は散見され[4]，除痛や歩行機能向上効果が示されている．

　装具高，継手などの様々なデザインの違いがある．矢状面での制動性は足関節部を覆う幅に最も依存すると報告されており[5]，十分な足関節部の被覆が望ましい．また，Huang らは，足 OA の患者を対象に異なる MAFO デザイン使用下での歩行中の前足部と後足部の動きを評価し，後足部に限局したタイプは足関節と後足部を選択的に制動する一方で，継手付き装具は後足部の動きを制限するには非効果的だったと報告した[6]．よって，足 OA の患者には，矢状面での底背屈制限が必要なことが多いため，継手のないタイプの短下肢装具が望ましい．また，患者のコンプライアンス向上のために，場合によっては後足部に限局した短下肢装具も検討してよいと思われる．

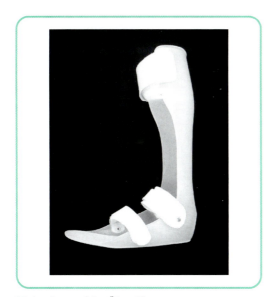

図1　シューホンブレース
（東名ブレース株式会社より）

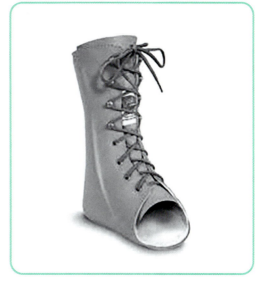

図2　アリゾナブレース®
（http://www.arizonaafo.com/default/index.cfm/products/leather-gauntlets/standard/より）

③足袋式短下肢装具，composite boot brace（CBB）（図2）

　Arizona brace に代表され，欧米では，MAFOとともに，足OAに対する装具の主流である．カスタムメイドで作製されたプラスチック製のシェルの内外側を革で覆う構造で，紐で締め上げて足関節近位まで安定化できる．機能性も，ジャンプ動作は制限されるものの，機敏性や疾走速度に影響を与えない[7]．メタアナリシスで底背屈の一定の制限が認められている[7]が，MAFOと他動可動域を比較した研究では底背屈方向への制動性に劣ると報告されている[8]．日本では処方されることが少ない装具であるが，患者の生活様式や嗜好によって，検討するべき装具といえる．

### 2）内外側ウェッジ付き足底挿板

　内反型もしくは外反型の足OAで，足関節の軟骨面が内外側のどちらかに残存している軽中等度の症例で適応となる．内反型の足OAでは荷重線を外側へ偏位させるために外側楔状足底挿板を使用する．足OAでは天蓋の前開きを認める[1]ため，逆ヒールを付けることも推奨されている．足OAに対する足底挿板の臨床成績についての報告はわずかであるが，リウマチ性関節炎に対する臨床成績の報告は散見される．

　内反型足OAの距骨の内反を距骨下関節で代償しているとされる高倉分類のⅢa期（荷重位単純X線上で軟骨下組織の接触が内果関節部のみに認められる）までの症例では，外側楔状足底挿板は効果的に荷重線を外側に偏位させることが可能であり，除痛に有効であるといわれている．逆にⅢb期以上で距骨下関節の代償機構が破綻している症例での外側楔状足底挿板の使用は，距骨下関節の過度な内反によって荷重は更に内側に集中し，逆効果であるといわれている[9]．寺本，大塚らは，足関節内外反の不安定性を有する内反型足OAのX線透視装置による研究で，

外側楔状足底挿板で不安定性が増大する場合があること[10]や，内側楔状足底挿板で足関節を安定化させる場合があること[11]を報告している．今後病態の解明とともに，病態に応じた詳細な足底挿板の処方が必要になると思われる．

### 3）ロッカーボトム（rocker sole）およびクッションヒール（solid-ankle cushion-heel: SACH）（図3）

ロッカーボトムは前足部のロッカー構造により蹴り出しが円滑となるため，足関節にかかる関節モーメントを減少し，歩行における足関節の可動が制動される．既製品の踵の低い靴やトレーニングシューズの靴底に装着し使用する．クッションヒールも同様に靴底に装着され，踵接地での衝撃を靴の底のクッションに吸収させる．これらにより踵接地から蹴り出しまでの荷重伝達がスムーズになる[12]．直接的に足関節の可動域を制動するわけではないので，主に軽症や中等症の足 OA に適応されるが，鈴木らは足 OA 患者に対するロッカーボトム治療が31足中25足で有効で，重症のIV期でも7足中4足で除痛が可能であったと報告している[13]．また，関節リウマチ患者を対象とした研究では足底挿板との併用で良好な治療成績が示され[14]，ロッカーボトムと足底装具の併用使用が勧められている．

重症の足 OA では，上記の装具を組み合わせた靴型装具を処方することが効果的である（図4）．また，Pneumatic Walker（図5）などの靴一体型の短下肢装具も臨床上使用されることがある．空気圧によって固定性を得るので，患者自身の着脱も容易である．背側にシェルがあるため矢状面での一定の制動効果が期待できる．かさばるため，足関節固定術後や骨折後の部分荷重を目的に使用されることが多く，足 OA の装具療法として長期使用されることは少ない．

## C 他の保存療法との併用

NSAIDs 内服治療や湿布治療，関節内注射治療などの他の保存療法との併用に支障はない．

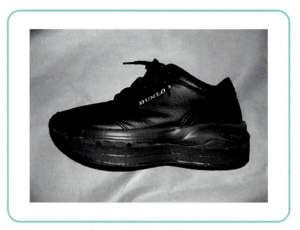

図3 ロッカーボトムを装着した靴
（東名ブレース株式会社より）

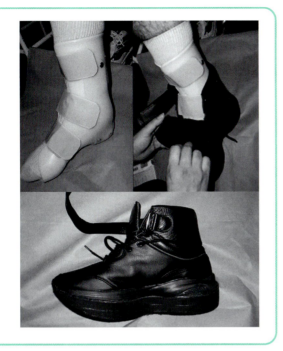

図4 AFOおよびロッカーボトム付きの半長靴型装具の併用例
(東名ブレース株式会社より)

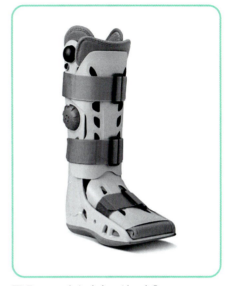

図5 エアセレクトエリート®
(https://www.djoglobal.com/products/aircast/airselect-elite より)

また，減量指導，足関節への負荷を低減するような日常生活やスポーツの指導などの保存療法は積極的に行うのがよい．特に軽症例では，リハビリテーション加療で関節可動域を保つことも重要である．

## D 手術治療へのタイミング

患者の痛みの程度・希望，他の保存療法の効果などを勘案し，手術を検討する．装具に対する患者のコンプライアンスや装具療法による日常生活制限も十分に評価する．足底挿板治療がある程度奏効したうえで手術を希望する場合は，下位脛骨骨切り術，遠位脛骨斜め骨切り術などの関節温存手術を考慮する．あらゆる装具で除痛が十分に得られない場合や短下肢装具などの関節制動を目的とした装具での除痛が奏効したうえで手術を希望する場合は，遠位脛骨斜め骨切り術，関節固定術，人工足関節置換術などを検討する．

### 文献

1) Takakura Y et al. Low tibial osteotomy for osteoarthritis of the ankle. J Bone Jont Surg Br 1995; **77**: 50-54
2) Schmid T, Krause FG. Conservative treatment of asymmetric ankle osteoarthritis. Foot Ankle Clin. 2013; **18**: 438-448
3) Eils E et al. Comprehensive testing of 10 different ankle braces: Evaluation of passive and rapidly induced stability in subjects with chronic ankle instability. Clin Biomech. 2002; **17**: 526-535

第4章 変形性足関節症の外来診療

4) Woodburn J et al. A randomized controlled trial of foot orthoses in rheumatoid arthritis. J Rheumatol 2002; **29**: 1377-1383

5) Nagaya M. Shoehorn-type ankle-foot orthoses: Prediction of flexibility. Arch Phys Med Rehabil 1997; **78**: 82-84

6) Huang CK et al. Biomechanical evaluation of longitudinal arch stability. Foot Ankle 1993; **14**: 353-357

7) Cordova ML et al. Effects of ankle support on lower-extremity functional performance: a meta-analysis. Med Sci Sports Exerc 2005; **37**: 635-641

8) Raikin SM et al. Biomechanical evaluation of the ability of casts and braces to immobilize the ankle and hindfoot. Foot Ankle Int 2001; **22**: 214-219

9) 谷口　晃, 田中康仁. 内側型変形性足関節症に対する足底挿板療法の適応と限界—距骨下撮影を用いて. 運動・物理療法 2010; **21**: 210-214

10) 寺本　司ほか. 楔状足底板装着時の内反型・外反型足関節症の動的変化. 日足外 2006; **27**: 127-132

11) 大塚和孝ほか. 変形性足関節症における足底挿板の影響. 靴医学 2005; **19**: 72-75

12) Wu WL et al. The effects of rocker sole and SACH heel on kinematics in gait. Med Eng Phys 2004; **26**: 639-646

13) 鈴木沙矢香ほか. 変形性足関節症に対する保存療法—ロッカーボトムソールの有用性の検討. 靴の医学 2014; **28**: 1-4

14) Cho NS et al. Randomized controlled trial for clinical effects of varying types of insoles combined with specialized shoes in patients with rheumatoid arthritis of the foot. Clin Rehabil 2009; **23**: 512-521

# 3 手術療法

## ❶ 手術適応と治療法

### ここが大事！

■ 各手術の適応は「高倉分類」に準じて決定する．

### 最新のトピック

■ 矯正骨切り術では，変形の形態に応じて遠位脛骨斜め骨切り術や天蓋形成術を単独または併用することで，アライメントの矯正と関節適合性の改善，不安定性の解消を図ることができる．

■ 人工距骨置換術は，人工足関節置換術に比べ術式も容易で手術時間も短く，重度の変形性足関節症（足OA）に対してより良好な治療成績が得られる術式として，近年注目されている．

### EBM について

■ 各術式の有用性や合併症に関するエビデンスレベルの高い報告は少ない．

■ 足関節は人体のなかで最も外傷を負う頻度が高く，関節軟骨にかかる圧力の最も大きい関節であるため，術後合併症の発生率も自ずと高くなる．関節固定術後の骨癒合不全の発生率は，開放手術で0〜41％，関節鏡視下手術で約10％，人工足関節置換術後に何らかの異常を生じ関節固定術に移行する頻度は約5％と報告されている．

手術療法には以下のものがあげられる．それぞれの適応は，高倉分類に準じて決定される（表1）．

表1　各術式の適応

| 高倉分類・術式 | I | II | IIIa | IIIb | IV |
|---|---|---|---|---|---|
| 関節鏡視下デブリドマン | ○ | ○ | △ | × | × |
| 矯正骨切り術 | × | ○ | ○ | △ | × |
| 低位脛骨骨切り術 | × | ○ | ○ | × | × |
| 遠位脛骨斜め骨切り術 | × | ○ | ○ | ○ | × |
| 天蓋形成術 | × | △ | △ | × | × |
| 牽引関節形成術 | × | × | × | ○ | ○ |
| 関節固定術 | × | × | × | ○ | ○ |
| 人工関節置換術 | × | × | × | ○ | ○ |

術式　○：適応あり，△：症例によっては適応あり，×：適応なし

第4章　変形性足関節症の外来診療

## A 関節鏡視下デブリドマン

　高倉分類のⅠ期，Ⅱ期に対して行われる．関節内遊離体やインピンジメントする骨棘の切除，距骨骨軟骨損傷に対するデブリドマンとマイクロフラクチャー法が行われる[1]．一方，進行期の足OAについては適応外とされる．

## B 矯正骨切り術

### 1) 低位脛骨骨切り術 (low tibial osteotomy：LTO)

　高倉分類のⅡ期，Ⅲa期に対して行われる．アライメント不良を有する足OAに対し，脛骨および腓骨の矯正骨切り術を行い，正面・側面天蓋角を矯正する術式である[2]．開大式楔状骨切り術 (open wedge osteotomy) (図1)，閉鎖式楔状骨切り術 (closed wedge osteotomy) (図2)，CORA (変形中心) に基づくドーム状骨切り術 (図3) があり，いずれも良好な治療成績が報告さ

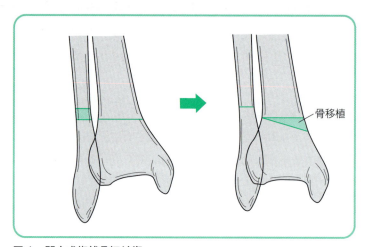

図1　開大式楔状骨切り術

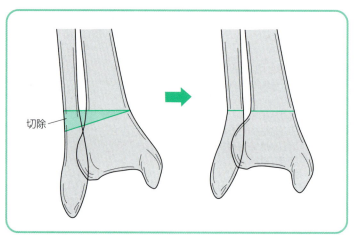

図2　閉鎖式楔状骨切り術

200

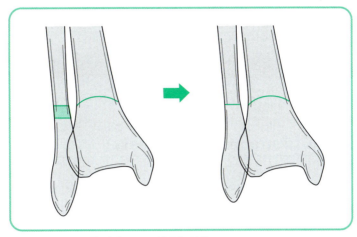

図3 CORAに基づくドーム状骨切り術

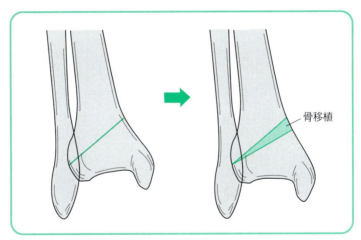

図4 遠位脛骨斜め骨切り術

れている．矯正の程度は，以前は10°以上の過矯正位まで外反させるのが望ましいとされていたが，現在では，中間位から5°程度の軽度の外反位への矯正が推奨されている．

## 2) 遠位脛骨斜め骨切り術（distal tibial oblique osteotomy：DTOO）（図4）

　高倉分類のⅡ期，Ⅲa期，Ⅲb期に対して行われる．本法は，腓骨の骨切りを行わないため脛骨の矯正に伴い内果が距骨を圧迫し，これにより自動的に距骨の位置が矯正される．したがって，アライメントの矯正だけでなく，関節不安定性や関節適合性の改善を期待できる術式である．創外固定を用いる術式と，プレートを用いた内固定術があり，いずれも良好な治療成績が報告されている[3,4]．

### 3）内側脛骨関節内開大式楔状骨切り術：天蓋形成術（intra-articular opening medial tibial wedge osteotomy：Plafond-plasty）（図5）

本法は，高倉分類のⅡ期，Ⅲa期において，内果の内反変形により距骨と内果の間隙が開大した例に対して行われる[5]．足関節外側不安定性を高率に合併しているため，足関節外側靱帯再建術を同時に行うことで良好な治療成績が得られると報告されている．

## C 牽引関節形成術（distraction arthroplasty）（図6）

高倉分類のⅢb期，Ⅳ期の比較的若い患者に対して行われる．足関節に対し，蝶番を加えた創外固定器を用いて可動性を保ったまま持続的な牽引を加えることで，消失した関節軟骨の再生を促す術式である[6]．術中に，骨棘や増生した滑膜を十分に切除し，アキレス腱延長術および必要に応じて低位脛骨骨切り術を同時に行う．

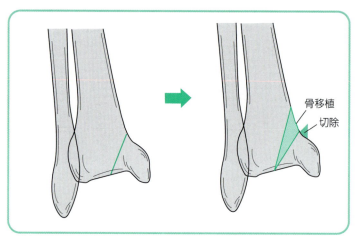

図5 天蓋形成術

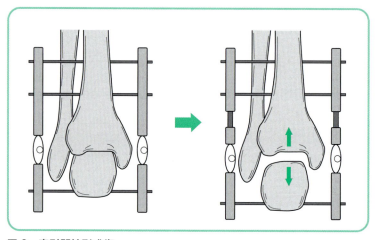

図6 牽引関節形成術

## D 関節固定術

　高倉分類のⅢb期，Ⅳ期に対して行われる．本法の利点は，永続的な除痛が期待できる点にある．

　術式は，大きく分けて，関節鏡視下に関節面の切除を行ったあとに経皮的にスクリューを刺入して固定する術式（関節鏡視下関節固定術）（図7）[7]と，足関節前方アプローチで関節面を展開し関節面を切除したあとに脛骨の前方骨片を距骨までスライドさせプレート固定を行う骨片スライド関節固定術（図8）[8]に分けられる．

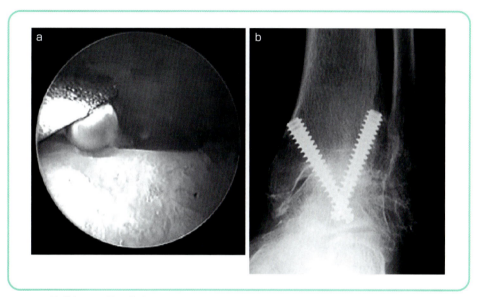

図7　関節鏡視下関節固定術

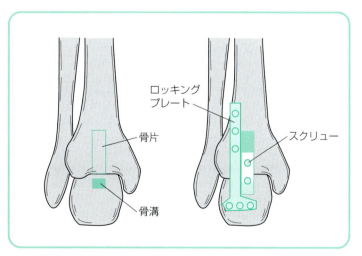

図8　骨片スライド関節固定術

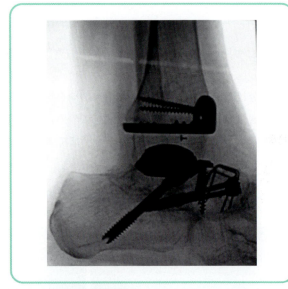

**図9 人工足関節置換術**
　HINTEGRA を用いた人工足関節置換術．本例では距骨下関節および距舟関節固定術も同時に行われている．

## E 人工関節置換術

　高倉分類のⅢb 期，Ⅳ期に対して行われる．欧米で最も多く用いられているのは第三世代と呼ばれる 2 から 3 つのユニットから構成される mobile bearing type である（図 9）．現時点で日本で使用できるのは，TNK ankle と FINE total ankle system の 2 種である．人工関節置換術の利点は，可動域をある程度保ったまま除痛が図れる点にある．

　人工距骨置換術は，人工足関節置換術に比べ術式も容易で手術時間も短く，重度の足 OA や距骨壊死に対してより良好な治療成績が得られる術式として，近年注目されている[9]．

### 文献

1) Glazebrook M et al. Evidence-based indications for ankle arthroscopy. Arthroscopy 2009; **25**: 1478-1490
2) Lee WC et al. Indications for supramalleolar osteotomy in patients with ankle osteoarthritis and varus deformity. J Bone Joint Surg 2011; **93-A**: 1243-1248
3) 寺本　司ほか．変形性足関節症に対する脛骨遠位斜め骨切り術（DTOO）の動的評価．日創外固定骨延長会誌 2006; **17**: 27-31
4) Ahn TK et al. A cohort study of patients undergoing distal tibial osteotomy without fibular osteotomy for medial ankle arthritis with mortise widening. J Bone Joint Surg 2015; **97-A**: 381-388
5) Mann HA et al. Intra-articular opening medial tibial wedge osteotomy (plafond-plasty) for the treatment of intra-articular varus ankle arthritis and instability. Foot Ankle Int 2012; **33**: 255-261
6) Bernstein M et al. Ankle distraction arthroplasty: indications, techniques, and outcomes. J Am Acad Orthop Surg 2017; **25**: 89-99
7) Townshend D et al. Arthroscopic versus open ankle arthrodesis: a multicenter comparative case series. J Bone Joint Surg 2013; **95-A**: 98-102
8) Rocket MS. Posttraumatic ankle arthrosis. Clin Podiatr Med Surg 2001; **18**: 515-535
9) Taniguchi A et al. An alumina ceramic total talar prosthesis for osteonecrosis of the talus. J Bone Joint Surg 2015; **97-A**: 1348-1353

# 3 手術療法

## ❷ 後療法・リハビリテーション

ここでは一般的な後療法について述べる．一方，術後の経過は一様ではないため，患者の状態に応じてプロトコールを修正する必要がある．

### A 関節鏡視下デブリドマン

術後は 2～3 日間の弾性包帯固定を行う．自動運動と荷重歩行は，疼痛に応じて手術翌日から開始する．

骨髄刺激法などの関節軟骨の修復を促す手技を行った場合は，術後 4 週から部分荷重歩行を，術後 6 週から全荷重歩行を開始する．

### B 矯正骨切り術

#### 1）プレートを用いて骨切り部を固定した場合

術後は，十分な仮骨形成が得られるまで，10～12 週は何らかの外固定を必要とする．自動運動は術後 2 週から，部分荷重歩行は術後 6 週から，全荷重歩行は術後 8 週から行うことを目標とする．術後早期からの PTB 装具の使用は，患肢の筋萎縮を防ぎ，早期の仮骨形成を促すため推奨される．

#### 2）創外固定を用いた場合

創外固定器は，十分な仮骨形成が得られたあと，術後 12 週程度で抜去する．自動運動は術後 2 週から，荷重歩行は疼痛に応じて術後早期から行う．

### C 牽引関節形成術（distraction arthroplasty）

術後は，目標の開大幅に達するまで，1 日 1mm の牽引を加える．自動運動および全荷重歩行は術後 2 週から開始する．創外固定器は，十分な仮骨形成が得られたあと，術後 12 週程度で抜去する．

### D 関節固定術

術後は仮骨形成が得られるまで，10～12 週は何らかの外固定を必要とする．自動運動は術後 2 週から，部分荷重歩行は術後 6 週から，全荷重歩行は術後 8 週から行うことを目標とする．

第4章 変形性足関節症の外来診療

# E 人工関節置換術

　術後は4週間のギプス固定のあと，自動運動を開始する．部分荷重歩行は術後8週から，全荷重歩行は術後10〜12週から行うことを目標とする．

# 3 手術療法
## ❸ 術後留意点・合併症，再手術

　一般的に，喫煙，過度の飲酒，ステロイドや免疫抑制薬の服用，CRPS の既往，患部の皮膚状態が悪い例では良好な予後が期待できない．一般に，足関節足部における術後感染の発生率は約 2% と報告されている．

### A 関節鏡視下デブリドマン

　本術式は，根治を目指すものではなく，一時的な除痛を図り，次の手術までのタイムセービングの意味合いが強い．また，疼痛の軽減は期待できるが，必ずしも完全な除痛が得られるとは限らない．

### B 矯正骨切り術

　いずれの骨切り術においても，距骨下関節のアライメント異常がある場合は踵骨骨切り内方移動術などの追加を検討する必要がある．

#### 1）低位脛骨骨切り術
　本法は，アライメント矯正を目的として行われるため，単独では関節不安定性や関節適合性の改善は期待できない．したがって，近年では遠位脛骨斜め状骨切り術を施行される症例が増えつつある．

#### 2）遠位脛骨斜め骨切り術
　創外固定を用いる術式は，感染，ピン刺入部の皮膚障害，長期間の創外固定装着による患者の精神的苦痛といった欠点がある．プレートによる固定では，距骨の位置が矯正されるだけの十分な遠位骨片の変位を得られにくい欠点がある．

#### 3）天蓋形成術
　本法は，内果の内反変形の矯正を目的として行われるため，高度のアライメント異常がある場合は遠位脛骨斜め骨切り術などと組み合わせて行う．

### C 牽引関節形成術

　治療期間が長期にわたり，相当な忍耐を必要とする治療法とされる．したがって，患者が本

第4章　変形性足関節症の外来診療

法について正しく理解し納得することが，本治療法を行う条件となる．

## D 関節固定術

足関節の可動性が失われるため，正座や蹲踞の姿勢がとりづらくなる．術後の骨癒合不全の発生率は，開放手術で0～41％，関節鏡視下手術で約10％と報告されている[1].

## E 人工関節置換術

他関節の人工関節置換術と同様に，術後感染や人工物の破損および接触する骨の損傷に留意する必要がある．歩行時に人工足関節にかかる力は，人工膝関節の164％，人工股関節の145％であり，人工足関節の耐久年数は自ずと短くなる．人工足関節置換術後に何らかの異常を生じ，関節固定術に移行する頻度は約5％と報告されている[1].

### 文献
1) Grunfeld R et al. Ankle Arthritis. Review of diagnosis and operative management. Med Clin N Am 2014; **98**: 267-289

# 付録
## 診療ガイドラインにおける
## 各種治療法の推奨

付録　診療ガイドラインにおける各種治療法の推奨

　変形性股関節症については，2016 年に日本整形外科学会および日本股関節学会が監修し，日本整形外科学会診療ガイドライン委員会，変形性股関節症診療ガイドライン策定委員会が編集した変形性股関節症診療ガイドライン 2016（改訂第 2 版）がある（表 1，表 2）．推奨度について，エビデンスの有無によって A から段階的に定義され，D は推奨しない，I は不明と分類し（表 3），策定委員会の合意率が記載されている．

　変形性膝関節症については，日本整形外科学会は国際変形性関節症学会 Osteoarthritis Research Society International（OARSI）のガイドラインをベースに日本整形外科学会変形性膝関節症診療ガイドライン策定委員会が日本地域に適合化したものである（表 4，表 5）．2015 年に revise されている．これにある推奨度は記載された治療法に対する前記策定委員会の推奨度で

### 表 1　日整会変形性股関節症ガイドライン（保存療法）

| ステートメント | Grade | 合意率 |
| --- | --- | --- |
| 患者教育は行うべきである． | A | 96% |
| 患者教育と運動療法の併用は症状の緩和が期待できる． | B | 28% |
| 運動療法は，短・中期的な疼痛緩和，機能改善に有用である． | B | 60% |
| 物理療法（マニュアルセラピー，温泉）は，短期的な機能改善に有用である． | C, C | 95%, 84% |
| 物理療法（超音波療法）は，短期的な疼痛緩和，機能改善に有用である． | C | 81% |
| 歩行補助具（杖・歩行器）は，疼痛緩和に有用である． | B | 78% |
| NSAIDs は，短期的な疼痛緩和に有用だが，長期投与は慎重にすべきである． | B | 34% |
| アセトアミノフェンは，短期的な疼痛緩和に有効である． | B | 65% |
| 弱オピオイドは，短期的には疼痛緩和に有効である． | B | 88% |
| サプリメントの治療効果について一定の見解は得られていない． | I | 91% |
| ステロイドおよびヒアルロン酸関節内注射は短期的な疼痛緩和，機能改善に有用である． | C, C | 85%, 79% |

### 表 2　日整会変形性股関節症ガイドライン（手術療法）

| ステートメント | Grade | 合意率 |
| --- | --- | --- |
| 関節温存術は，青・壮年期の前股関節症・初期変形性股関節症の症状緩和および病期進行の予防効果があり，考慮すべきである． | B | 97% |
| THA は歩行機能・スポーツ活動・心肺機能・満足度などの QOL の向上に有用である． | B | |
| THA の術前・術後リハビリテーションは，歩行能力・筋力・可動域および心理状態の向上に有用である． | B | 93% |
| 近年の青・壮年に対する THA は術後 10 年のインプラント生存率が 87.7 〜 97%と，有用な治療法と考えられる． | C | 95% |
| 高齢者に対する THA は有効な治療法である．一方，内科的，精神的な合併症に注意を要する． | C | 89% |

### 表 3　推奨度

| Grade | 内容 | 内容補足 |
| --- | --- | --- |
| A | 行うよう強く推奨する． | 質の高いエビデンスが複数ある． |
| B | 行うよう推奨する． | 質の高いエビデンスが 1 つ，あるいは中等度のそれが複数ある． |
| C | 行うことを考慮してもよい． | 中等度のエビデンスが少なくとも一つある． |
| D | 推奨しない． | 肯定なし，否定のエビデンスが少なくとも一つある． |
| I | エビデンスがない．結論が一様でない． | |

**210**

### 表4 日整会変形性膝関節症ガイドライン（保存療法）

| ステートメント | 推奨度 | 推奨の強さ |
|---|---|---|
| 情報提供，患者教育が重要である． | A | 96% |
| 運動療法を継続する． | A | 94% |
| 減量し維持する． | A | 96% |
| 軽度の内・外反膝では膝装具は疼痛緩和と安定性を改善する． | B | 76% |
| 外側楔状足底板は，一部の患者の疼痛緩和に有効である． | B | 81% |
| 温熱療法は，疼痛緩和に有効である． | C | 63% |
| アセトアミノフェンは，軽度～中等症の経口鎮痛剤となりうる． | B | 75% |
| NSAIDsは，最小有効用量で使用すべきである． | A | 92% |
| 外用NSAIDsは経口NSAIDsの追加あるいは代替薬として有効である． | B | 82% |
| ステロイド酸関節内注射は使用しても良い． | C | 67% |
| ヒアルロン酸関節内注射は有用な場合がある． | B | 87% |
| 他剤が無効あるいは禁忌で強い疼痛の場合，弱オピオイドを考慮してもよい． | C | 82% |

### 表5 日整会変形性膝関節症ガイドライン（手術療法）

| ステートメント | Grade | 合意率 |
|---|---|---|
| 重篤な症状や機能制限を有する患者には，人工関節置換術が有効かつ費用対効果が高い． | A | 94% |
| 関節鏡視下デブリドマンの効果は意見が分かれている． | C | 75% |

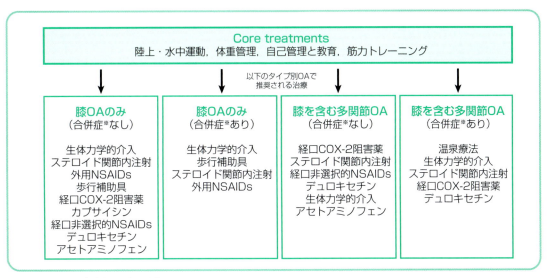

### 図1 OARSI ガイドライン 2014
OARSI は保存的介入に効果がない場合，整形外科的手術の検討も推奨している．
OA：osteoarthritis（変形性関節症），OARSI：Osteo Arthritis Research Society International，NSAIDs：非ステロイド抗炎症薬，COX：シクロオキシゲナーゼ．
＊：糖尿病，心・腎疾患，消化器出血，うつ病，肥満などによる活動制限
（McAlindon TE et al. Osteoarthritis Cartilage 2014; 22: 363-388 を参考に作成）

ある．
　さらに，OARSI は，2014 年に非薬物療法に関する新たなガイドラインを上梓した（図1）．これは 2010 年以降の EBM をまとめて，13 人の専門家による投票形式でリスクとベネフィットの関係から推奨の有無を判断し，推奨文を作成したものである．

# 索 引

## 欧文

### A
activity of daily living（ADL） 6
ADAMTS-4,-5（a disintegrin and metalloproteinase with thrombospondin motifs -4, -5） 11
adverse reaction to metal debris（ARMD） 88
ankle brace 194
ankle-foot orthosis（AFO） 194

### B
Bernese periacetabular osteotomy（PAO） 74, 79
bone marrow lesions（BML） 16
Boston Leeds Osteoarthritis Knee Score（BLOKS） 16

### C
central dysfunctional pain 22
Chiari 骨盤骨切り術 75, 79
CKC エクササイズ 49
composite boot brace（CBB） 195
curved periacetabular osteotomy（CPO） 74, 79

### D
developmental dysplasia of the hip（DDH） 39
disease modifying osteoarthritis drugs（DMOADs） 54
distal tibial oblique osteotomy（DTOO） 201
distraction arthroplasty 202
double von Willebrand A domain（DVWA） 12
Drehmann 徴候 34

### F
fear-avoidance model 55
femoro-acetabular impingement（FAI） 9, 39, 73
functional electrical stimulation（FES） 119

### G
Ganz osteotomy 74, 79
growth differentiation factor 5（GDF5） 12

### H
high tibial osteotomy（HTO） 148, 172

Hip joint moment reduction（HJMR）装具 68
Hip Unloader 装具 68

### I
intermittent pneumatic compression（IPC） 86
intra-articular opening medial tibial wedge osteotomy 202

### K
Kellgren-Lawrence（K-L）分類 6, 15, 31, 95

### L
lateral thrust 136
low tibial osteotomy（LTO） 200

### M
mammalian target of rapamycin（mTOR） 12
matrix metalloproteinase（MMP） 11
mechanism based medicine 22
MIS-CPO 74, 79
molded ankle-foot orthosis（MAFO） 194

### N
non-steroidal anti-inflammatory drugs（NSAIDs） 123

### O
OKC エクササイズ 49
osteoarthritis（OA） 2
osteonecrosis 18

### P
Patrick テスト 34
periprosthetic fracture（PPF） 89
periprosthetic joint infection（PJI） 85
Perthes 病 9
Plafond-plasty 202

### Q
quality of life（QOL） 6

### R
rheumatoid arthritis（RA） 16
ROAD スタディ 6

索 引

Rosenberg 撮影　95

### S
spina malleolar distance（SMD）　33
Spitzy 法　75, 80
subchondral bone attrition（SBA）　16
subchondral bone cyst　16

### T
therapeutic electrical stimulation（TES）　119
Thomas テスト　34
tissue inhibitor of metalloproteinases（TIMP）　12
total hip arthroplasty（THA）　75, 80
total knee arthroplasty（TKA）　155
transcutaneous electrical nerve stimulation（TENS）　119
Trendelenburg 徴候　34

### U
unicompartmental knee arthroplasty（UKA）　152

### V
Vancouver 分類　90
venous thromboembolism（VTE）　86

### W
Whole Organ Magnetic Resonance Imaging Score（WORMS）　16
Wilson 病　9
WISH 型装具　67

## 和文

### あ
足関節サポーター　194
足関節症の病期分類　176
アセトアミノフェン　128
圧痛点　34
アディポネクチン　12
アルカプトン尿症　9
アンダーソン・土肥の分類　105

### い
インソール　69, 101
インプラントのゆるみ　88

### う
ウォーキングシューズ　101
内がえし運動　183
運動療法　45, 104, 182

### え
疫学　5
遠位脛骨斜め骨切り術　201

### お
オピオイド　129
温熱療法　52, 119

### か
外側楔状足底板　141
外側膝蓋支帯切離　148
下肢アライメント異常　10
片脚起立訓練　111
滑膜炎　16
可動域訓練　46
間欠的空気圧迫法　86
寛骨臼移動術　74, 79
寛骨臼回転骨切り術　74, 79
寛骨臼形成不全　9
関節温存手術　72, 79, 83
関節可動域エクササイズ　105
関節鏡下手術　73, 79
関節鏡視下デブリドマン　146, 200
関節固定術　76, 203
関節腫脹　14
関節洗浄　146
関節非温存手術　75, 80, 83
関節リウマチ　9, 16
感染性関節炎　9, 18
寒冷療法　120

### き
偽痛風　19
機能性疼痛症候群　22
機能的電気刺激法　119
臼蓋形成術　75, 80
強直性脊椎炎　19
距骨傾斜角　178
金属アレルギー　171

### く
靴　102

# 索引

クッションヒール　196

## け
経皮的電気刺激療法　119
結核性関節炎　18
血友病　9
牽引関節形成術　202
健康ゆすり体操　43
減量　100

## こ
高位脛骨骨切り術　148, 172
硬性装具　140
光線療法　119
高齢者の疼痛管理　63
股関節可動域　33, 43
骨壊死　18
骨棘形成　16
骨髄病変　16
骨嚢胞　16
コミュニケーションスキル　23

## さ
サポーター型装具　139

## し
ジグリング　43, 47
疾患修飾型変形性関節症治療薬　54
静脈血栓塞栓症　86
神経障害性疼痛　61
人工関節周囲感染　85, 167
人工関節周囲骨折　89
人工股関節置換術　75, 80
人工足関節置換術　204
人工膝関節置換術　155
人工膝単顆置換術　152

## す
ステロイド関節内注射　133, 188
スリング　47

## せ
生活指導　42, 100, 180
生活の質　6
切除関節形成術　77
遷延骨癒合　172
前十字靱帯損傷　9
漸増的筋力増強運動　162

前方インピンジメントテスト　34

## そ
装具療法　65, 135, 183
足底挿板　69
外がえし運動　183

## た
太極拳　112
体重コントロール　100
大腿骨外反伸展・屈曲骨切り術　75, 80
大腿骨寛骨臼インピンジメント　39, 73
大腿骨頭壊死　9
高倉・田中分類　176
脱臼　84
短下肢装具　194

## ち
中枢機能障害性疼痛　22
治療的電気刺激法　119

## つ
痛風　19
爪先立ち運動　183

## て
低位脛骨骨切り術　200
低周波パルス電流　119
底背屈運動　183
デュロキセチン　130
天蓋形成術　202
電気刺激療法　119

## と
特発性大腿骨内側顆骨壊死　9

## な
内側脛骨関節内開大式楔状骨切り術　202
内反モーメント　10, 136
軟骨下骨陥凹　16
軟骨損傷　16
軟性装具　138

## に
日常生活動作　6
入浴エクササイズ　110

索引

## は
バイオマーカー　96
バイオメカニクス　10
バイオロジー　1
発育性股関節形成不全　39
バランスエクササイズ　111
バランスボード　52
バランスボール　112
半月板逸脱　16
半月板切除　146
半月板損傷　16

## ひ
ヒアルロン酸関節内注射　130, 188
腓骨神経麻痺　172
非ステロイド抗炎症薬　123

## ふ
不安定板　112
物理療法　52, 104, 183
プロテオグリカン　11

## へ
変形 ischial ramal containment（IRC）装具　67
変形性関節症　2

## ほ
ホームエクササイズ　103
歩行アシスト　102
歩行器　102
歩行杖　101
歩行補助　101
保存療法　43, 98, 178

## ま
マイクロフラクチャー法　147
マスマリヒップ　69

## み
水治療法　120

## め
メタボリックシンドローム　8

## や
薬物療法　54, 122, 186

## ゆ
遊離体除去　148

## り
離断性骨軟骨炎　9
リハビリテーション　160, 205

## れ
レプチン　12

## ろ
ロール　48
ロコモティブシンドローム　6
ロッカーボトム　196

## わ
和歌山医大式股関節用 S 字型装具　66
ワクシニアウイルス接種家兎炎症皮膚抽出含有製剤　130

ここが大事！ 下肢変形性関節症の外来診療

| | |
|---|---|
| 2019 年 2 月 15 日　発行 | 編集者　内尾祐司 |
| | 発行者　小立鉦彦 |
| | 発行所　株式会社 南 江 堂 |
| | 〒113-8410　東京都文京区本郷三丁目 42 番 6 号 |
| | ☎（出版）03-3811-7236　（営業）03-3811-7239 |
| | ホームページ https://www.nankodo.co.jp/ |
| | 印刷・製本 日経印刷 |
| | 装丁 渡邊真介 |

Outpatient Treatment of Lower Extremity Osteoarthritis
© Nankodo Co., Ltd., 2019

| | |
|---|---|
| 定価はカバーに表示してあります． | Printed and Bound in Japan |
| 落丁・乱丁の場合はお取り替えいたします． | ISBN978-4-524-24169-9 |
| ご意見・お問い合わせはホームページまでお寄せください． | |

本書の無断複写を禁じます．

JCOPY 〈出版者著作権管理機構 委託出版物〉

本書の無断複写は，著作権法上での例外を除き禁じられています．複写される場合は，そのつど事前に，出版者著作権管理機構（TEL 03-5244-5088，FAX 03-5244-5089，e-mail: info@jcopy.or.jp）の許諾を得てください．

本書をスキャン，デジタルデータ化するなどの複製を無許諾で行う行為は，著作権法上での限られた例外（「私的使用のための複製」など）を除き禁じられています．大学，病院，企業などにおいて，内部的に業務上使用する目的で上記の行為を行うことは私的使用には該当せず違法です．また私的使用のためであっても，代行業者等の第三者に依頼して上記の行為を行うことは違法です．